Geheimnisse der Edelsteine
in der Neuzeit

1. Auflage 2013

ISBN: 978-3-9523420-8-4

© Copyright Klaus Drexel, Vadim Tschenze, Neuzeit Verlag Tägerwilen/Schweiz
Satz und Layout: Klaus Drexel, Vadim Tschenze
Bilder: Judith Reinhard, Lichtwerkstatt Freiburg
Umschlaggestaltung und Druck: Sabine Häußler, www.dietaschenschmie.de

Das Werk, einschließlich aller Teile, ist urheberrechtlich geschützt. Jede Verwertung ist ohne Zustimmung des Verlages unzulässig. Das gilt insbesondere für Vervielfältigungen, Übersetzungen, Microverfilmungen und die Einspeicherung und Verarbeitung in elektronischen Systemen. Alle Rechte sind vorbehalten.

Geheimnisse der Edelsteine

in der Neuzeit

von
Klaus Drexel
Vadim Tschenze

Neuzeit Verlag

Alle Angaben wurden nach bestem Wissen und Gewissen und nach aktueller Fachkenntnis zusammengestellt. Verlag und Autoren können keine Haftung übernehmen. Weiterhin möchten wir Sie darum bitten, bei Krankheit oder Beschwerden ungewisser Herkunft, jegliche Selbstmedikation zu unterlassen und unbedingt einen Arzt oder einen Heilpraktiker aufzusuchen, damit dieser eine Diagnose stellen kann!

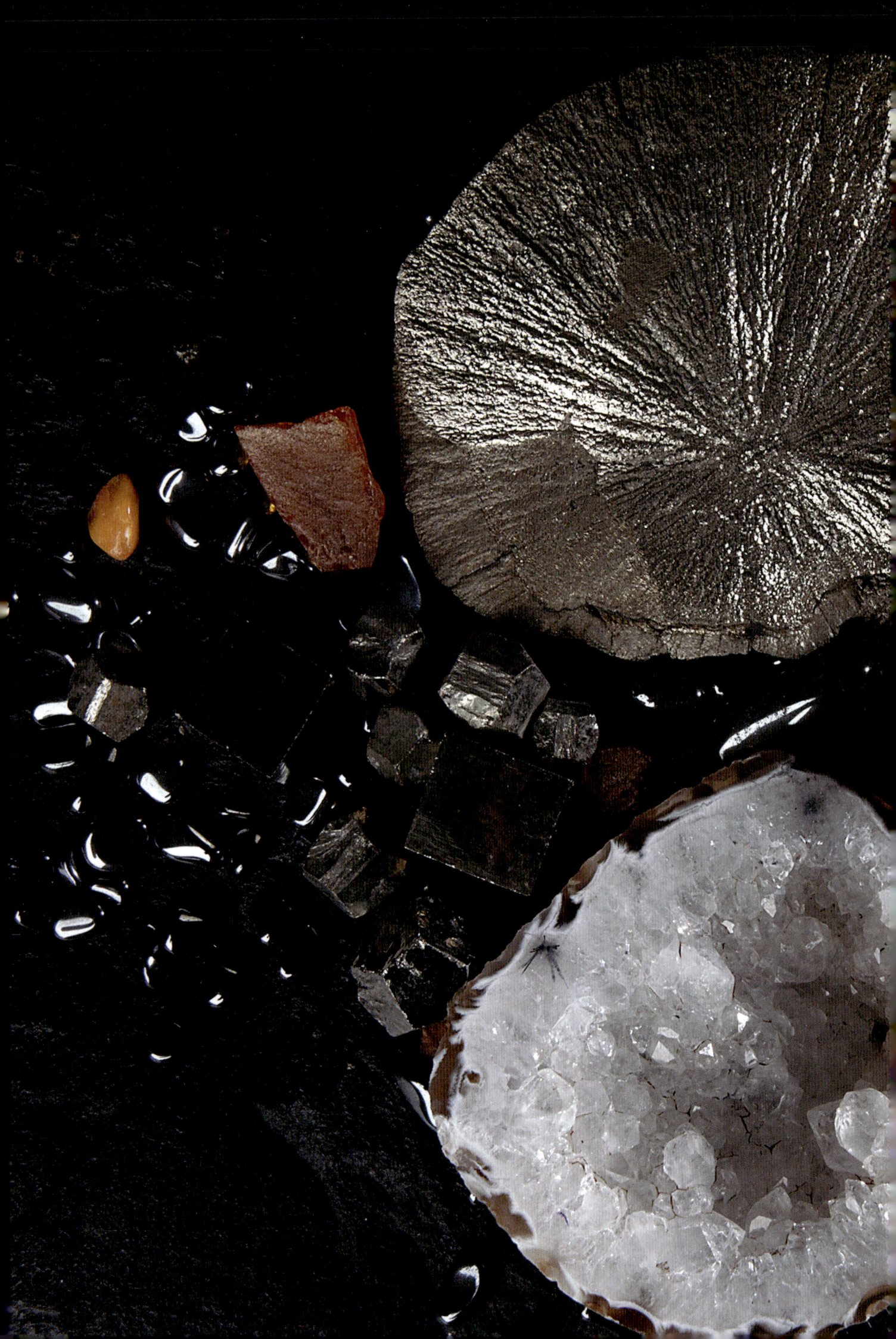

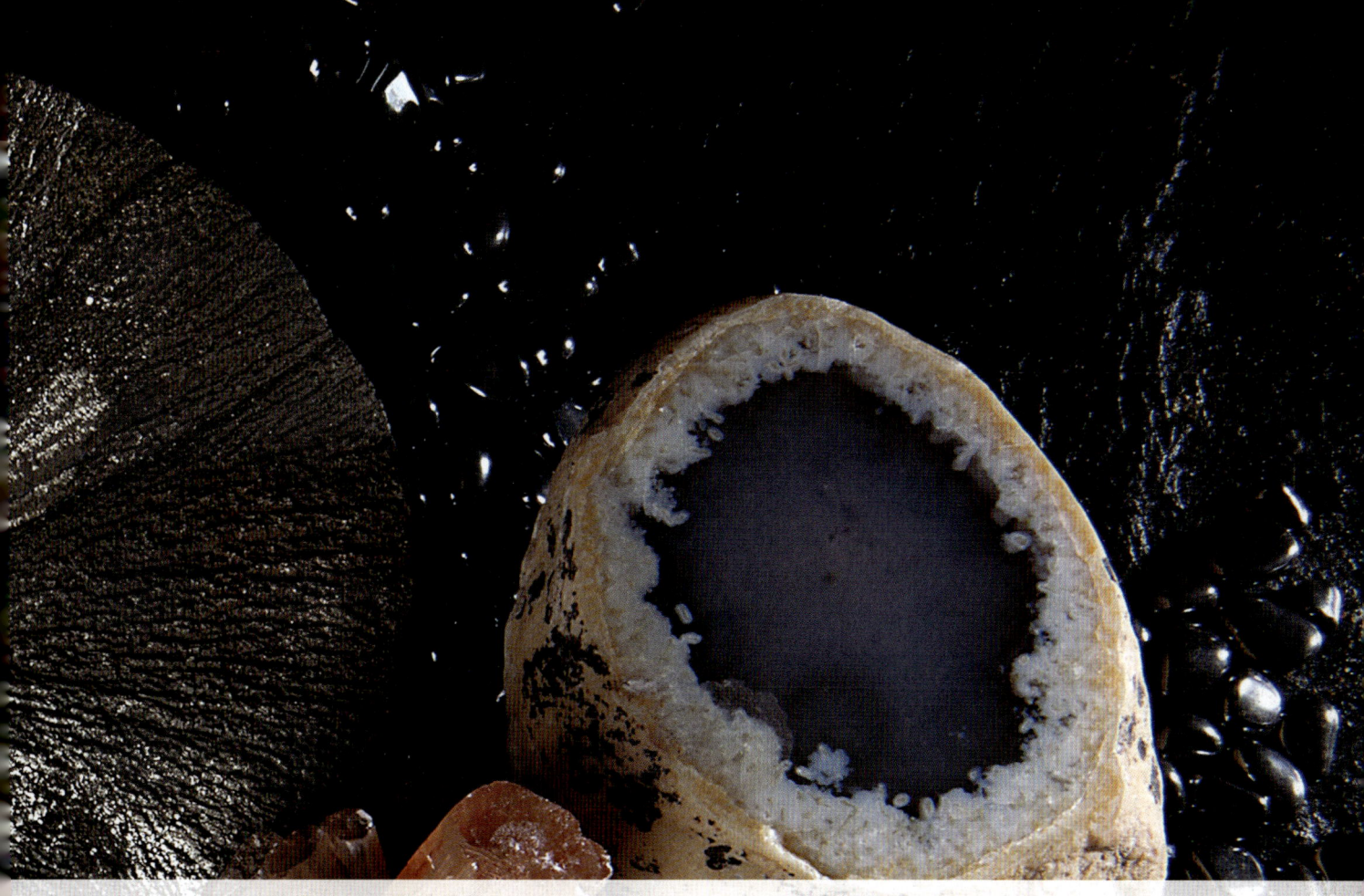

Vorwort

Liebe Leser,

Körper, Seele, Verstand und Geist bilden den Menschen und gehören zusammen. Das Wohlbefinden aller dieser Bereiche ist die Grundlage für Gesundheit und das Wohlbefinden. Wir zeigen Ihnen in diesem Buch, wie Sie die Edelsteinkunde als ein ganzheitliches System für Ihr Wohlbefinden anwenden können. Denn das Wissen, das wir vermitteln, bringt Sie zu Ihren Zielen.

In diesem Buch werden Ihnen die Grundlagen der ganzheitlichen modernen Edelsteinlehre vermittelt. Wie und warum funktioniert die Edelsteinarbeit, welche Informationen werden uns von Steinen übermittelt, wie verläuft die praktische Umsetzung mit diesen Wundern der Natur, damit sie ihre Wirkungen voll entfalten können? All diese Fragen werden von uns beantwortet. Sie erhalten einen Überblick über die vielfältigen Anwendungsmöglichkeiten der energetischen Edelsteinarbeit, lernen die wichtigsten 40 Edelsteine der Neuzeit, sowie die einzigartigen Methoden durch überliefertes Wissen aus der ganzen Welt kennen. Die Steinkunde ist eben etwas ganz Besonderes...

Neuzeit ist die Zeit der veränderten bzw. verstärkten planetarischen Impulse. Da viele Edelsteine auch Impulse der Planeten unseres Sonnensystems weiterleiten und diese in unser Leben bringen, haben wir auch dieses Thema für Sie verständlich erklärt. In diesem Buch werden alle wichtigsten Edelsteinimpulse und deren Anwendungen dargestellt. So können Sie sofort das Gelernte in die Tat umsetzen.

Auch Rezepte dürfen in diesem Buch nicht fehlen! So finden Sie einige Essenzen, Cremen und Steinöle, die man selbst herstellen kann. Einfach in der Zusammensetzung und in der Anwendung.

Wir wünschen Ihnen eine angenehme Lektüre und viel Erfolg mit der Neuzeit-Edelsteinlehre.

Klaus Drexel und Vadim Tschenze

Inhaltsverzeichnis

Vorwort 5
Die Wahl der Steine **8**
Auspendeln der Edelsteine 8
Die Wärme spüren 9
Der Muskeltest 9
Energetischer Schutz: Welche Steine werden stärker? **10**
Steine und Planetenimpulse (Planetencode®) 11
Machen Sie ein eigenes Planetencode®-Amulett! 11
Planetencode® 12
Steine der Neuzeit A-Z **14**
Achat, bunter Achat, Moosachat und Achatrosen 15
Schiva Lingam 20
Amethyst 21
Andalusit oder Kreuzstein 23
Apophyllit 24
Aquamarin 27
Aragonit/Schriftstein 28
Aventurin 29
Bergkristall 32
Bernstein 36
Buntkupfer 40
Calcit oder auch Kalkspat genannt 41
Chalcedon 44
Chrysopras 46
Coelestin oder Aqua-Aura 47
Diopsid 49
Fluorit 50
Fossilien 54
Gagat 57
Glimmer: Lepidolith, Muskovit, Fuchsit 58
Gold 59
Hämatit 60
Howlith 62
Jade 63
Lapislazuli 66
Larimar 68
Magnesit 70
Malachit 73
Meteoriten 76
Mondstein 77
Nephrit 78
Obsidian 79
Onyx 80
Perle 81
Perlmutt 82
Pyrit 84
Rosenquarz 92
Rubin oder Karfunkel 93
Schungit und Edelschungit 94
Sodalith 98

Sugilith	99
Türkis	100
Schwarzer Turmalin, Schörl	104
Zirkon	106
Einzigartige Anwendungsmöglichkeiten der Edelsteine	**109**
Steine aufladen, reinigen, anwenden	**109**
Reinigung der Steine	109
Steine durch die liegende Acht aufladen	109
Entladen der Steine durch das Einfrieren	109
Steine begraben	109
Steine durch eine Flamme ziehen, um zu entladen	109
Aufladen der Steine zwischen den Händen mit Information	109
Steinessenzen	**111**
Die neun Edelstein-Essenzen von Alchemie und Ayurveda	112
Essenzen mit Öl und Alkohol	112
Essenzen nur mit Alkohol	113
22 Lichtwesenessenzen je mit 3 Edelsteinen und Öl	116
Steinöle	**120**
Öle mit Steinen, Kräutern und Blumen	120
Schamanenöl mit Edelsteinpulver, Blattgold und ätherischen Ölen zur Wunscherfüllung	121
Rescue–Öl	121
Edelsteincreme mit Edelsteinpulver	**124**
Steinpulververwendung	**124**
Edelsteine auf einen Blick	125
Anhang	**126**
Das System der Chakren und der Aura	126
Chakra, Farbe und Edelsteine	128
Welche psychische Bedeutung haben Chakren?	129
Erneuerung des Chakrensystems	131
Harmonisieren und Öffnen blockierter Chakren mit Kristallen (Edelsteinen)	132
Arbeit mit Farben und Licht (Farbkasten)	134
Edelsteinmassagen	135
Nachwort	139
Literatur	140
Index	141

Die Wahl der Steine

Es gibt viele hunderte Edelsteine auf dieser Erde. Jedes Jahr werden neue Edelsteine entdeckt. Bei dieser Vielfalt ist es jedoch oft sehr schwierig, sich für die richtigen Edelsteine zu entscheiden... Wie erwerbe ich meine Edelsteine? Wie suche ich sie aus? Wie fühle ich die Richtigen?

Diese Fragen sind die wichtigsten Fragen überhaupt. Nicht jeder Stein passt zu jedem. Sie brauchen Edelsteine, die mit Ihrer Seele kommunizieren können und wollen und auf der gleichen Frequenz mit Ihnen liegen. Jeder Mensch hat eine eigene Energie (Mischfrequenz) von Geburt an erhalten. Diese Energie macht uns zu dem was wir sind und bestimmt teilweise unsere Lebenswege und Ziele. Die körpereigene Energie kommuniziert mit der Energie der Umwelt und mit der Energie der Natur und des Kosmos. Wir stehen ständig in einem Energieaustausch mit diesen Energien, wobei alles mit allem zusammenhängt. Da die Edelsteine auch eine eigene Energie, oder besser gesagt ein starkes, altes Bewusstsein besitzen und ebenso mit der Umwelt (Mensch, Tier, Pflanzen, anderen Steinen, Erde sowie Planeten) kommunizieren, ist es wichtig, DIE Edelsteine auszusuchen, die unsere eigene Energie ansprechen und unterstützen. So gibt es einen korrekten Energieaustausch, der Sie vital und stark macht.

Also, wie erkenne ich MEINE Edelsteine? Wie finde ich meine persönlichen Begleiter? Verlassen Sie sich bei der Auswahl der Edelsteine am besten auf Ihre eigene Intuition. Entscheiden Sie nach Gefühl und Sympathie, welche Steine Sie mögen. Nehmen Sie einen Stein immer in die Hand und hören Sie ihm zu. Besser gesagt, Sie lauschen hin, was der Stein Ihnen zu erzählen hat. Was empfinden Sie für einen bestimmten Edelstein mit einer bestimmten Form und Farbe? Betrachten Sie mehrere Steine und greifen Sie dann nach dem, der Sie besonders anspricht oder anzieht. Wenn die Steine in der Hand warm werden oder ein Kribbeln verursachen, nehmen Sie sie ruhig mit nach Hause. Das sind die Richtigen.

Sie können die Edelsteine beim Erwerb auch auspendeln, um zu erfahren, ob diese Steine zu Ihnen passen. Wenn die Steine eine gute Energie aufweisen, werden sie Ihnen auch mitteilen, dass sie Sie wollen. Ansonsten können Sie einen Muskeltest durchführen.

Nun erklären wir, wie diese Testverfahren durchgeführt werden...

Abb.: Fossil

Kette befestigt wird. Diese wird so in der Hand gehalten, dass das Pendel frei hin und her schwingen kann. Die Bedeutung der Pendelausschläge muss vorab festgelegt werden. So können diese dabei helfen, die gestellten Fragen mit einem „Ja" oder einem „Nein" zu beantworten. Halten Sie die Schnur in der Hand und sagen Sie dem Pendel: „Zeig mir ein „JA". Das Pendel macht eine Bewegung, die eine positive Antwort darstellt. Legen Sie das Pendel kurz weg. Nach ein paar Minuten nehmen Sie es bitte wieder in die Hand und sagen: „Gib mir nun ein „Nein". Es bewegt sich und offenbart Ihnen die „Nein"-Antwort. Pendel können ganz unterschiedliche Formen haben. Entscheiden Sie sich selbst, welche Sie bevorzugen und ob sie eins kaufen oder selbst herstellen wollen.

Wichtig:

Beim Pendeln werden unsere eigenen Energien sowie Energien von außen, z.B. die sogenannte „Wesenanteile" (Engel-, Ahnen,- oder Geistanteile) genutzt. Diese Schwingungen bewegen dann das Pendel und können uns zu den richtigen Steinen raten. Sie gehen mit dem Pendel direkt oberhalb eines Steines, halten die Hand ruhig und fragen: „Passt dieser Stein zu mir?".

Auspendeln der Edelsteine

Sie brauchen zum Auspendeln ein Pendel. Pendeln ist eine Technik, bei der ein Gegenstand, wie z.B. ein Metallstück (z.B. eine Schraubmutter oder ein Ring) am Ende einer 20-25 cm langen Schnur oder

Abb.: Malachit

Sie bekommen eine Ja- oder eine Nein-Antwort. Nach dem Auspendeln sollten Sie sich bei den Kräften, die das Pendel bewegt haben, bedanken. Bewahren Sie Ihr Pendel immer in einer Schatulle aus Edelsteinen oder in einer Geode auf. Legen Sie einen kleinen Bergkristall und einen Hämatit dazu. Diese Steine reinigen und laden das Pendel auf. So bleibt es immer arbeitsbereit.

Abb.: Korallencalcit

Die Wärme spüren

Oben haben wir schon erwähnt, dass Steine durch direkten Kontakt zu unserer Haut einige Antworten liefern können. Schamanen sagen nicht umsonst, dass alle Steine leben, atmen und reifen.

Nehmen Sie also einen Edelstein in die Faust, umschließen Sie ihn mit den Fingern und fühlen Sie ihn. Fühlen Sie, welche Empfindungen er in Ihrer Seele auslöst. Wie fühlt er sich an? Fühlt der Stein sich warm oder kalt an? Es ist gut, wenn er richtig warm wird. Dies bedeutet, dass die Schwingungen des Steins zu Ihren körpereigenen Schwingungen passen. Empfinden Sie den Stein dagegen als unangenehm oder sehr kalt, passt er nicht zu Ihnen. Sie sollten einen solchen Stein nicht behalten.

Einige Menschen empfinden ein Pulsieren, Kribbeln oder Ziehen in der Hand. Spüren Sie so etwas auch, wenn Sie den Stein halten, dann ist das ebenfalls ein sehr gutes Zeichen. Der Stein ist für Sie geeignet und Sie können mit ihm arbeiten.

Achten Sie auf die innere Freude, die Sie beim Berühren des Steines empfinden. Auch das ist ein Zeichen, dass der Stein Sie will. Sollten Sie beim Berühren eines Steins gar nichts verspüren, wird Ihnen dieser Stein nicht viel bringen und eher nicht von großem Nutzen sein.

Der Muskeltest

Der Muskeltest kommt aus der Kinesiologie. Mit diesem Testverfahren kann man den Spannungszustand von Muskeln messen, ohne irgendwelche Apparate zu Hilfe zu nehmen.

Stress bewirkt in unserem Körper, dass Muskeln ausgeschaltet werden. Diese Tatsache nutzen wir bei der kinesiologischen Muskeltestung. Man kann innerhalb einer Sekunde feststellen, ob ein Edelstein zu Ihnen passt. Denn liegt ein Mangel vor, ist der Muskel schwach. Stellt ein Stein die Regulierung wieder her, wird der Muskel wieder stark. Eine verblüffend einfache Methode mit hoher Aussagekraft! Sie erhalten über den Muskeltest eine nachvollziehbare, individuelle Aussage zu einem Edelstein oder anderen Gegenständen, die vom eigenen Organismus selbst gestellt wird. Wir erklären nun diesen Test, so können Sie ihn selbst ausprobieren.

Testhaltung:
Die zu testende Person hält einen Arm gerade und gestreckt nach vorne, der Tester drückt ca. 1 Sek. lang auf den Unterarm, um den Arm nach unten zu bewegen. Im Normalzustand kann der Arm gut gegen den Duck gehalten werden. Sobald ein negativer Reiz ausgelöst wird, kann der Arm dem Druck nicht mehr standhalten. Somit teilt der Körper mit, dass die auszutestende Substanz zu dem Individuum nicht passt.

Beispiel:
Uschi sagt: „Ich heiße Uschi", der Tester drückt auf den Unterarm, und Uschi wird den Arm gut gegen den Druck halten können. Dann sagt Uschi: „Ich heiße Mona", der Tester drückt auf den Unterarm, und Uschi wird den Arm nicht halten können, weil durch die falsche Aussage ein Stressreiz ausgelöst wird.

Man kann durch diesen Test alle Edelsteine austesten. Nehmen Sie immer einen Stein in die Hand und sagen Sie: „Dieser Stein tut mit gut". Lassen Sie die testende Person den Arm nach unten drücken und sehen Sie, ob der Muskel stark bleibt oder schwach wird. So merken Sie, ob der Stein zu Ihnen passt. Auf diese Art kann man auch Lebensmittel auf die gewünschte Wirkung testen.

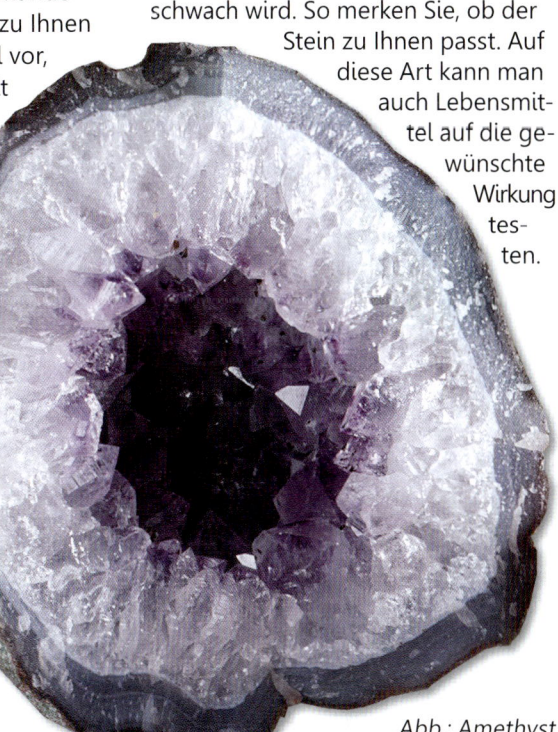

Abb.: Amethyst

Energetischer Schutz: Welche Steine werden stärker?

Menschen, die keine Ahnung haben von den energetischen Schichten eines Menschen, von guten und schlechten Energieeinflüssen, sind sehr oft Opfer von energetischen Angriffen auf die Aura (unser Energie-Schutzkokon). Dadurch kann man depressiv, energielos oder sogar krank werden.

Man zieht unangenehme Dinge an und ist unglücklich. Die folgenden Buch-Tipps von starken Steinen werden Ihnen helfen, sich selbst und Ihre Familie sowie Ihr Zuhause zu schützen.

Einige Edelsteine werden tatsächlich immer stärker. Sie wirken auf unsere Energiefelder mit neuen Energie-Frequenzen. Dazu gehören alle im Buch beschriebenen Steine. Stärker werden vor allem Smaragde, Onyx, Malachit, Schungit, Edelschungit, alle Quarze und Glittersteine sowie Gagat und Turmaline.

Edelsteine passen ihr Bewusstsein an die heute veränderten, verstärkten Planetenimpulse unseres Sonnensystems an.

Somit kommuniziert jeder Stein der Erde mit einem oder mehreren Planeten und überträgt dessen Kräfte auf die Menschen, Tiere, Pflanzen und in unsere Lebensräume.

Nach der Kosmologie-Lehre (Planetencode®) werden Edelsteine Planeten, Tierkreiszeichen, Elementen, Wochen und Farben zugeordnet.

Ersehen Sie diese Zuordnung in der folgenden Tabelle.

Zahl	Planet	Wochentag	Tierkreiszeichen	Element	Eigenschaften	Farben
1	Sonne	Sonntag	Löwe	Feuer	Hoheit	Gelb, Orange, Purpur
2	Mond	Montag	Krebs	Wasser	Hingabe	Hellgrün, Weiß
5	Jupiter	Donnerstag	Schütze	Feuer	Eroberung, Weisheit	Gelb, Türkis
8	Uranus	Sonntag	Wassermann	Luft	Neuerungen	Blau, Meergrün
4	Merkur	Mittwoch	Zwilling, Jungfrau	Luft, Erde	Urteilskraft	Hellgrün, Silber, Weiß
6	Venus	Freitag	Stier, Waage	Erde, Luft	Liebesglück	Rosarot, Hellblau
9	Neptun	Montag	Fische	Wasser	Das Unbewusste	Smaragdgrün, Hellgelb, Rosa
7	Saturn	Samstag	Steinbock	Erde	Ausdauer, Tiefe	Dunkelgrün, Blau
3	Mars	Dienstag	Widder	Feuer	Mut, Kampfeslust	Rubinrot, Weiß
0	Pluto	Sonntag	Skorpion	Wasser	Karma	Weinrot, Schwarz, Braun

Eine weitere Tabelle zeigt Ihnen, welche farbigen Edelsteine bei welchen Leiden helfen könnten.

Edelsteine	beseitigen	verhelfen zu
blaue	-	Intuition
gelbe	negative Energien	klaren Gedanken, Glück
grüne	Unruhe, Verkrampfungen	Frieden, Entspannung
orangene	Mutlosigkeit, Ideenarmut	Vitalität, Kreativität
rosa	Liebeskummer	Leidenschaft, Klarheit, Harmonie
rote	Unruhe, Schwäche	Antrieb, Kraft, Mut
schwarze	Vergesslichkeit	Disziplin
türkise	bösen Blick, Behexung	Schutz, Kraft, Freiheit
violette	Unruhe, Trauer	Gelassenheit, Meditation
weiße	Streit, Missgunst	Frieden, Harmonie

Steine und Planetenimpulse (Planetencode®)

Alle Planeten des Sonnensystems spielen eine große Rolle in unserem Leben. Jeder Planet sendet spezifische Impulse, die auf die Erde gelangen. Diese Impulse werden von allen Lebewesen, aber auch von Steinen wahr- und aufgenommen. Nach der sogenannten Planetencode®-Lehre erkennen wir Projektionen dieser Welt (Alles ist Eins) und wissen, welche Energien gebraucht werden. Die Berechnung eines Planetencodes® beruht auf dem alten geheimen numerologischen System. Entsprechend der korrekten Geburtsdaten eines Menschen werden die Planeten des Sonnensystems nicht nur bestimmten Tierkreiszeichen zugeordnet, sondern auch den Zahlen in unserem Geburtsdatum. Planeten kommunizieren miteinander und ergeben eine bestimmte Mischfrequenz, die nur für Sie gilt. Diese macht Sie zu dem, was Sie sind. Sie können diese Frequenzen zu Ihrem Wohl einsetzen.

Fazit:

Planetenenergien kommunizieren mit der Menschenenergie und den Steinen gleichzeitig. Jeder Stein kommuniziert mit einem oder gleich mehreren Planeten. Edelsteine speichern diese Energien und sind in der Lage, sie an die Menschen weiter zu geben.

Planetenenergien werden den Zahlen zugeordnet:

Sonne	1	Venus	6
Mond	2	Saturn	7
Mars	3	Uranus	8
Merkur	4	Neptun	9
Jupiter	5	Pluto	0

Auch Edelsteine werden den Zahlen zugeordnet. Diese Zahlen finden eine Projektion in unserem Geburtsdatum. Somit sind Edelsteine in der Lage, die empfangene Energie in unsere Aura (Energiekokon) abzugeben. Dadurch wird Ihre Aura gestärkt, sodass sich keine Fremdenergien einnisten können.

Was brauchen Sie dafür? Sie brauchen die Steine, die den Zahlen in Ihrem Geburtsdatum oder einem Thema entsprechen.

Machen Sie ein eigenes Planetencode®-Amulett!

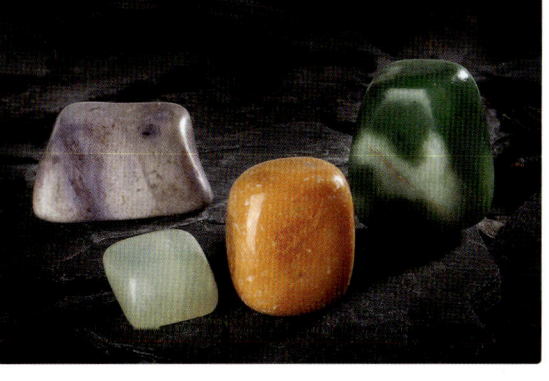

Dieses Amulett kann Sie im Alltag vor Fremdenergien wie Neid, Wut, Erdstrahlung oder auch vor Lästern und Manipulationen schützen. Dazu sollten geeignete Edelsteine in ein Beutelchen aus Baumwolle hineingelegt und immer mitgenommen werden. Ein Planetencode®-Amulett ist ein magischer Talisman.

Machen wir ein Beispiel:
Nehmen wir an, Sie sind am 10.02.67 geboren. Welche Zahlen haben Sie in Ihrem Geburtsdatum? Sie haben 1, 0, 2, 6 und 7. Dann haben Sie folgende Planetenimpulse bei der Geburt erhalten:

Sonne	1
Pluto	0
Mond	2
Venus	6
Saturn	7

Lesen Sie nun nach, welche Steine diesen Planeten zugeordnet werden und legen Sie diese Edelsteine zusammen in einen Beutel. Zu jedem Planeten sind mehrere Steine zugeordnet.

Entscheiden Sie sich bitte intuitiv nur für einen Edelstein pro Planetenimpuls. Dadurch, dass die Edelsteine zusammengelegt werden, entsteht eine Schutzfrequenz, die an Sie angepasst ist. Das Zusammenspiel der Frequenzen stärkt Ihre Aura und schützt Sie vor Manipulationen.

Themen verarbeiten
Die zweite Möglichkeit, mit Impulsen zu arbeiten, ist Folgende. Sie können je nach Wunsch nur einen einzigen Stein aussuchen, der Ihnen eine bestimmte Qualität übermittelt, und mitnehmen. Sagen wir, Sie haben ein Vorstellungsgespräch und haben Angst dorthin zu gehen. Was brauchen Sie? Klar, Sie brauchen Mut. So nehmen Sie einen Marsstein mit, der Ihnen eine Mutfrequenz übermittelt. Oder Sie haben sich verliebt und möchten bei dieser Person einen guten Eindruck hinterlassen. Sie brauchen einen Venusstein. Suchen Sie sich einen aus der Liste und nehmen ihn mit. Einfach und wirkungsvoll ist diese Methode!

Mehr Informationen zu dem Planetencode® finden Sie auf der Internetseite **www.planetencode.de**

Planetencode®

Zahl 1
DIE SONNE
Die Sonne ist der wichtigste Planet überhaupt und seine Frequenz ist in Ihrem Geburtsdatum enthalten. Die Sonne symbolisiert Macht und Tatkraft, die Ihnen von ihr verliehen wird. Der Sonneneinfluss zeigt die wesentlichen Handlungs- und Entwicklungsprozesse und die grundlegenden Erfahrungen an, die ein Mensch im Laufe seines Lebens durchlebt. Die Sonnenfrequenz gibt Ihnen Kraft zur Tat, bringt neue Ideen, macht kreativ und sexy.

Ihre Steine: Aprikosenachat, Quarze, Aventurin, Bernstein, Bergkristall, Gold, Amethyst, Calcit, Diamant, Rubin

Zahl 2
DER MOND
Da der Mond die Erde umkreist, entsteht der zyklische Wechsel der Mondphasen. Der Mond pendelt sozusagen um die Erdbahn und beeinflusst alles Lebende. Er symbolisiert das Traumhafte, die Phantasie und das Gemüt und bringt rhythmische Entwicklung in unser Dasein. Der Mondeinfluss prägt Ihr Leben enorm und steuert das Unbewusste. Er stärkt Ihre Qualitäten wie Intuition und Gespür, prägt Ihre Seele und gibt Geborgenheit. Seine Frequenzen bringen mehr Hellfühlen in Ihr Leben. Sie können unsere Laune regulieren und stärken unsere Intuition.

Seine Steine: Aragonit, Aventurin, Mondstein, Magnesit, Zirkon, Perle, Smaragd

Zahl 3
DER MARS
Der Mars symbolisiert die Umsetzung des Geplanten. Er bringt Ihnen Sicherheit und gibt Kraft zum Kämpfen. Er unterstützt Sie im Business und Beruf, sorgt für Ihre Erfolge und gibt Ihnen die unheimliche Kraft des Kämpfers. Diese Frequenz gibt Ihnen Mut, Durchsetzungskraft, eröffnet Aufstiegsmöglichkeiten und stärkt den Körper.

Seine Steine: Roter Achat, Fossilien, Perle, Rubin, Karfunkel, Perlmutt, Baumquarz, Topas

Zahl 4
DER MERKUR
Der Merkur steht für Kommunikation und Kommerz. Er hat männliche und weibliche Prinzipien gleichzeitig in sich. Er regiert alle Formen der Kommunikation, seien sie physikalischer, geistiger oder alltäglicher Natur. Er kennzeichnet den Intellekt, die Wendigkeit im Denken, kaufmännisches Denken und Organisationsfähigkeit. Die Merkurfrequenz macht Sie klüger und schlauer und lässt Sie planen. Sie bringt Anerkennung und Umsetzung.

Seine Steine: Milchquarz, Rauchquarz, Howlith, Jade, Tektit, Schungit, Meteorit, Zirkon, Smaragd

Zahl 5
DER JUPITER
Jupiter ist der größte Planet des Sonnensystems und ist etwa 14 mal größer als die Erde. Er wird von insgesamt 17 Monden umkreist und ist eine Art Planetensystem. Jupiter ist ein männlicher Planet und verleiht Ihnen Mut und Umsetzungskraft. Er steht für Wachstum und Expansion. Seine Frequenzen machen Sie spirituell, glücklich und erfolgreich.

Seine Steine: Pyrit, Calcit, Türkis, Edelschungit

Zahl 6
DIE VENUS
Die Venus ist der wichtigste Liebesplanet überhaupt. Sie regiert die weibliche Seite unserer Psyche. Ihre weibliche Seite ist intuitiv und Sie sollten sie nutzen, wenn Sie etwas zu entscheiden haben. Anders gesagt, Kopf abschalten und die weibliche Seite einschalten! Venus verleiht Ihnen Qualitäten wie: Sanft, liebevoll, diplomatisch, künstlerisch, kreativ und empfindsam sein. Venus-Frequenzen ziehen Liebe in Ihr Leben, lassen Sie gewinnen und offenbaren Ihnen Ihre verborgenen Gaben.

Ihre Steine: Apophyllit, Chalcedon, Coelestin, Rosenquarz, Sodalth, blauer Calcit, Botswana-Achat, Buntkupfer, Diamant

Abb.: Planetencode®

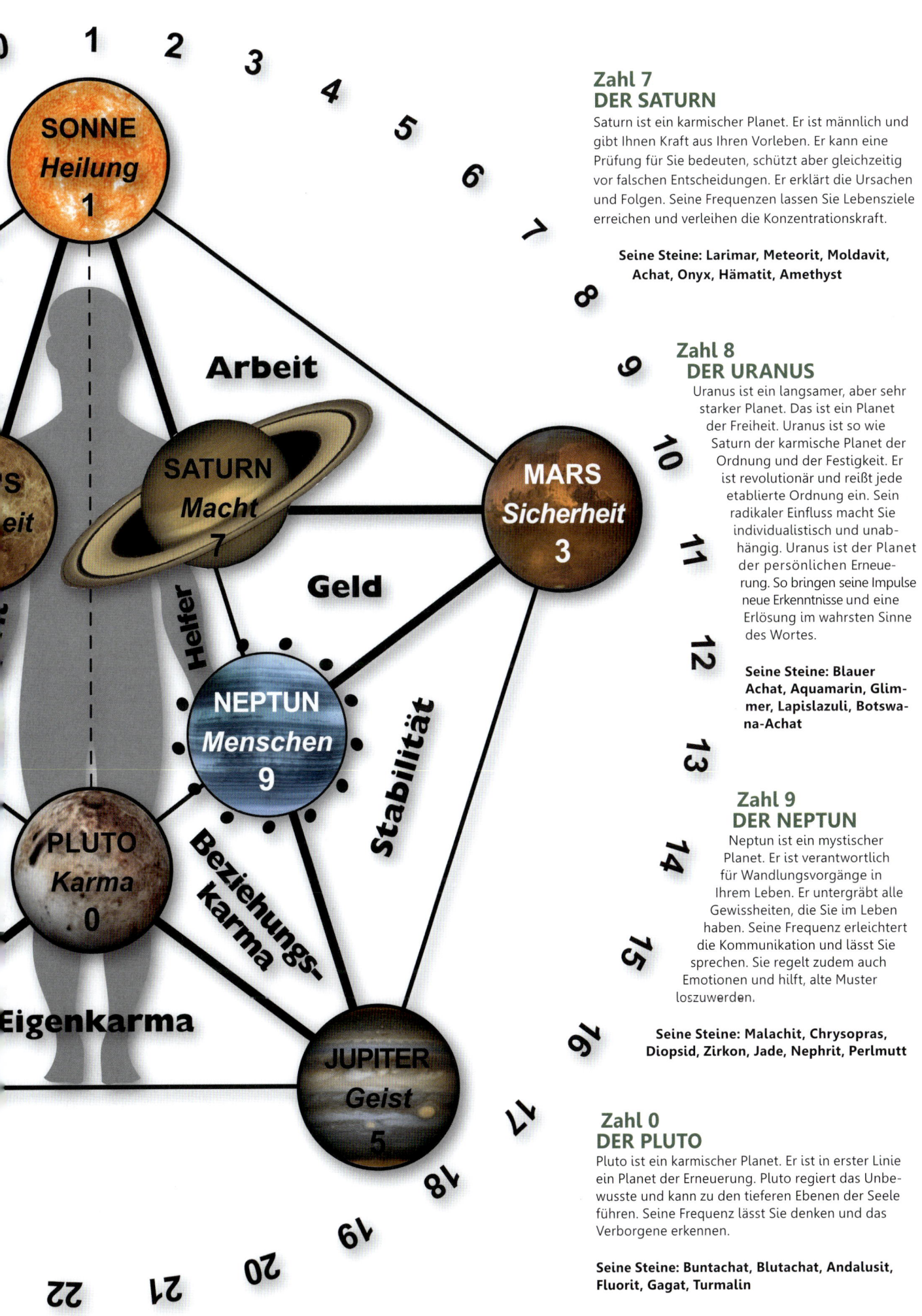

Zahl 7
DER SATURN

Saturn ist ein karmischer Planet. Er ist männlich und gibt Ihnen Kraft aus Ihren Vorleben. Er kann eine Prüfung für Sie bedeuten, schützt aber gleichzeitig vor falschen Entscheidungen. Er erklärt die Ursachen und Folgen. Seine Frequenzen lassen Sie Lebensziele erreichen und verleihen die Konzentrationskraft.

Seine Steine: Larimar, Meteorit, Moldavit, Achat, Onyx, Hämatit, Amethyst

Zahl 8
DER URANUS

Uranus ist ein langsamer, aber sehr starker Planet. Das ist ein Planet der Freiheit. Uranus ist so wie Saturn der karmische Planet der Ordnung und der Festigkeit. Er ist revolutionär und reißt jede etablierte Ordnung ein. Sein radikaler Einfluss macht Sie individualistisch und unabhängig. Uranus ist der Planet der persönlichen Erneuerung. So bringen seine Impulse neue Erkenntnisse und eine Erlösung im wahrsten Sinne des Wortes.

Seine Steine: Blauer Achat, Aquamarin, Glimmer, Lapislazuli, Botswana-Achat

Zahl 9
DER NEPTUN

Neptun ist ein mystischer Planet. Er ist verantwortlich für Wandlungsvorgänge in Ihrem Leben. Er untergräbt alle Gewissheiten, die Sie im Leben haben. Seine Frequenz erleichtert die Kommunikation und lässt Sie sprechen. Sie regelt zudem auch Emotionen und hilft, alte Muster loszuwerden.

Seine Steine: Malachit, Chrysopras, Diopsid, Zirkon, Jade, Nephrit, Perlmutt

Zahl 0
DER PLUTO

Pluto ist ein karmischer Planet. Er ist in erster Linie ein Planet der Erneuerung. Pluto regiert das Unbewusste und kann zu den tieferen Ebenen der Seele führen. Seine Frequenz lässt Sie denken und das Verborgene erkennen.

Seine Steine: Buntachat, Blutachat, Andalusit, Fluorit, Gagat, Turmalin

Steine der Neuzeit A-Z

Nun kommen wir zu den einzelnen Edelsteinen der Neuzeit. Jeder Edelstein ist in der Lage, bestimmte Planetenimpulse zu transformieren und in unser Leben zu integrieren. Einige Edelsteine kommunizieren sogar mit mehreren Planetenfrequenzen gleichzeitig. Da alle Planeten nicht nur einen bestimmten Impuls besitzen, sondern mehrere verschiedene Themen vertreten, sind verschiedene Edelsteine mit solchen einzelnen Themen verknüpft. Sie transformieren hiermit ein bestimmtes Thema. Das heißt, auch wenn 3 Edelsteine eine gleiche Planetenimpuls-Zuordnung aufweisen, können Sie einzeln ein weiteres, besonderes Thema weiterleiten. Sollten Sie ein Thema erkennen, das Sie betrifft, besorgen Sie sich den dazu zugeordneten Edelstein und arbeiten mit ihm. Es dürfen auch mehrere Edelsteine sein, da wir je mehrere Lebensthemen haben.

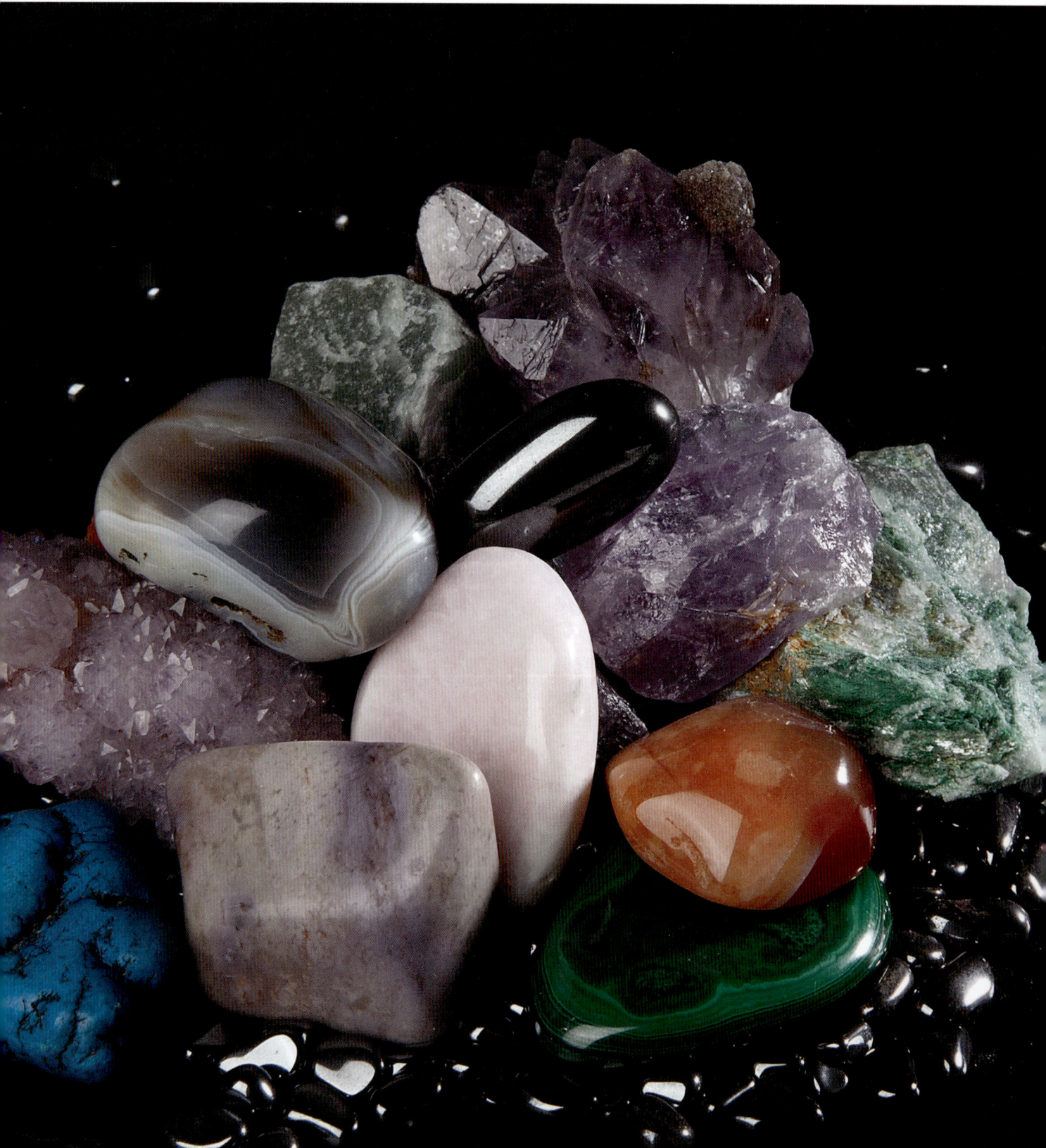

Achat, bunter Achat, Moosachat und Achatrosen

Der Ursprung des Namens **Achat** geht auf den ersten Fundort, den Fluss „Achates" in Sizilien zurück. Der Achat ist jedoch in der ganzen Welt zu finden.

Bis zum Anfang des 19. Jahrhunderts wurden z.B. die bedeutendsten Lagerstätten in der Umgebung von Idar-Oberstein gefunden. Die erste Achatschleiferei wurde dort schon im Jahre 1548 urkundlich erwähnt.

Viele Geschichten hängen mit diesen Steinen zusammen. So bis ins Mittelalter glaubte man, dass der Achat unsichtbar machen kann. In der Bibel beschrieb Moses den Achat als „Sinnbild Gottes". Auch die russische Zarin Katharina die Große schickte tausende von Bergarbeitern in den Ural, um die Edelsteine abzubauen.

Heute finden wir sehr schöne und außergewöhnliche Achatgeoden in Brasilien in der Region Rio Grande De Sul.

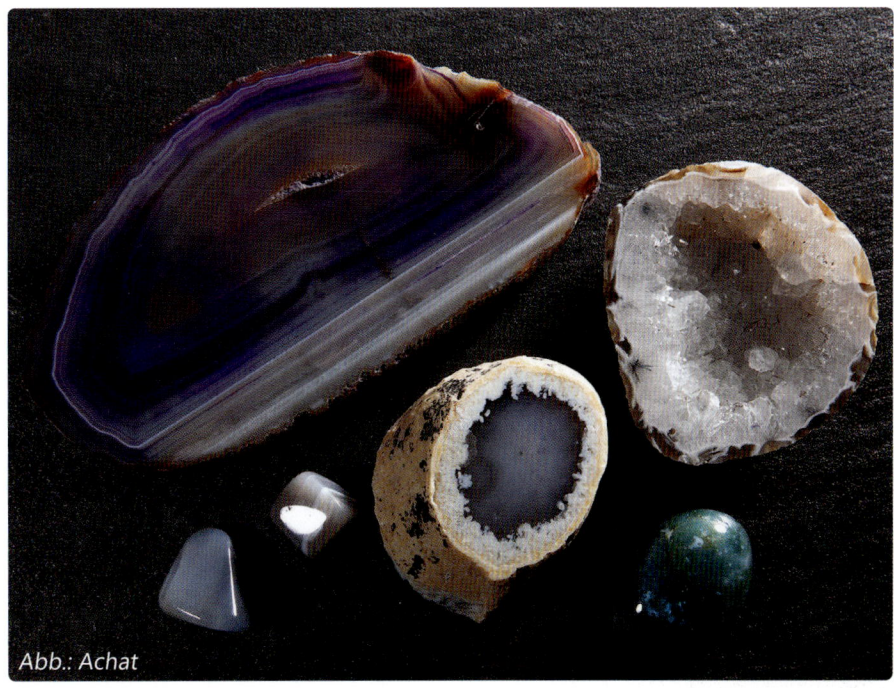
Abb.: Achat

Achate gibt es in verschiedenen Farben: Rot, blau, grün, Streifenachat, Aprikosenachat, Friedensachat, Blutachat, Buntachat etc. und gehören in die Familie der sog. Chalcedonen Quarze.

Sie entstanden in vulkanischen Gebieten und enthalten Beimengungen von Eisen, Mangan, Chrom und anderen Metallen. Dies ermöglicht ihre verschiedenen Farben.

Wirkung

Achate gehörten zu den beliebtesten Edelsteinen in jedem Land der Erde. Sie gehören sogar zu den ältesten Edelsteinen der Welt! Schon in der Antike wurden Achate zu Amuletten, Talismanen und Wandschmuck verarbeitet. Man sagt Achaten nach, sie schützen während der Schwangerschaft die Mutter und das Kind vor negativen Energien.

Außerdem werden dem Achat folgende Wirkungen zugesprochen: Er schützt vor Behinderungen aller Art sowie vor neidischen Energien. Besonders beliebt sind zu den o.g. Zwecken Aprikosenachate. Bei Erwachsenen wirkt der Achat bei seelischen und körperlichen Schmerzen. Er bewahrt auch vor Reizungen.

Achatrosen sind als Amulettsteine ebenso bekannt. Sie geben die Möglichkeit, einen neuen Blick auf das eigene Leben und die Umwelt zu bekommen und sich auf die kosmischen Energien anzupassen.

Der Achat galt als Symbol für ein langes reiches Leben. Er bietet uns Schutz vor schlechten Einflüssen, vor Dieben und hält negative Energie von uns fern.

Empfehlungen

Achatwasser hilft bei Störungen des Gleichgewichtssinns. Legen Sie mehrere Achatsteine (am besten sind Rohsteine geeignet) in 2 Liter Wasser und lassen es 12 Stunden stehen. Das Wasser kann zur äußeren sowie zur inneren Anwendung benutzt werden.

Als Schwangerschaftsschutzstein sollte der Achat an einem Lederband getragen werden, das fast bis zum Bauchnabel reicht.

Achatscheiben neutralisieren sogar Elektrosmog. So werden sie oft direkt am oder unter dem Bett ausgelegt.

Als Amulett ist der Achat sehr wertvoll. Wer einen Achat bei sich trägt, erkennt schneller wer ein wirklicher Freund ist und wer nur vorgibt einer zu sein.

Chakra

Wurzelchakra

Planeten

Mars, Uranus, Pluto und Venus
Mars-Uranus-Pluto-Venusfrequenz verleiht mehr Mut für den Neuanfang. Sie bringt uns zum Handeln und gleicht unsere Energie an die Taten an, die wir planen. Dieser Stein ist in der Lage, diese Mischfrequenz in unsere Aura zu bringen. So bekommen wir mehr Zuversichtlichkeit und können aus dem Herzen heraus handeln.

Sie bringt neue Menschen in unser Leben, die gleich wie wir denken und spüren. Diese Impulsmischung bringt jeden zu einem Aha-Effekt.

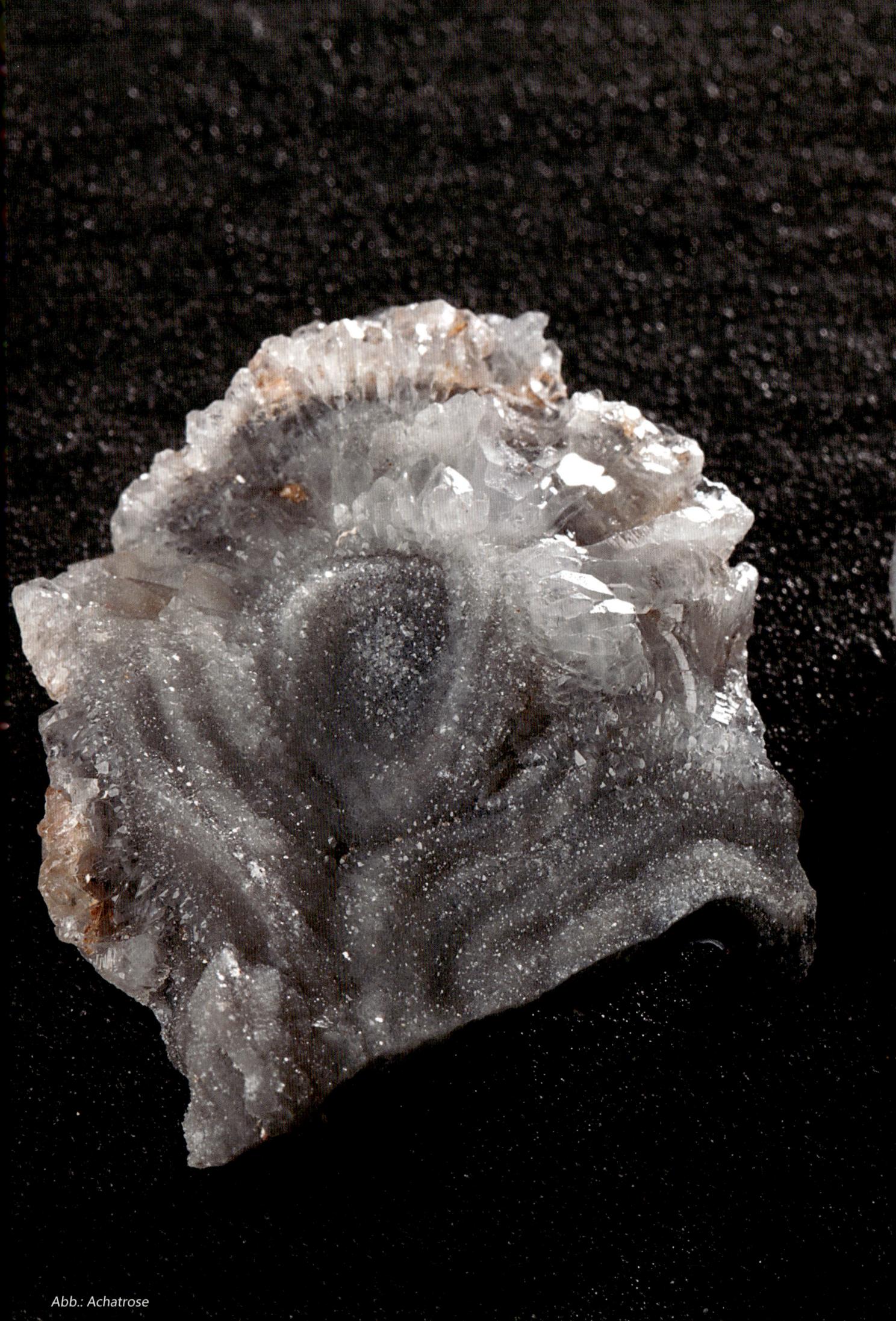

Abb.: Achatrose

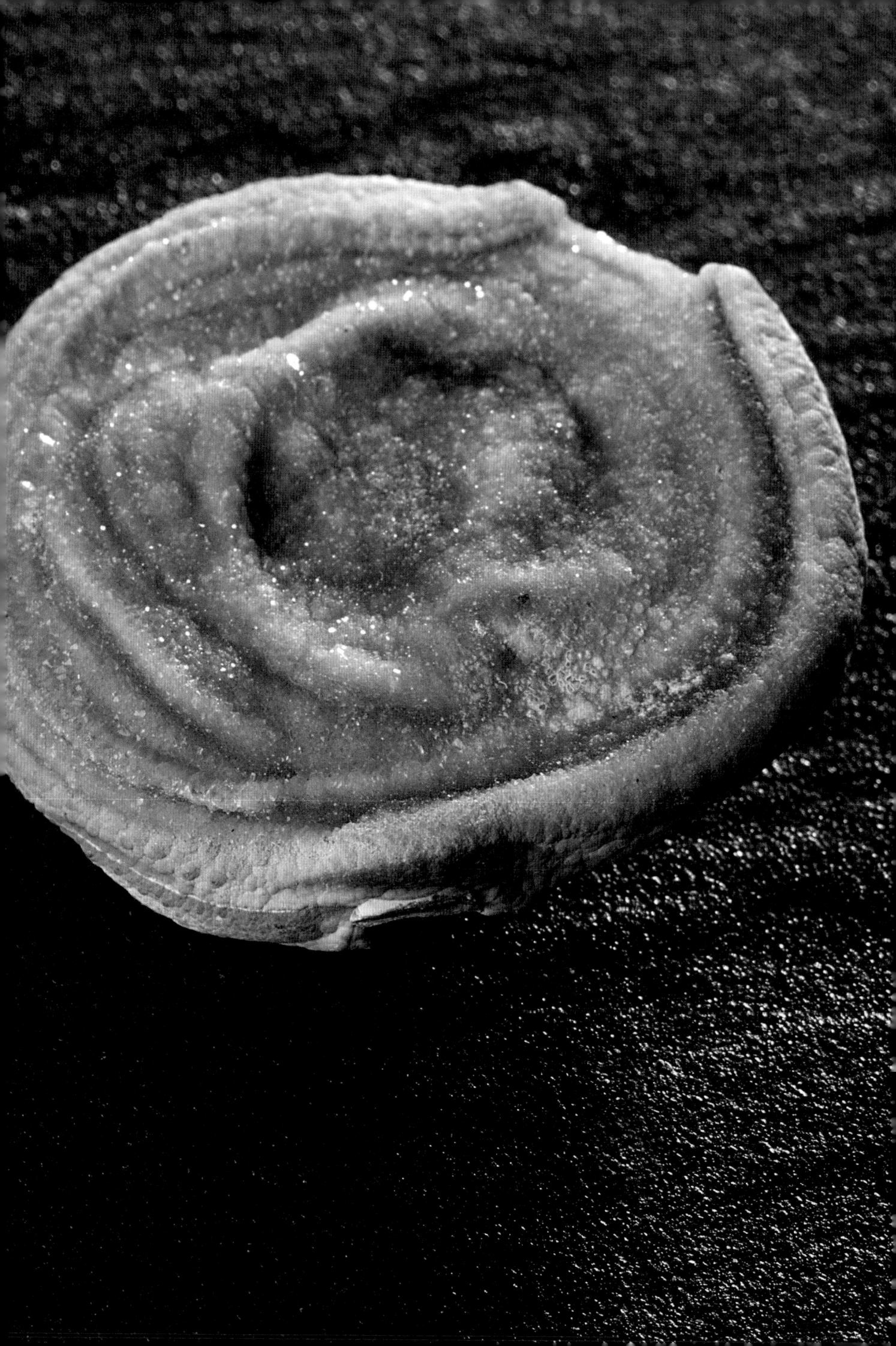

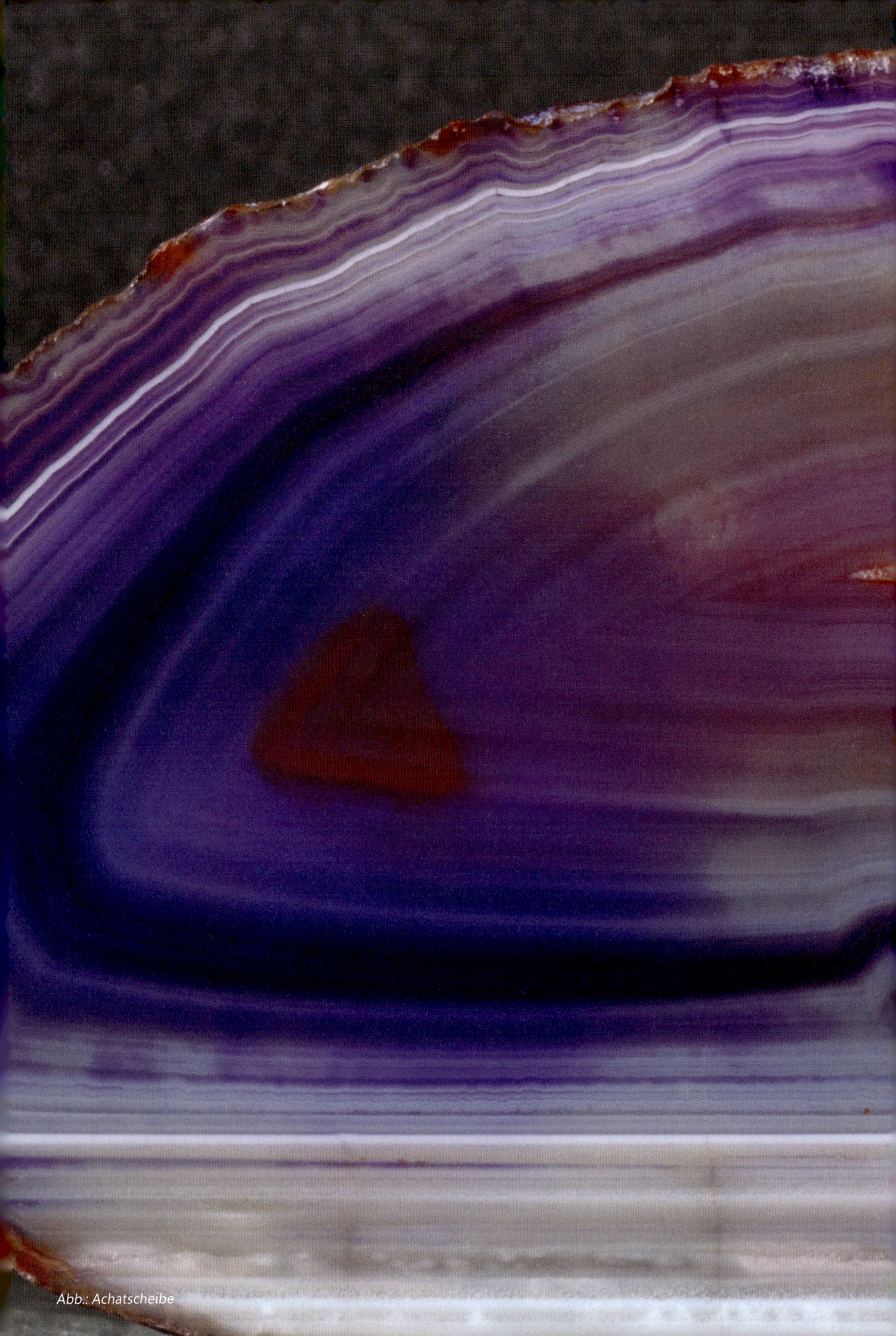

Abb.: Achatscheibe

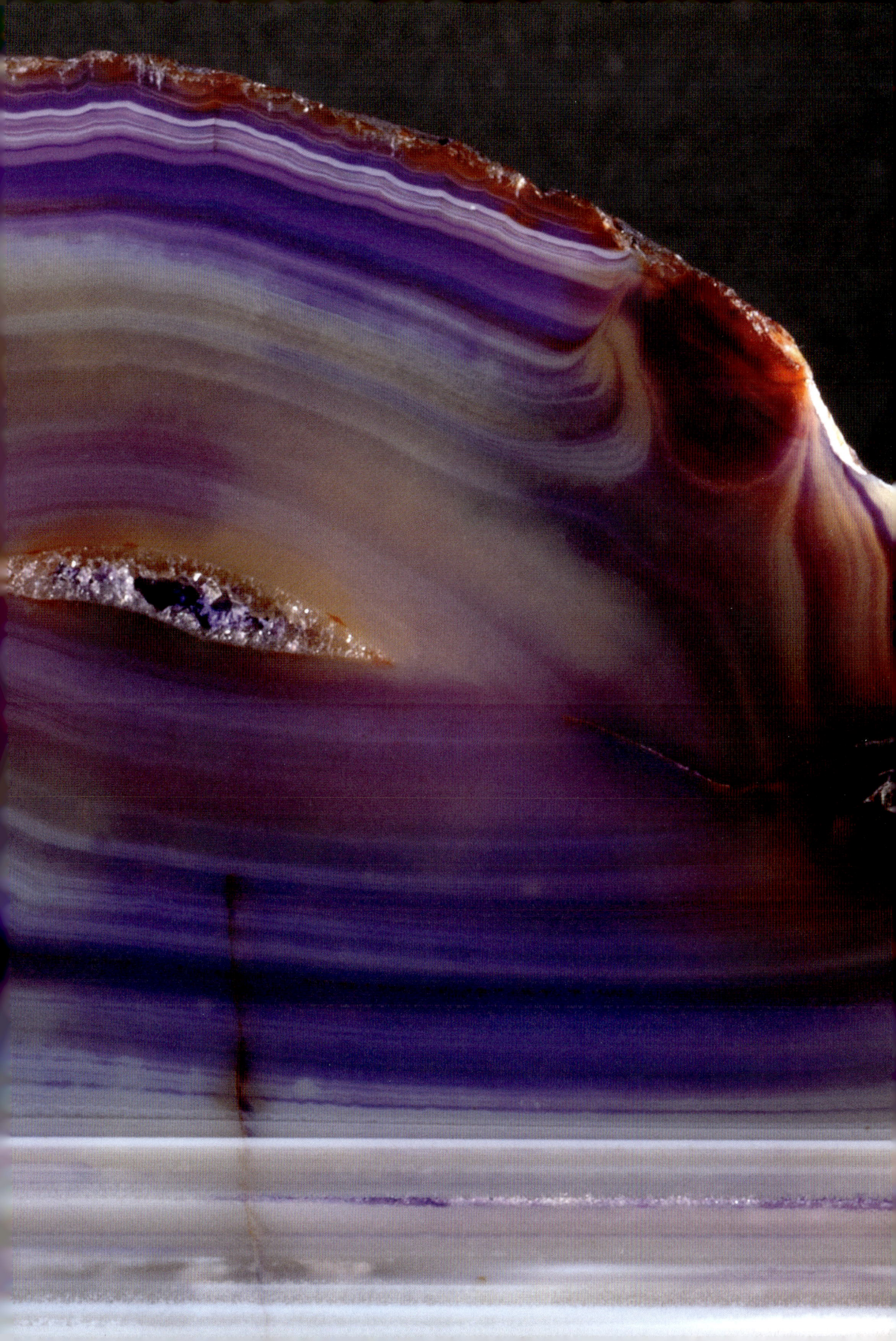

Schiva Lingam

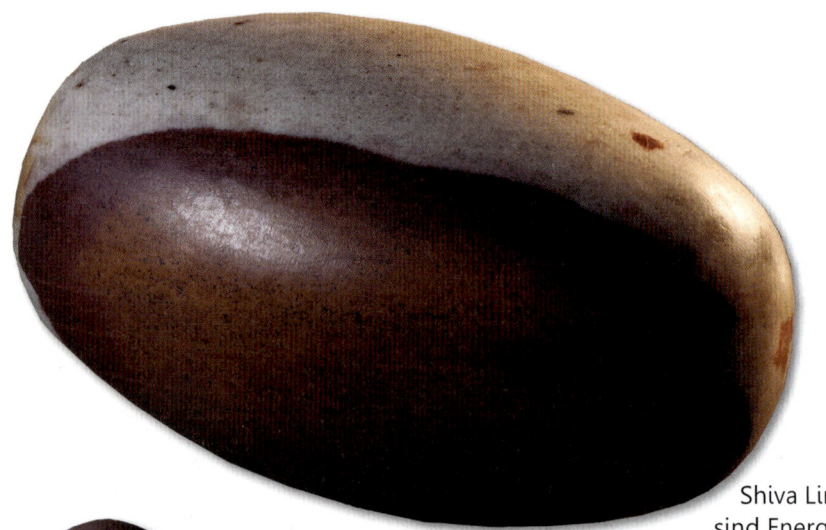

Abb.: Schiva Lingam

Shiva Lingam sind Energiesteine. Sie dienen der Energiereinigung und dem Schutz. Die Shiva Lingams werden im Fluss Narmada in Indien gefunden. Nach alter Tradition ist der Narmada ein heiliger Fluss, der von Yogis aufgesucht wird. Man findet die Shiva Lingams häufig auch in Tempeln aufgestellt, zu Ehren des Gottes Shiva. Shiva heißt „Licht" oder „Feuer" und Lingam bedeutet „Säule", Shiva Lingam heißt demnach „Säule aus Licht".

Die Steine werden in die ovale Form gebracht und poliert. Die ovale Form steht für das Unendliche. Die männliche und weibliche Energie sind hier vereint. Durch seine sanften Schwingungen sorgt der Shiva Lingam für Ausgleich und Harmonie und erzeugt eine heilende Wirkung auf Körper und Geist. Der Stein ermöglicht geistige Entwicklung, Aufarbeitung früherer Verletzungen, besonders aus der Kindheit. Er harmonisiert weibliche und männliche Elemente, Kraft, Energie, Emotionen, Geduld und wirkt gegen Verkrampfungen.

Im esoterischen Bereich werden Edelsteinen besondere Kräfte und Eigenschaften zugeordnet. So symbolisiert der Lingam-Stein die Macht Shivas, der göttlichen Schöpfungskraft, der als am meisten verehrter Gott Indiens angebetet wird.

Nach indischem Glauben wird Shiva in der Lingam-Form (Phallusform) als Erzeuger der Welt angesehen. Der Shiva Lingam repräsentiert in seiner Form das Wesen des Menschen und seiner Seele und erzeugt seine heilende Wirkung auf die Lebensenergie. Wo Lingams aufgestellt werden, strahlen sie ununterbrochen ihre heilende Kraft aus.

Hier gibt es eine interessante Legende, wie das Lingam entstand. Der Shiva erschien nackt im Himalaya vor den Frauen der Rishis. Der Anblick des Shivas Phallus erregte die Frauen dermaßen, dass Rishis Shivas Penis abschlugen. Das Teil nahm jedoch eine überdimensionale Größe an, sodass er die Erde spalten konnte. Aus Angst vor einem Weltuntergang beschlossen die Rishis, den Shivas Penis zu loben und zu verehren. Dadurch wurde der Shivas Phallus als Symbol der Weltschöpfung anerkannt.

Schiva ist ein indischer Gott. Noch heute ist das Symbol seiner Kraft der in Indien begehrte Shiva Lingam-Stein. Er wird in Form eines Phallus geformt und sogar auf den Straßen aufgestellt. Wenn Sie einmal in München waren, kennen Sie bestimmt den Löwen, dem man die Nase reiben sollte, um Glück zu bekommen. Genauso wird auch Shiva Lingam verehrt und behandelt.

Empfehlungen

Als heiliger Stein ist der Lingam sehr wirkungsvoll. Wann immer man der heilenden Wirkung bedarf, sollte man mit ihm die Herzgegend berühren und ihn zwischen die Augenbrauen halten.

Geologen vermuten, dass das Eisenoxid, aus dem der Stein besteht, vor Millionen von Jahren durch einen Meteoriten-Einschlag in das Flussbett gelangte.

Des Weiteren steht der Stein für geistige Weiterentwicklung, das Loslassen und die Lern-Reife-Entwicklungsprozesse. Die schöpferische Kraft des Shivas steht für die Zeugung.

Das Lingam ist nicht nur das Zeichen der Zeugung oder des männlichen Gliedes. Das Lingam symbolisiert das Leben und die Kraft der Vereinigung. So kann man diesen Stein auch im Schlafzimmer platzieren.

Da der Lingam auch **als Glücksstein** gilt, sollte man ihn bei sich tragen oder an einer geeigneten Stelle im Haus aufbewahren, damit seine Energie ins gesamte Haus ausströmen kann. Shivas Steine können im Zentrum der Wohnung oder des Hauses aufgestellt werden.

Chakra

Wurzelchakra und Sexualcharka

Planeten

Mars, Uranus, Pluto
Der Mars-Uranus-Pluto-Impuls bewegt uns zu den Taten, an die wir uns nie heran getraut haben. Er verleiht Kraft und Mut, stellt alles auf den Kopf und lässt uns handeln. Außerdem offenbart er uns unsere Lebensaufgaben.

Amethyst

Diese hell- bis tiefvioletten Edelsteine gehören zu den Quarzen. Unsere Vorfahren haben bemerkt, dass, wenn man einen Amethyst ins Wasser legt und dieses Wasser trinkt, es gegen Alkoholismus hilft.

Der Name Amethyst kommt aus dem Griechischen "amethyslos" was soviel heißt wie "unberauscht-dem Rausch entgegenwirkend". Man nahm an, durch die violette Farbe, dass der Träger eines Amethyst gegen die berauschende Wirkung von Wein immun sei.

Weiter behauptete man, dass Wein aus einem Becher aus Amethyst nicht betrunken machen soll.

Der Amethyst hat Spuren von Titan und Eisen. Dazu gibt es die sogenannten weibliche und männliche Kristalle. Sie weisen in ihren Spitzen verschiedenartige Kristallstrukturen auf. Die Griechen glaubten, dass der Amethyst seinen Träger vor Zauberei, bösen Kräften und negativen Gedanken bewahren kann.

Des Weiteren beschützt er die menschliche Seele von negativen Strahlen und bringt mehr Kraft in unsere Aura.

Viele Legenden ranken sich um den Amethyst. Im alten Griechenland sah man den Amethyst als Beschützer vor falschen Freunden an. Er war schon im Alten Testament als Schutzstein bekannt und war ein Bestandteil im Fundament der Mauer von Jerusalem. Noch heute findet man Amethyste in Bischofsschmuck und Papstringen. Bei den Azteken und Inkas galt er neben dem Bergkristall als Stein der Schöpfung. Er kräftigt wahre Freundschaften, vertreibt falsche Freunde und verhindert das Übernehmen von unbewussten Mustern anderer Menschen.

Der Amethyst steht auch für die Weisheit und für die Spiritualität. Er verwandelt niedrige Energien in höhere Schwingungen und verbindet uns mit der Energie des Universums.

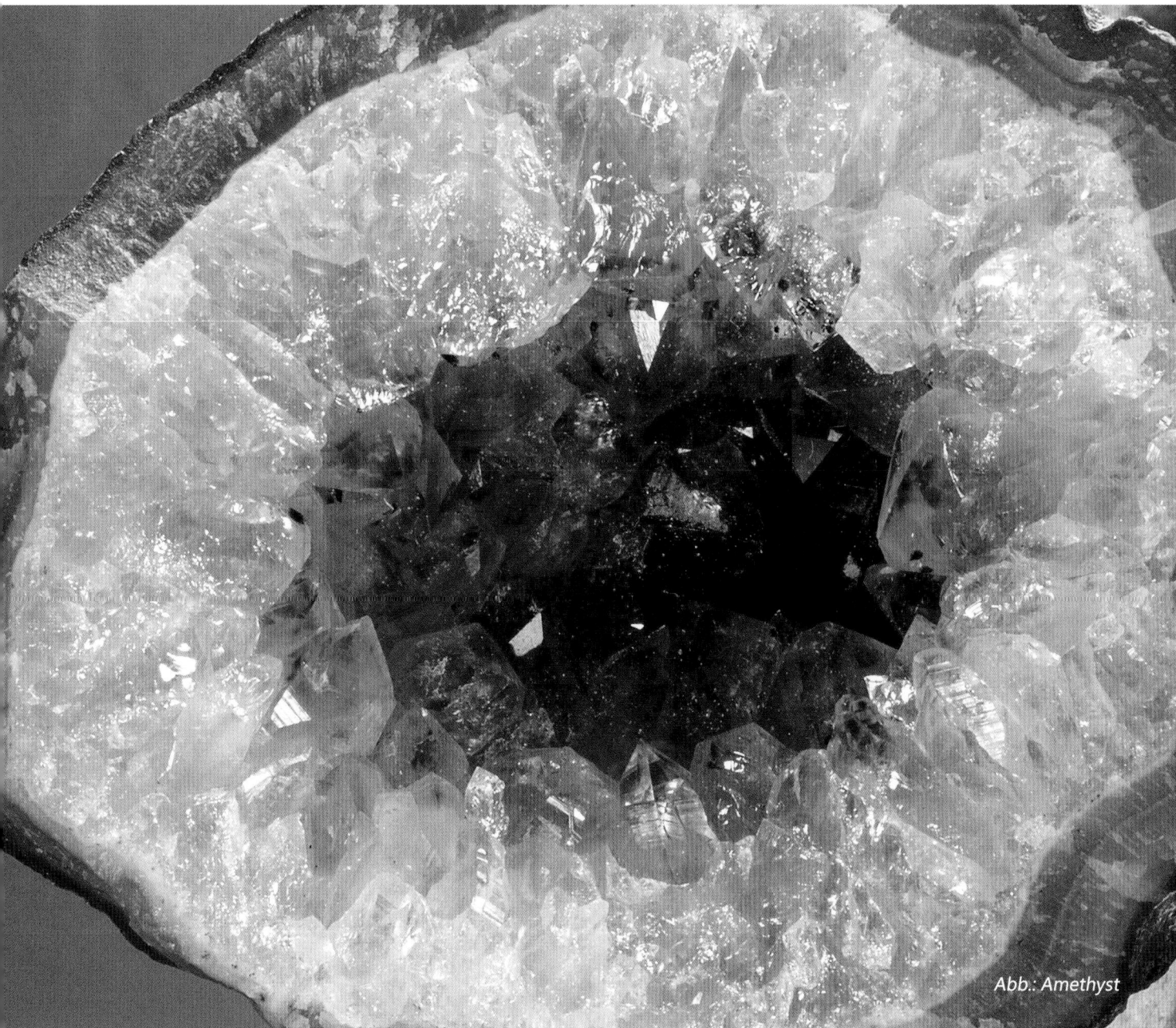

Abb.: Amethyst

Amethyst Fortsetzung

Wirkung

Der Amethyst wirkt beruhigend auf unser Nervenkostüm. Er hilft bei Vergesslichkeit, verbessert die Konzentrationsfähigkeit und kann sogar gegen heftige Kopfschmerzen unterstützend wirken. Unter dem Kopfkissen liegend sorgt er für guten Schlaf und stimuliert die Phantasie. Viele Heiler verwenden Amethyst bei Indigokindern (Kinder der Neuzeit), die unruhig sind sowie bei hysterischen Erwachsenen. Einige Quellen berichten, dass der Amethyst auch bei Stottern helfen kann. Je dunkler der Amethyst ist, umso stärker wirkt er.

Empfehlungen

Edelstein-Wasser ist die Anwendung Nummer Eins. Der Amethyst verhilft der Haut, Feuchtigkeit zu speichern, dadurch bleibt sie bis in das hohe Alter weich und elastisch. Für diese Zwecke wird das Amethyst-Wasser äußerlich verwendet. Es pflegt aber nicht nur die Haut, sondern wird auch innerlich eingenommen. Auch bei Haarausfall bewirkt das Amethyst-Wasser oft Wunder.

Warme Amethyst-Bäder bewirken eine Reinigung des Körpergewebes. Dazu legt man einige Rohsteine oder eine Amethystdruse in die Wanne.

Amethyststeine können auch zur Auflage direkt auf die Haut verwendet werden. Einige Heiler arbeiten mit Amethyst-Massagestäben oder -Griffeln in Verbindung mit Amethyst-Kamillentee. Solche Amethyst-Massagestäbe zeigen große Erfolge bei energetisch ausgelaugten Klienten.

Der Amethyst hilft auch bei Prellungen. Man klebt eine kleine Amethystscheibe mit einem Pflaster auf die betroffene Stelle auf. Die Schwellung geht schneller zurück.

Haben Sie ein Kopfkarussell? Menschen die viel mit dem Kopf arbeiten, sollten jeden morgen 1 Glas Amethystwasser trinken. Das aktiviert die Kraft der Gedanken und sortiert diese in unserem Kopf.

Auch bei Flecken auf der Haut, egal ob Sommersprossen, Altersflecken oder Muttermale, bietet der Edelstein eine Abhilfe. Man benetzt einen Amethyst mit Speichel und streicht ihn hin und her über die betroffenen Stellen.

Noch eine Besonderheit des Edelsteines ist seine Kraft für Träume. Besonders bei Kindern, die unter Alpträumen leiden, sollte man einen Stein unter das Kopfkissen legen. Dies ist besonders für stressgeplagte Schulkinder und Kinder, die unkonzentriert sind, geeignet. Aber auch für gestresste Erwachsene ist zu empfehlen, den Stein entweder auf der Haut zu tragen oder immer wieder in der linken Hand zu halten. Der Amethyst ist schließlich der Stein der Transformation.

Außerdem kann der Amethyst gegen psychische Angriffe schützen. Dabei wird die Energie des Angriffs, nachdem Sie in positive und liebevolle Energie umgewandelt wurde, ins Universum abgestrahlt. Durch das Streicheln eines Amethystes wird negative Energie abgeleitet.

Hält man den Amethyst bewusst in der Hand, kann man die Energie erzeugen, die zur Ausrichtung unseres Energiekörpers beiträgt. Gleichzeitig hilft er, Ursache und Wirkung ins Gleichgewicht bringen.

Stellen Sie sich ihr eigenes Gesichtswasser mit Amethyst her. Die Haut wird wunderbar zart und weich. Bringen Sie ca. 1 Liter Wasser zum Kochen. Legen Sie ein Amethyst-Drusenstück in einen Sieb, mit den Spitzen nach unten. Lassen Sie das Wasser 20 Minuten leicht köcheln, danach ist das Gesichtswasser fertig. Lassen Sie das Wasser abkühlen und füllen Sie es in eine Flasche um. Fertig!

Chakra

Kronenchakra und Stirnchakra (das 3. Auge)

Planeten

Sonne und Saturn
Die Sonnen-Saturnfrequenz macht uns gefühlsvoll und offen für unsere Mitmenschen. Dadurch werden wir einige neue Erkenntnisse sammeln können und unsere Erfahrung erweitern. Sie gibt uns Kraft und bewegt unseren Geist.

Abb.: Amethyst

Andalusit oder Kreuzstein

Braun-gelbliche Steine, bzw. Kristalle mit kreuzartigem, mittig liegendem Querschnitt, kennen nicht alle. Der Kreuzstein ist ein seltener, sehr starker Edelstein für das Gehirn. Er steht für unsere Lebensaufgaben und das Karma.

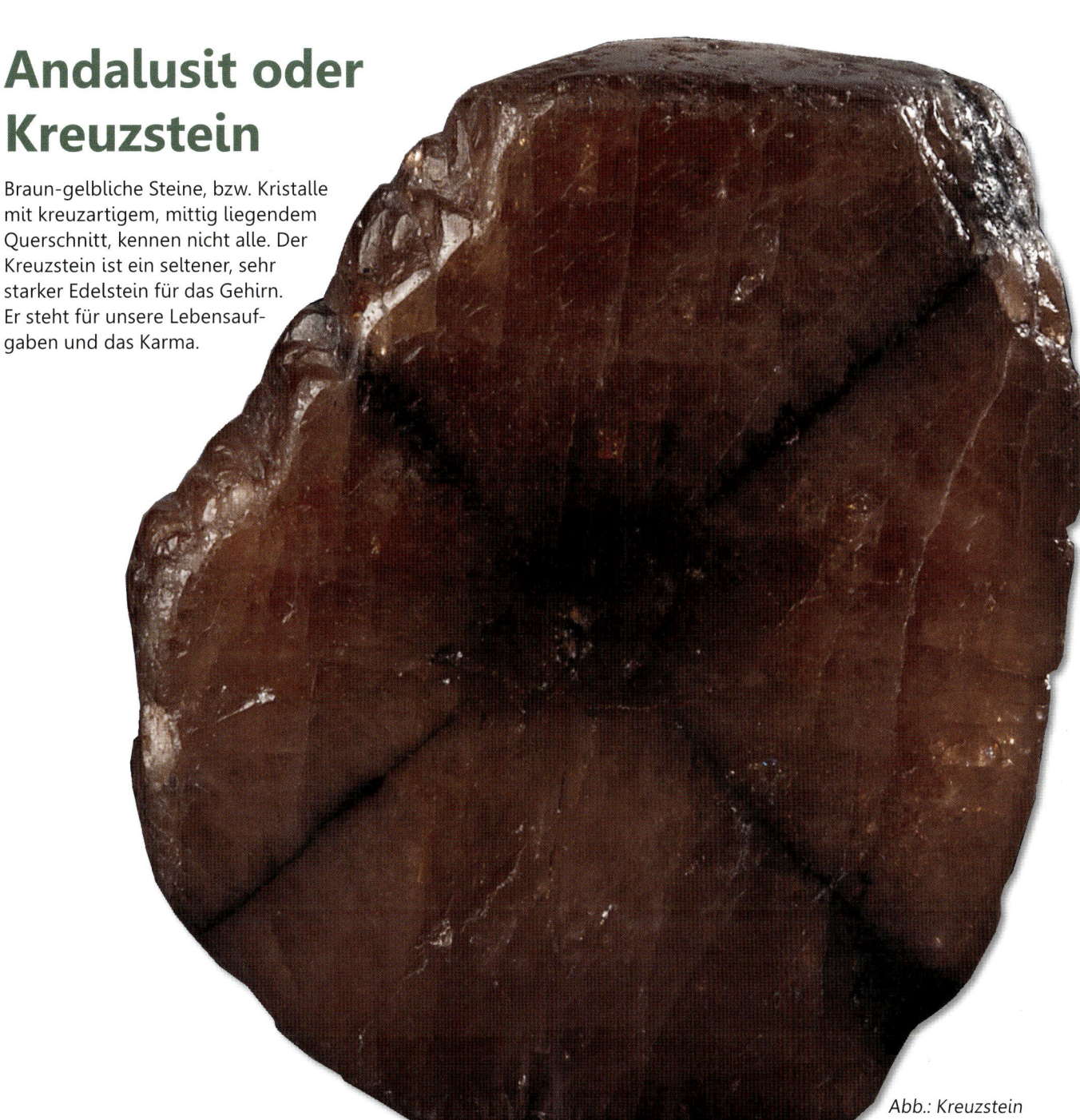

Abb.: Kreuzstein

Wirkung

Die Kreuzsteinwassereinnahme verbessert das Gleichgewicht zwischen weiblichen und männlichen Energien im Körper. Deshalb wird es auch bei karmischen Blockaden, wie immer wieder Pech anziehen oder immer wieder beneidet werden, eingesetzt. Der Kreuzstein verhilft seinem Träger zu einem Abnabelungsprozess gegenüber dem Familienkarma (den Eltern oder den Geschwistern) und hilft loszulassen.

Empfehlungen

Als Amulett kann man den Edelstein in der Tasche oder direkt am Körper tragen. Man kann den Kreuzstein auch in die **Partnerschaftsecke** auf den Arbeitstisch legen (wenn man am Schreibtisch sitzt, befindet sie sich nach Feng Shui rechts oben). Das bewirkt Ruhe im Haus.

Chakra

Solarplexus, Nabelchakra, Wurzelchakra

Planet

Pluto
Die Plutofrequenz brauchen alle, die die sog. karmischen Muster aufweisen. Karmische Muster sind immer wiederholte Pechsträhnen, Probleme oder wiederholte Fehler. Sie können diese Impulse gebrauchen, wenn Ihre Beziehung nicht funktioniert oder wenn Sie immer wieder von irgendeiner Person gemobbt werden.

Apophyllit

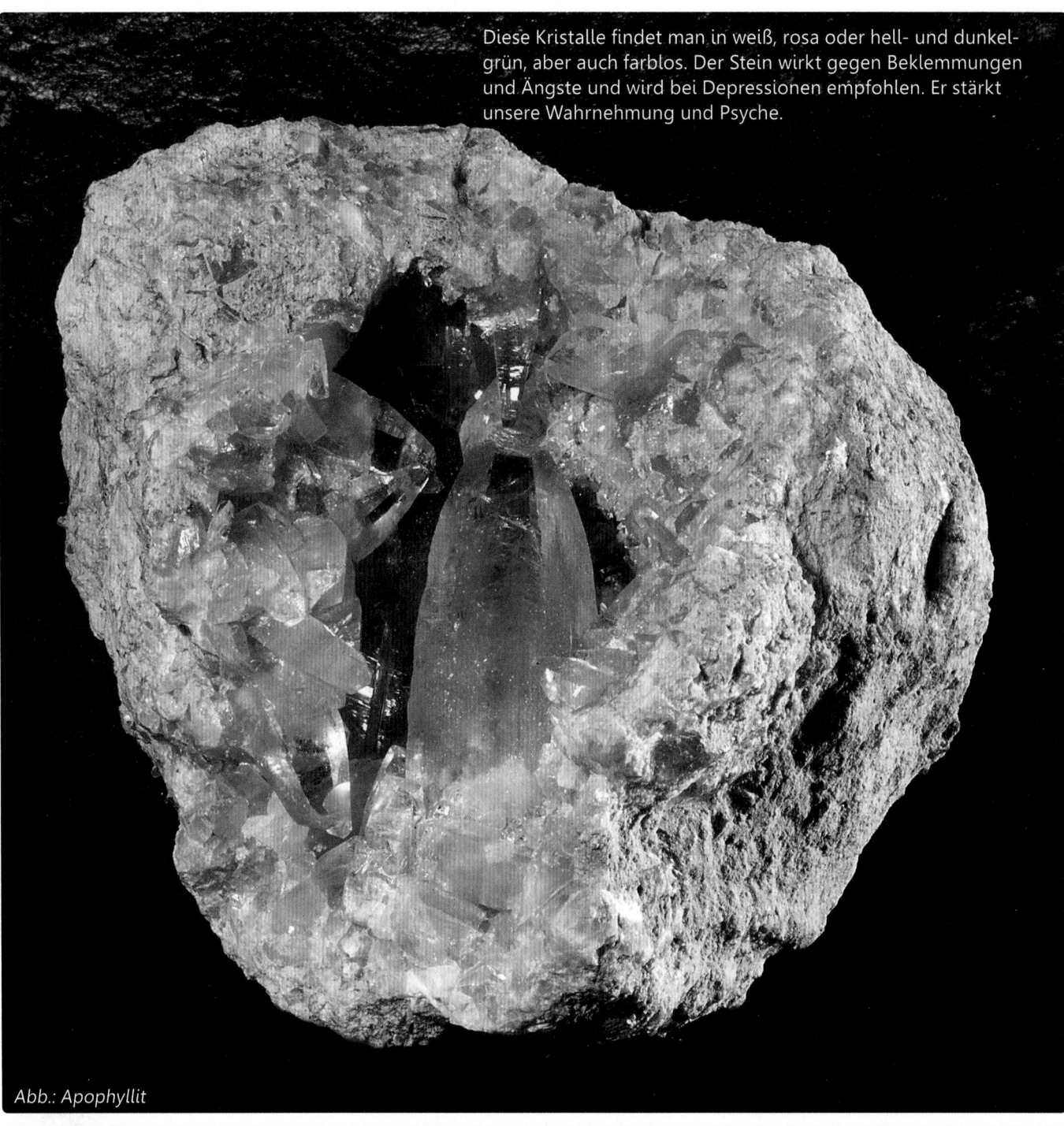

Diese Kristalle findet man in weiß, rosa oder hell- und dunkelgrün, aber auch farblos. Der Stein wirkt gegen Beklemmungen und Ängste und wird bei Depressionen empfohlen. Er stärkt unsere Wahrnehmung und Psyche.

Abb.: Apophyllit

Wirkung

Der Apophyllit ist ein sehr bekannter Edelstein! Er hilft gegen karmische Leiden und Kummer. Auf psychischer Ebene hilft dieser Stein bei seelischen Blockaden und bringt Klarheit aus dem Unterbewusstsein.

Empfehlungen

Allen, die ihr inneres Kind (das Unterbewusste) kennenlernen wollen, empfehlen wir, den Stein ins Wasser zu legen und das Wasser zur Waschung des Solarplexusbereichs zu verwenden.

Bei sexuellen Problemen könnte man den Stein jeden Abend für 20 Minuten auf das Sexualchakra auflegen.

Legt man Kindern einen Apophyllit unter das Kopfkissen, fördert das einen gesunden Knochenbau.

Apophyllit am Brustbein getragen, kräftigt das Denken bis ins hohe Alter.

Chakra

Herzchakra, Solarplexus

Planet

Venus
Der Stein empfängt Venusimpulse, die unsere Liebe erwecken. Außerdem bringen diese Impulse Heilung vom Gefühlchaos und machen das Kopfkarussell weg.

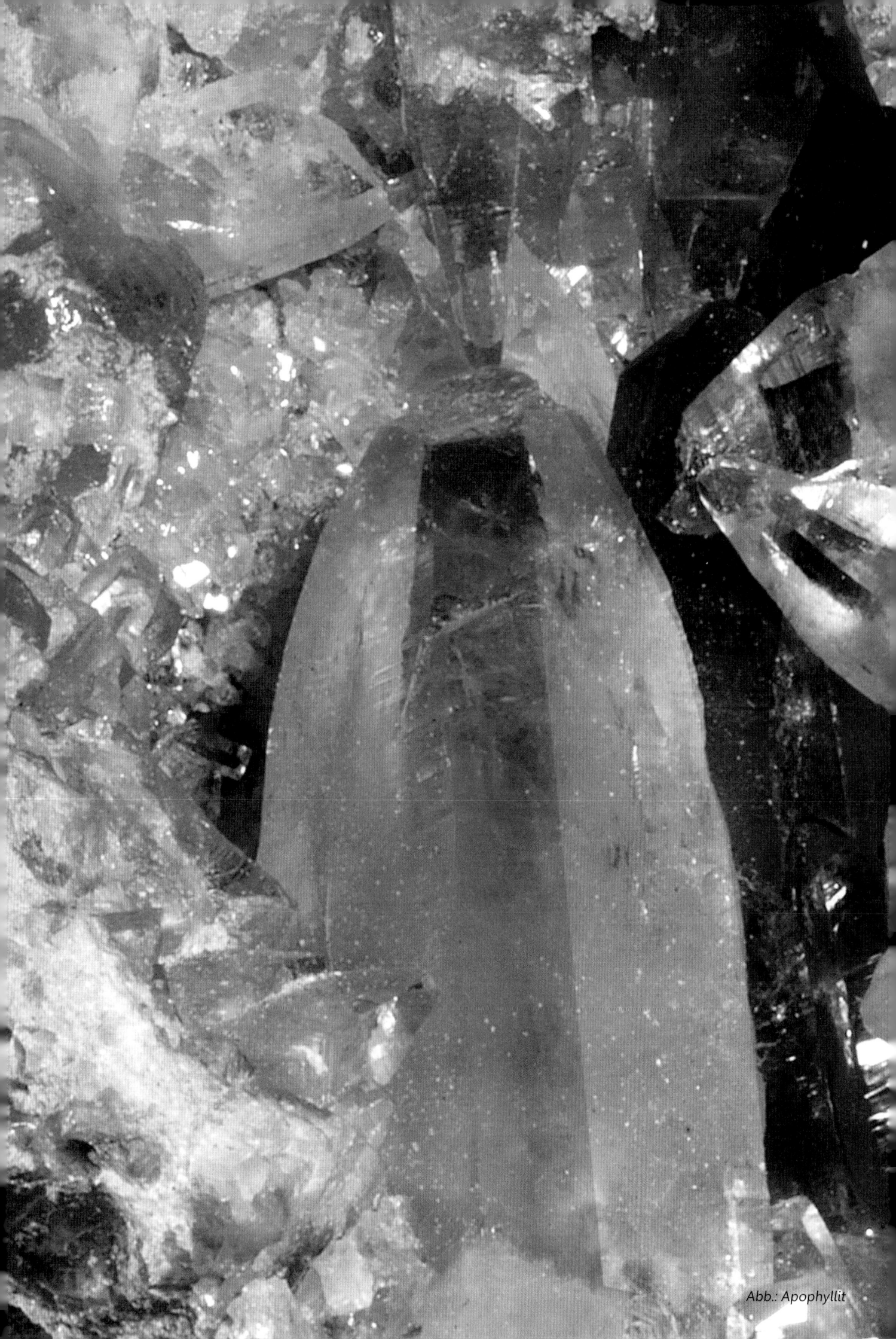

Abb.: Apophyllit

Abb.: Aquamarin

Aquamarin

Wirkung

Der Aquamarin wurde schon immer als Schutzstein begehrt. Das ist der Stein der Freude und des Gleichgewichtes. Daher wird er bei depressiven Verstimmungen empfohlen.

Aber auch bei seelischen Schmerzen wie Trauer kann er schnell helfen. Darüber hinaus bewahrt der Aquamarin vor Vergesslichkeit und bremst das Altern ab.

Der Stein schont die Psyche, kräftigt die Selbstliebe und lindert mangelndes Selbstvertrauen.

Empfehlungen

Bei Grippe-Wellen empfehlen wir so oft wie möglich, das Aquamarin-Steinwasser oder Aquamarin-Tee mit Kamille oder Minze zu trinken. Man legt einen Stein in 2 Liter kaltes Wasser und lässt ihn 24 Stunden liegen. Danach kann das Wasser eingenommen werden. Bei der Teezubereitung nimmt man aufgekochtes Wasser zur Hilfe. Der Tee ist nach 10 Minuten fertig und kann eingenommen werden.

Als Amulett trägt man den Stein in der Nähe des Herzens oder in einer Tasche.

Chakra

Halschakra

Planet

Uranus
Uranus bringt neue Frequenzen in unser Leben. Dieser Impuls ist der Impuls der Neuzeit (Wassermannalter). Daher bringt er neue Ideen und lässt uns handeln.

Er schützt vor Neidern und negativen Einflüssen, die mit unseren Mitmenschen zu tun haben.

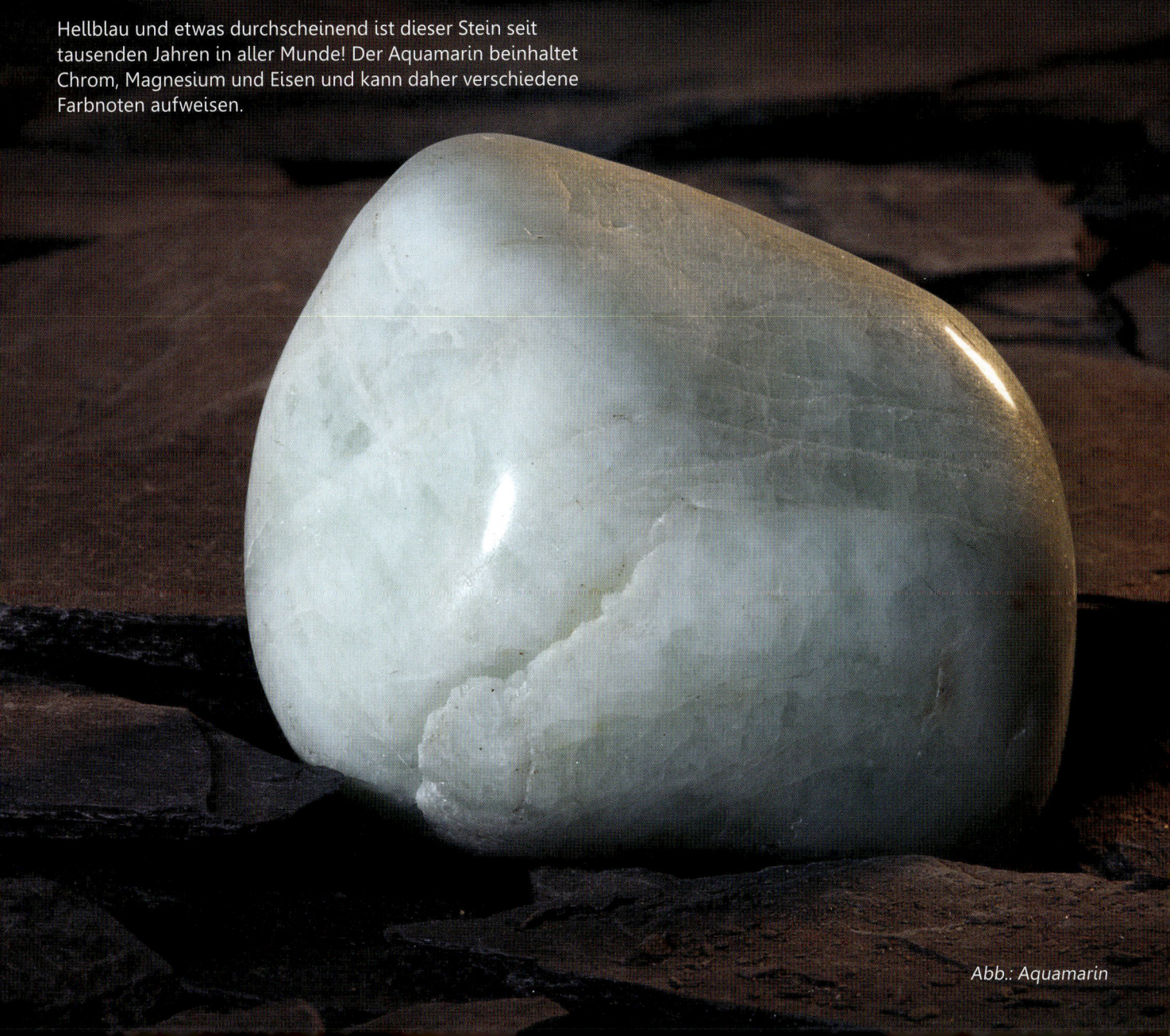

Hellblau und etwas durchscheinend ist dieser Stein seit tausenden Jahren in aller Munde! Der Aquamarin beinhaltet Chrom, Magnesium und Eisen und kann daher verschiedene Farbnoten aufweisen.

Abb.: Aquamarin

Aragonit/Schriftstein

Aragonit ist in vielen Farben zu finden: Weiß, rot, braun oder auch gelblich. Er ist ein schöner Stein und wird der Kreativität zugeordnet.

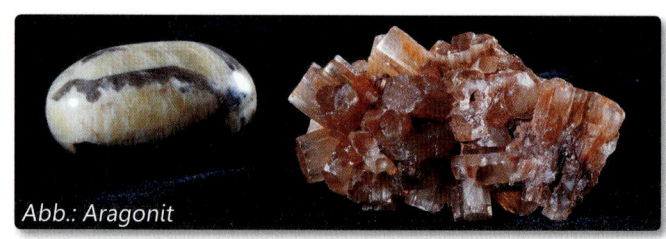
Abb.: Aragonit

Wirkung

Der Aragonit ist als Edelstein sehr begehrt. Man sagt ihm nach, er sei gut für unsere Knochen. Durch den hohen Kalziumgehalt zeigt der Aragonit auch bei Hautleiden die beste Wirkung. Dazu verwendet man das Edelsteinwasser. Auch bei trüben Gedanken, Angeschlagenheit und Kummer hat dieses Steinwasser beste Resultate gezeigt.

Empfehlungen

Bringen Sie ca. 1 Liter Wasser zum Kochen. Legen Sie einen oder zwei Edelsteine in einen Sieb in den Topf. Lassen Sie das Wasser 10 Minuten leicht köcheln, danach ist das Gesichtswasser fertig. Lassen Sie es abkühlen und füllen in eine Flasche um. Fertig!
Man kann dieses Edelsteinwasser auch innerlich einnehmen.

Chakra

Alle Chakren

Planet

Mond
Die Mondfrequenz macht uns nachdenklich und labil. Dieser Impuls bringt uns auf neue Ideen und lässt uns nach Lösungen suchen. Er bringt uns auf neue Gedanken und lässt uns handeln.

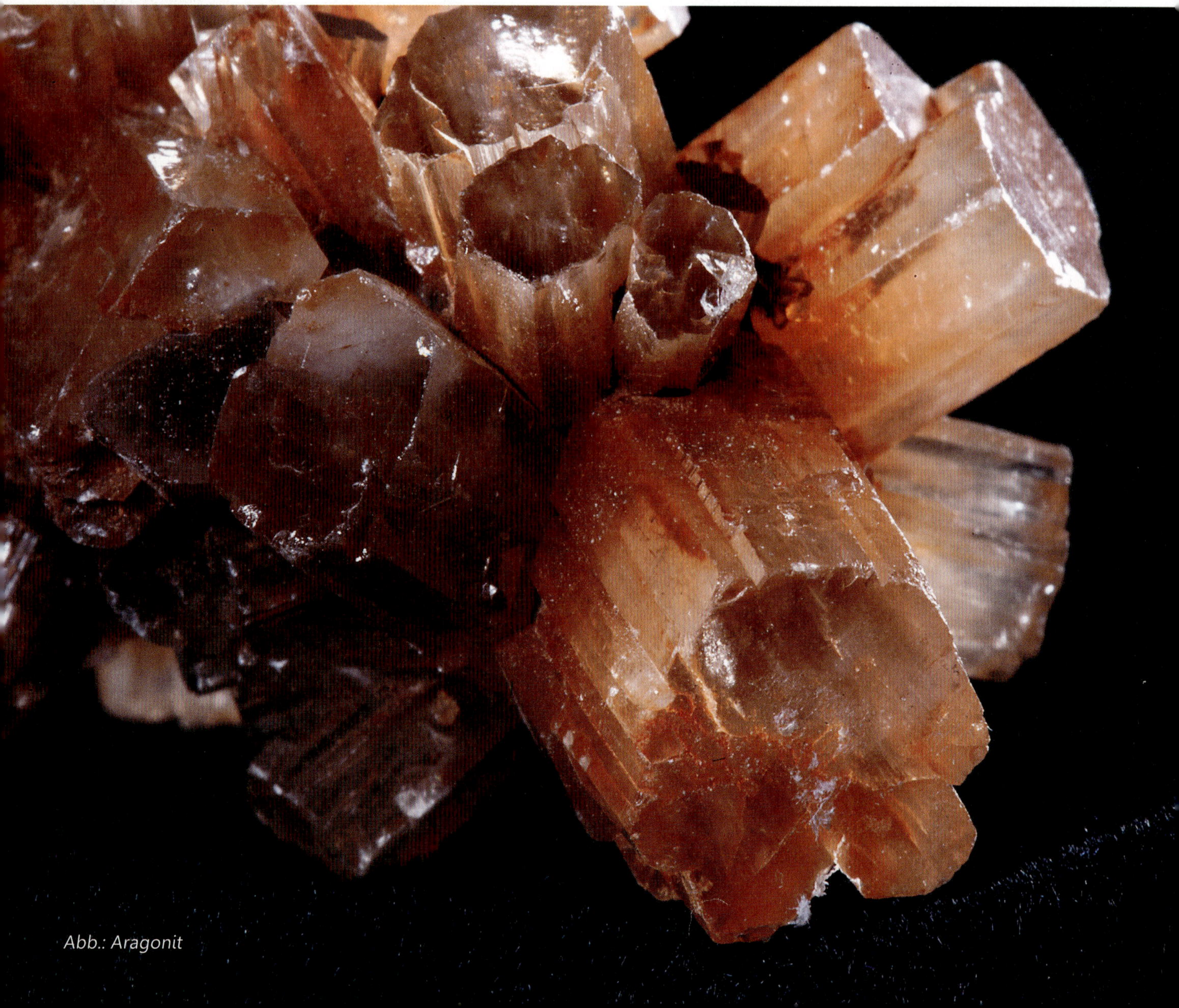

Abb.: Aragonit

Aventurin

Aventurin ist ein grün durchscheinender Stein der Neuzeit. Es gibt ihn auch in Rot. Er gehört der Familie der Quarze an. Aventurinsteine werden als Harmoniesteine bezeichnet. Manche Heiler verwenden diese Steine als Amulette, andere als Hautsteine. Das Wort Aventurin kommt aus dem italienischen "a ventura" und heißt „durch Zufall". Seine grüne Farbe erhält er durch Einlagerungen von Chromglimmer (Fuchsit). Bereits in der Antike wurde der Aventurin als treuer Stein verehrt, der seinem Träger Mut und Optimismus verleihen soll. In Indien wurde der Aventurin lange als Jade bezeichnet. Eine alte tibetische Legende besagt, dass der Aventurin bei Kurzsichtigkeit verwendet wurde und seinen Träger mit Kreativitätsfähigkeiten beschenkte. Die Römer betrachteten den Aventurin als Schutz gegen falsche Freunde und verschenkten ihn als Freundschaftsstein.

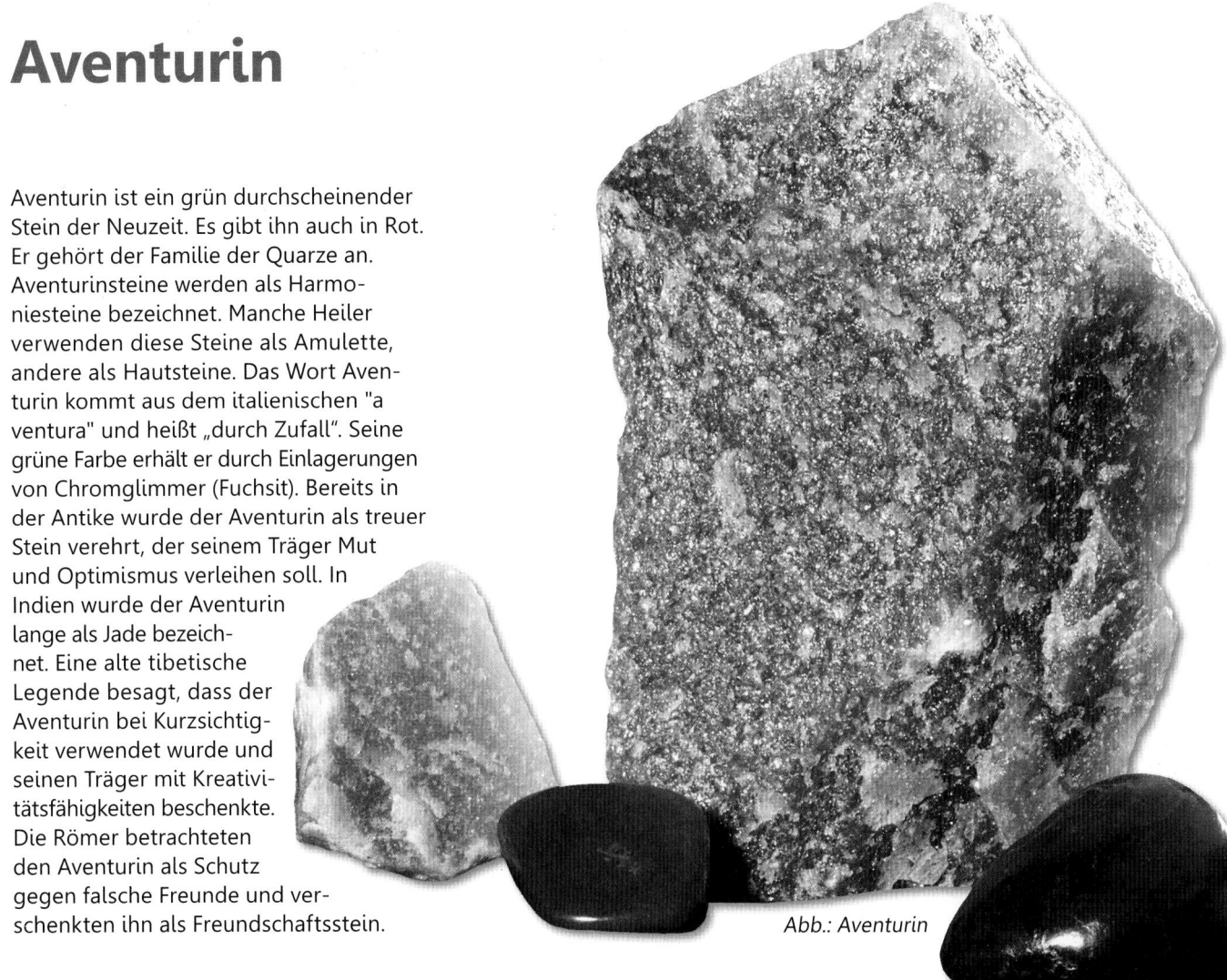

Abb.: Aventurin

Wirkung

Der Aventurin macht weitsichtig und hellfühlend. In Russland wird der Stein als Stein der Kinder bezeichnet, der die Kinderaura schützt. Der Aventurin hilft besonders kleinen Kindern, die ängstlich sind. Man sollte einfach einen Stein unter das Kopfkissen legen. Auch Erwachsene mit einer negativen Lebensauffassung sollten einen Stein unter das Kopfkissen legen. So kommt es nach und nach zu einer positiveren Lebenseinstellung. Aventurin gleicht die männlichen und weiblichen Energien aus. Die Entscheidungsfähigkeit und Führungsqualitäten werden gesteigert. Er öffnet das Herz für schöne Dinge. Auf der psychischen Ebene sorgt er schließlich für den Ausgleich der Seele.

Empfehlungen

Er wird als der Stein des 3. Auges für Meditationen empfohlen. Einfach einen Stein während der Meditation in der Nähe am Körper liegen lassen oder in die Hand nehmen.

Das Aventurin-Wasser wird bei Hautleiden empfohlen. Bringen Sie ca. 1 Liter Wasser zum Kochen. Legen Sie einen oder zwei Edelsteine in einen Sieb in den Topf. Lassen Sie das Wasser nun ohne weiter zu kochen abkühlen, danach ist das Gesichtswasser fertig.

Mit dem Aventurin-Wasser kann die erkrankte Haut gereinigt werden. Die Wirkung vervielfacht sich, wenn Sie das Wasser auch innerlich einnehmen und Aventurin auf der Haut tragen. Das Aventurin-Wasser empfiehlt sich auch bei Ängsten.

Bei stressbedingten Muskelverspannungen gibt es ein **Öl-Rezept**: Man nimmt 1/4 Liter Olivenöl, gibt einen mittelgroßen Aventurin hinein (ca. 50 Gramm) und lässt ihn solange darin, bis das Öl aufgebraucht ist. Mit diesem Stein massiert man die betroffenen Stellen. Aventurin ist der Stein der Ruhe und des Erfolges, so wirkt er auch beruhigend auf die Haut. Das Öl kann auch als Salatöl verwendet werden.

Auch im Garten kann dieser Stein gute Dienste leisten. Der Aventurin steht auch mit den Schutzgeistern der Pflanzenwelt in Verbindung. Dort kann er sehr heilend wirken. Sind kranke Pflanzen oder Bäume im Garten, sollte man einen Steinkreis um diese legen.

Chakra

Herzchakra

Planet

Sonne und Mond
Die Sonnen-Mond-Frequenz gleicht unsere Seele aus und passt männliche und weibliche Energieanteile, Yin und Yang zueinander an. So wird man ausgewogen und kann neue Erfolge anziehen.

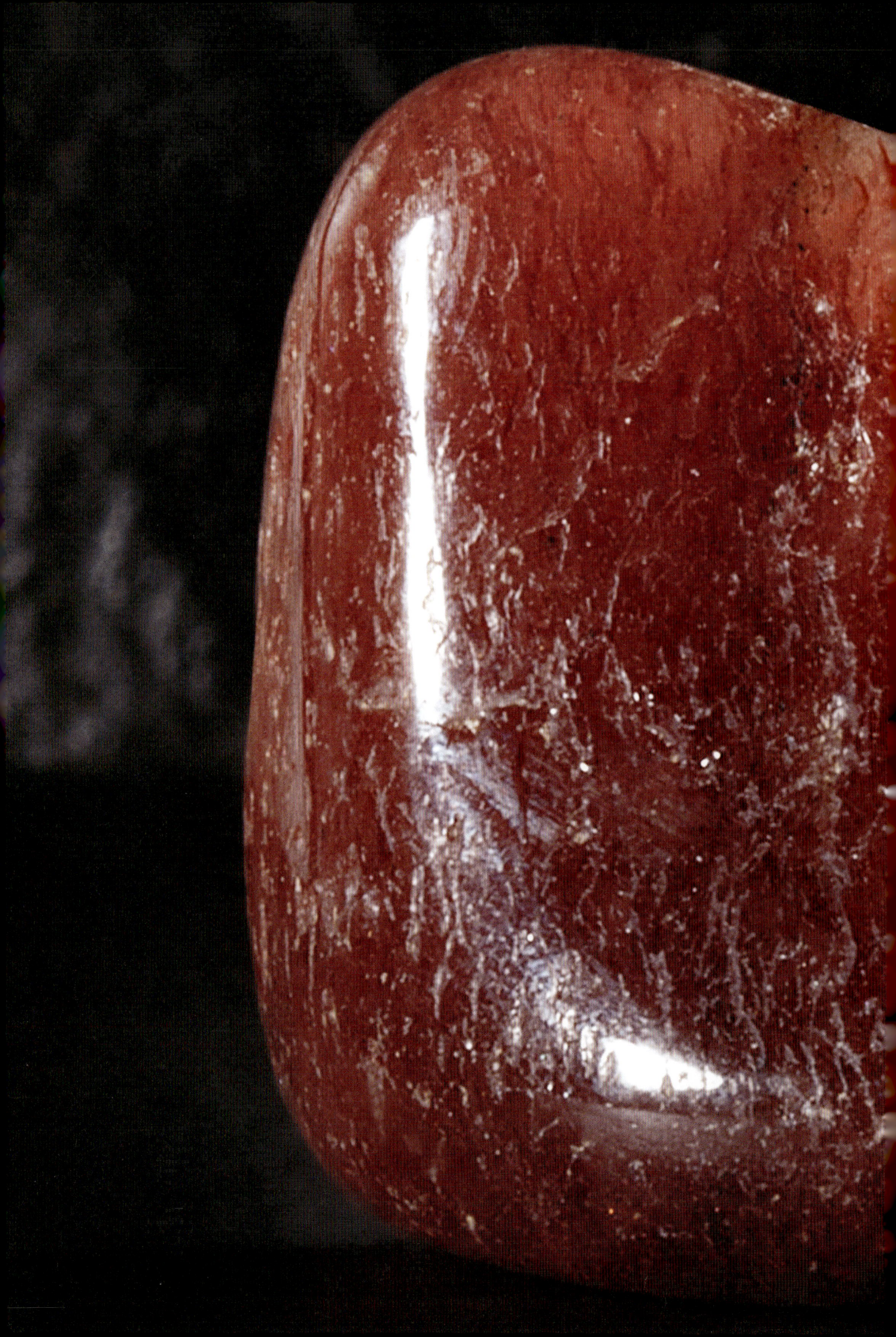

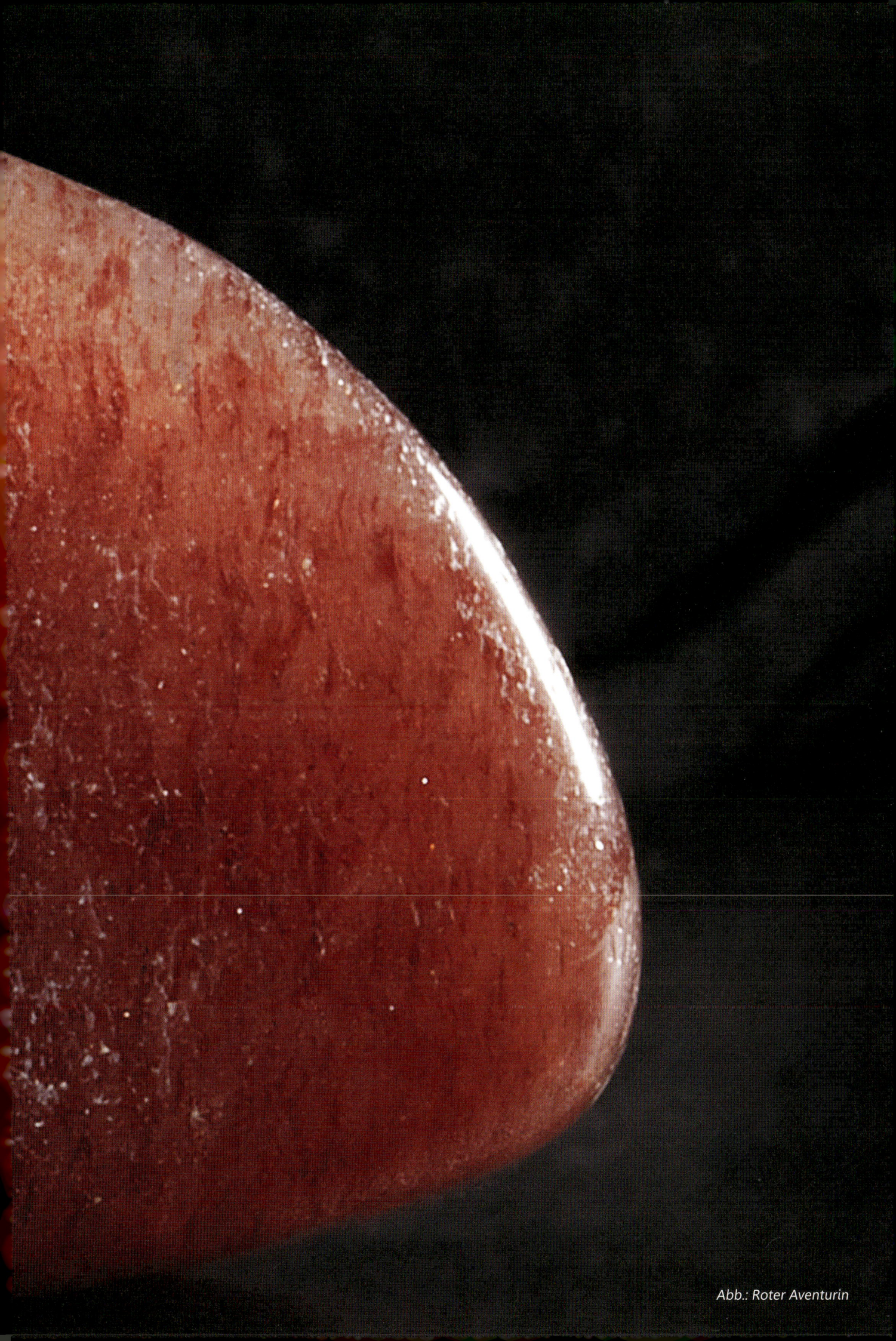

Abb.: Roter Aventurin

Bergkristall

Der Name Bergkristall stammt aus dem griechischen „krystallos" und bedeutet „Eis". Man glaubte, dass der wasserklare Bergkristall hoch in den Bergen entstanden ist, wie das Eis, nur stärker gefroren.

Bereits 3000 vor Christus legten Ägypter Bergkristalle in ihre Gräber zum Schutz des Verstorbenen. Die alten Römer glaubten, dass ihre Götter im Bergkristall wohnen. Die Indianer legten einen Bergkristall in die Wiege ihrer Babys, um sie vor allem Bösen zu schützen, und die Buddhisten erhofften sich vom Bergkristall eine Erleuchtung beim Meditieren.

In unserer Aura richtet der Bergkristall die Lichtstrukturen aus und öffnet die sogenannten Lichtkanäle, die wir im Gehirn besitzen. Er hat die Fähigkeit, reines Licht zu empfangen und zu manifestieren.

Das Licht ist die höchste Energieform im Kosmos. Deshalb ist der Bergkristall ein hoher Energieträger und Energieverstärker.

Bergkristalle sind durchsichtig klar und haben oft einige Einschlüsse. Sie gehören zu den Quarzen. Bergkristalle stehen für Weisheit, Mut, Treue und Klarheit. Es kommen männliche oder weibliche Kristalle vor. Die männlichen sind spitz und die weiblichen sind platt. Heiler verwenden männliche Kristalle, um Energie in den Körper und die Chakren zu geben, und weibliche, um Stauungen und Blockaden aus dem Körper abzuziehen.

Aufgrund unserer jahrelangen Arbeiten haben wir festgestellt, dass beide Kristalle gleichzeitig oder nacheinander verwendet werden sollten, um Harmonie im Körper herzustellen.

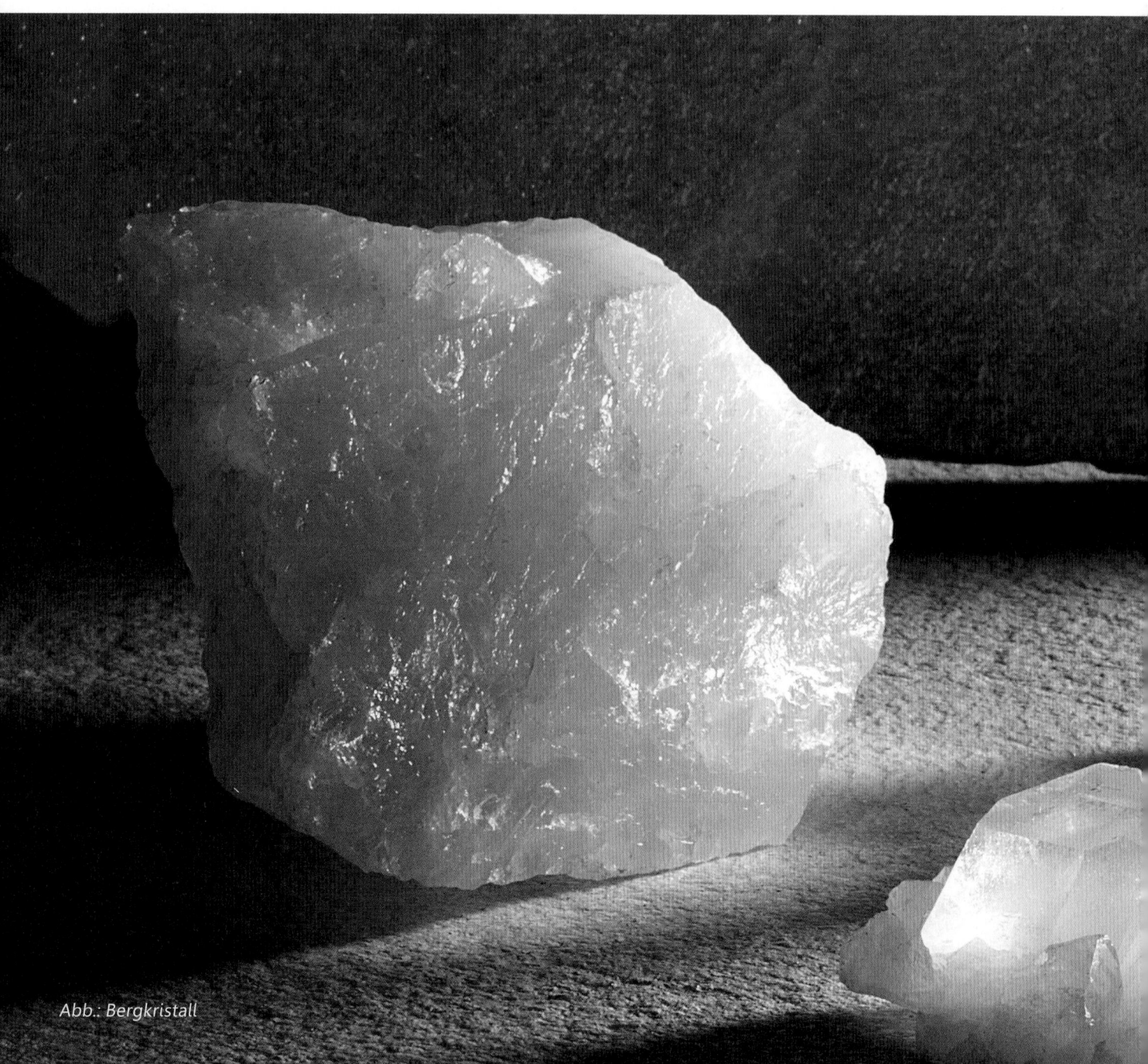

Abb.: Bergkristall

Wirkung

Bergkristall verstärkt unsere intuitiven und geistigen Kräfte! Der Stein der Weisheit besitzt zudem eine stark heilende Eigenschaft – er transformiert kosmische Energien und leitet diese an uns weiter. Somit wird er bei allen Schwächeanfällen und Depressionen als Therapiebegleiter empfohlen. Nicht umsonst werden Bergkristalle auch bei der Herstellung von Pranalit verwendet. Pranalit ist eine Mischung aus Edelsteinen und Metallen, die neue Lebensenergie (Prana) in unsere Lebensräume anzieht. Der Bergkristall ist auch ein „Aufladestein" für alle anderen Edelsteine und wird dadurch zum Aufladen der Steine mit frischer Energie verwendet. Dazu legt man einen Bergkristall in die Schatulle, wo Sie Ihre Edelsteine aufbewahren. Die Kräfte des Kristalls sind enorm hoch. Aufgrund dessen Schwingungen und seiner heilenden Eigenschaften ist der Bergkristall beinahe bei allen Heilern der Welt beliebt.

Empfehlungen

Das Kristallwasser wird bei Schlafproblemen empfohlen. Dazu nimmt man einige Bergkristallspitzen und legt sie in 2 Liter kaltes Wasser. Nach 12 Stunden ist das Wasser fertig zum Einnehmen.

Sie können aber Bergkristalle auch einfach unter Ihr Kissen legen. Nach längerem Gebrauch gewöhnen sich die Kristalle an unsere Schwingung und werden sehr persönlich. Daher empfehlen wir Ihnen, einen Bergkristall nur für persönliche Zwecke zu verwenden. Für Klienten sollte ein extra Kristall zugelegt werden.

Weil Bergkristall ein besonders guter Wärmeleiter ist, wurden in der Antike Kugeln aus dem Stein gefertigt, an denen man sich im Sommer die heißen Hände abkühlen konnte. Mit diesen Kugeln massierte man auch das Gesicht und die Gelenke.

Reisende, die lange durch trockene Gebiete wandern mussten, hatten stets Bergkristalle bei sich, die in den Mund genommen worden sind, um den Durst zu löschen.

Weil der Bergkristall klar und durchsichtig ist, verwendete man ihn früher als Regenmacher. Dazu vergrub der Bauer einen Bergkristall in seinem Feld und hoffte auf eine ausreichende Regenzeit.

Eine Kette um den Hals wirkt entspannend und harmonisierend. Sie verhilft zu spirituellem Wachstum und regt die Selbstheilungskräfte an.

Chakra

Halschakra, Kronenchakra

Planet

Sonne
Der Sonnenimpuls bringt uns Mut, um neue Dinge zu beginnen. Die Sonnenkraft gibt uns die Möglichkeit, unsere organisatorischen Talente zu entfalten und ermöglicht, Probleme schneller zu lösen. Diese Frequenz lässt die Seele reifen.

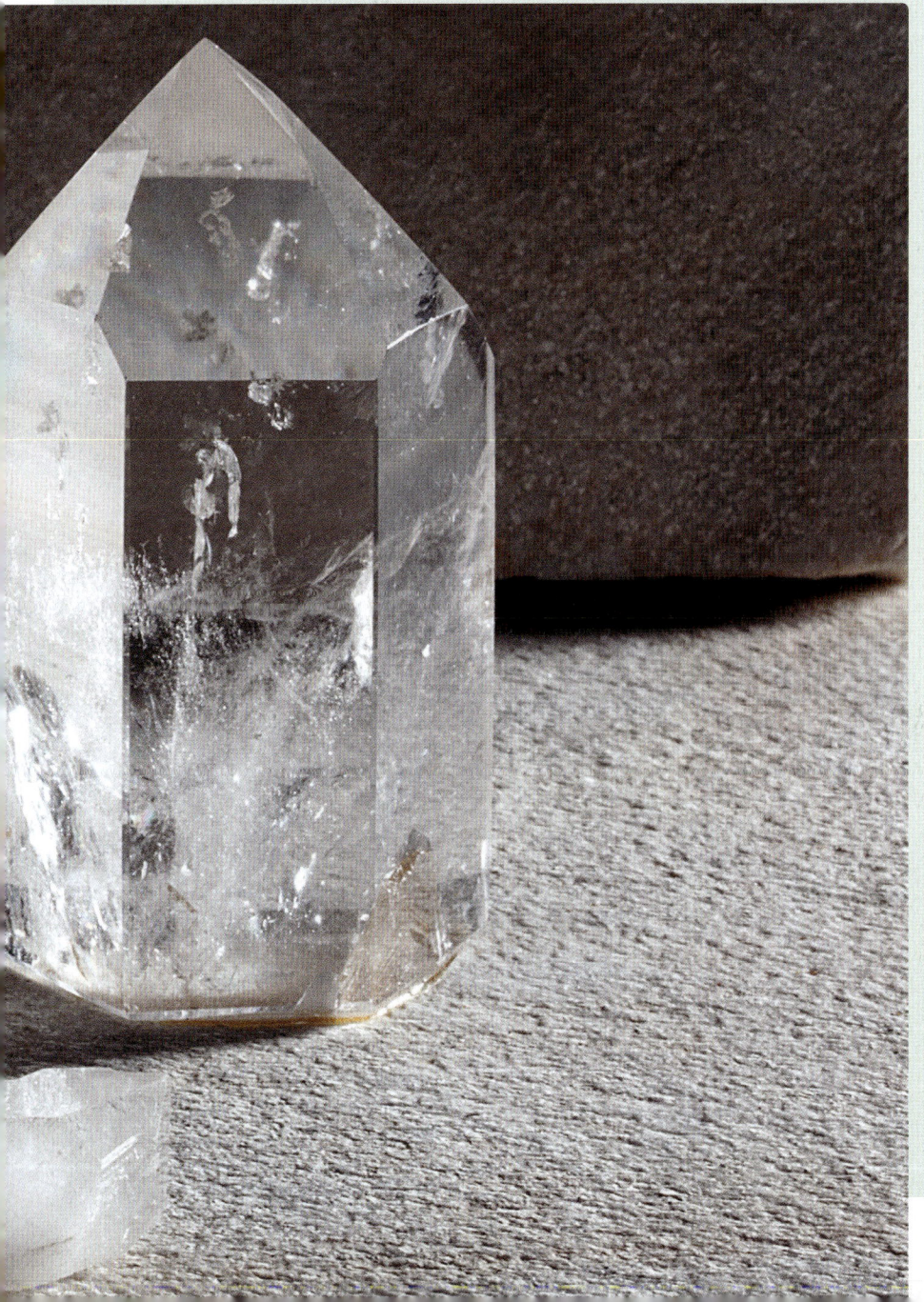

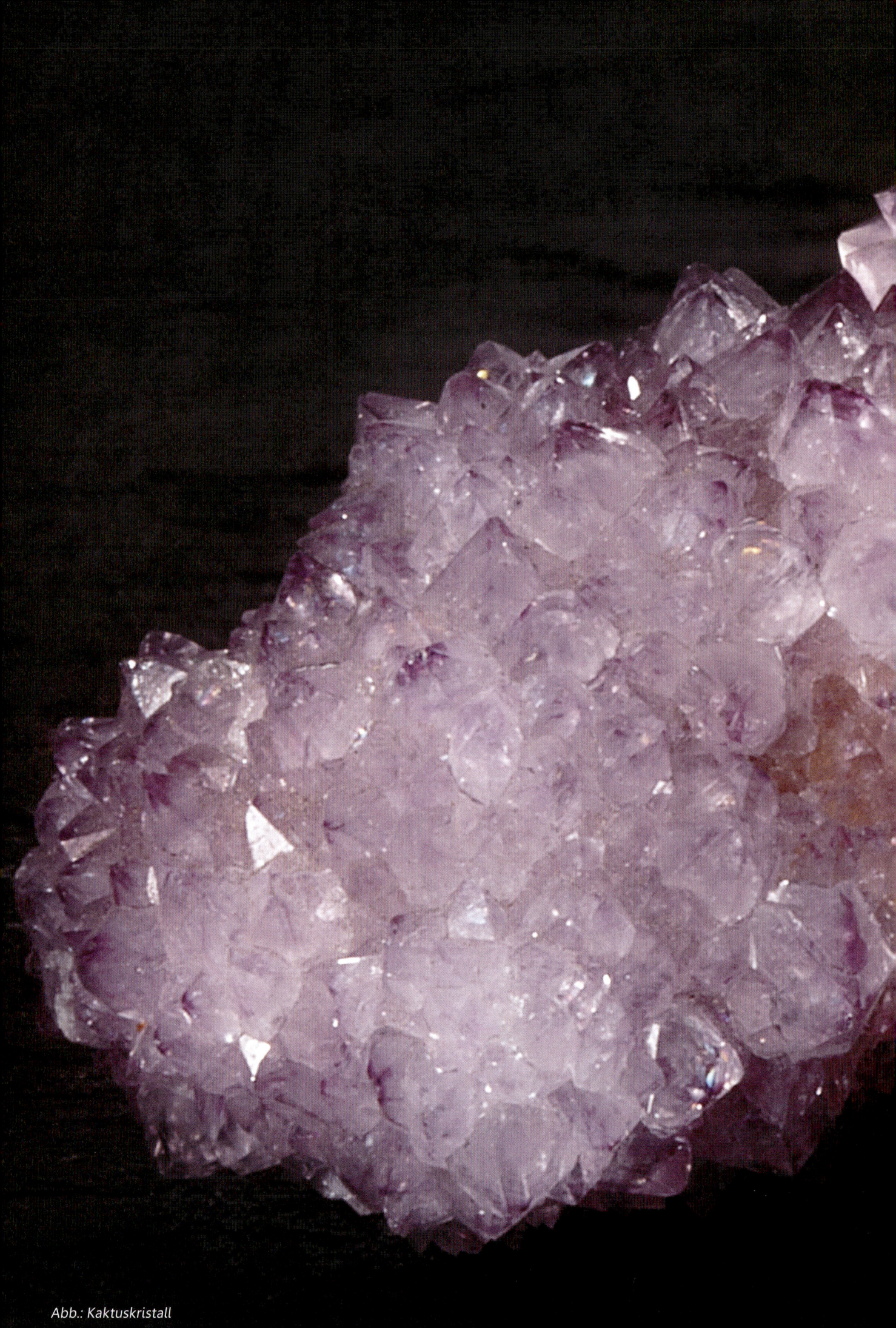

Abb.: Kaktuskristall

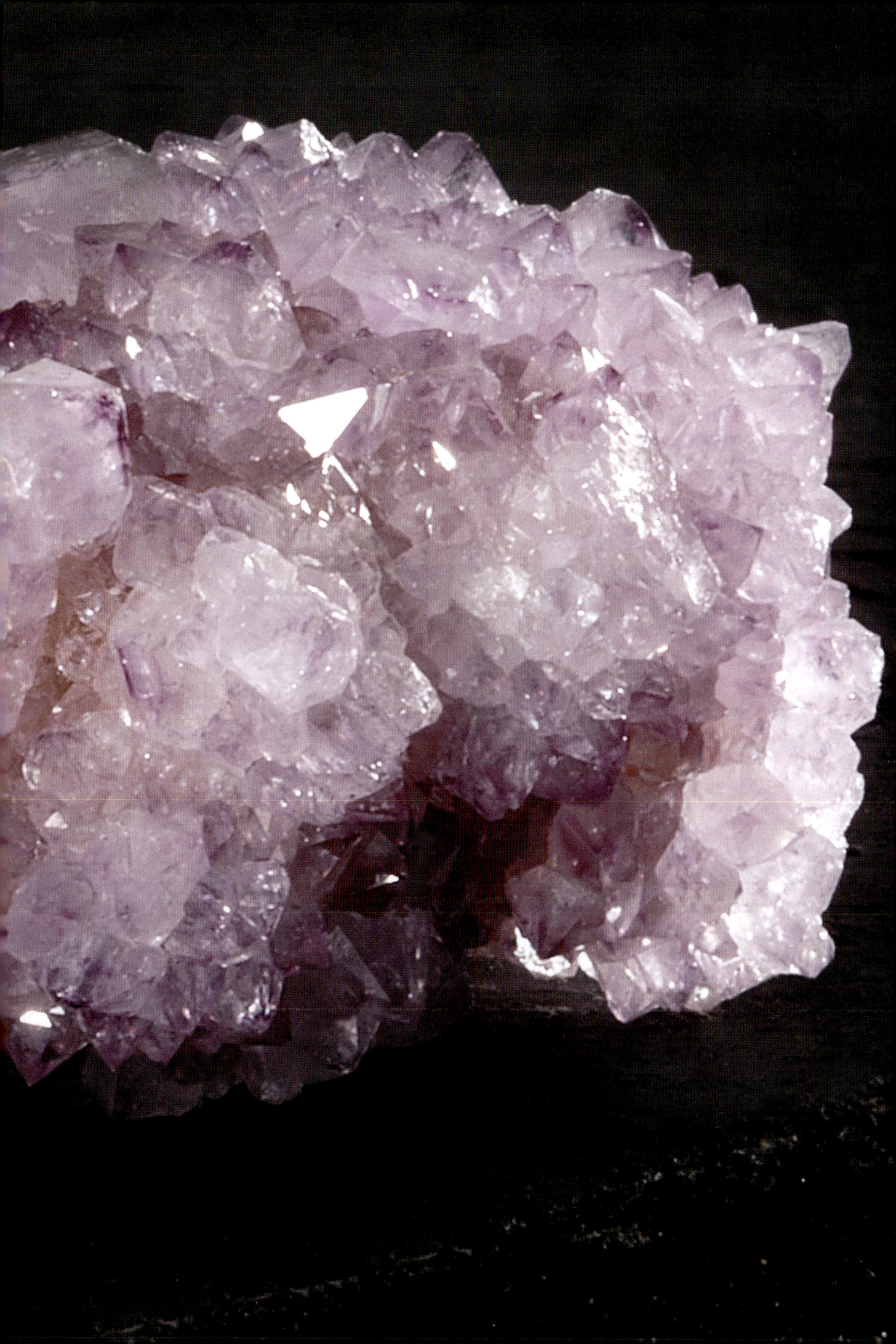

Bernstein

Gelb bis dunkelgelb oder sogar orange, dunkelbraun- undurchsichtig oder durchsichtig, mit oder ohne Einschlüsse, sind diese Steine als Sonnensteine bekannt.

Bernsteine sind Nadelbaum-Harze, die vor Millionen von Jahren ausflossen und versteinerten. Sie sind weich und schön, bringen eine starke Kraft für unsere Gedanken und beruhigen die Psyche. Das älteste Bernsteinamulett entstand vor 30'000 Jahren. Gehandelt wird mit Bernstein seit ca. 7'000 Jahren.

Generell kann Bernstein aber bis zu 260 Millionen Jahre alt sein. Gladiatoren in Rom nähten Bernstein-Amulette als Kampfglücksbringer in ihre Kleider ein. Im alten Griechenland glaubte man an die magische Kraft des Bernsteins. Große Bedeutung hatten die elektrostatischen Eigenschaften. Man glaubte, Bernstein hätte dadurch die Macht, das Unglück von Menschen abzuwenden. Gefunden wurde Bernstein auch unter der Haut und an den Händen von ägyptischen Mumien.

Die Ägypter glaubten, Bernstein schützt die Mumien vor Zerstörung und Verwesung. Im alten China verbrannten reiche Leute Bernstein, um ihre Wohnräume vor Dämonen zu schützen. Und wer kennt nicht das berühmte Bernsteinzimmer der russischen Zaren?

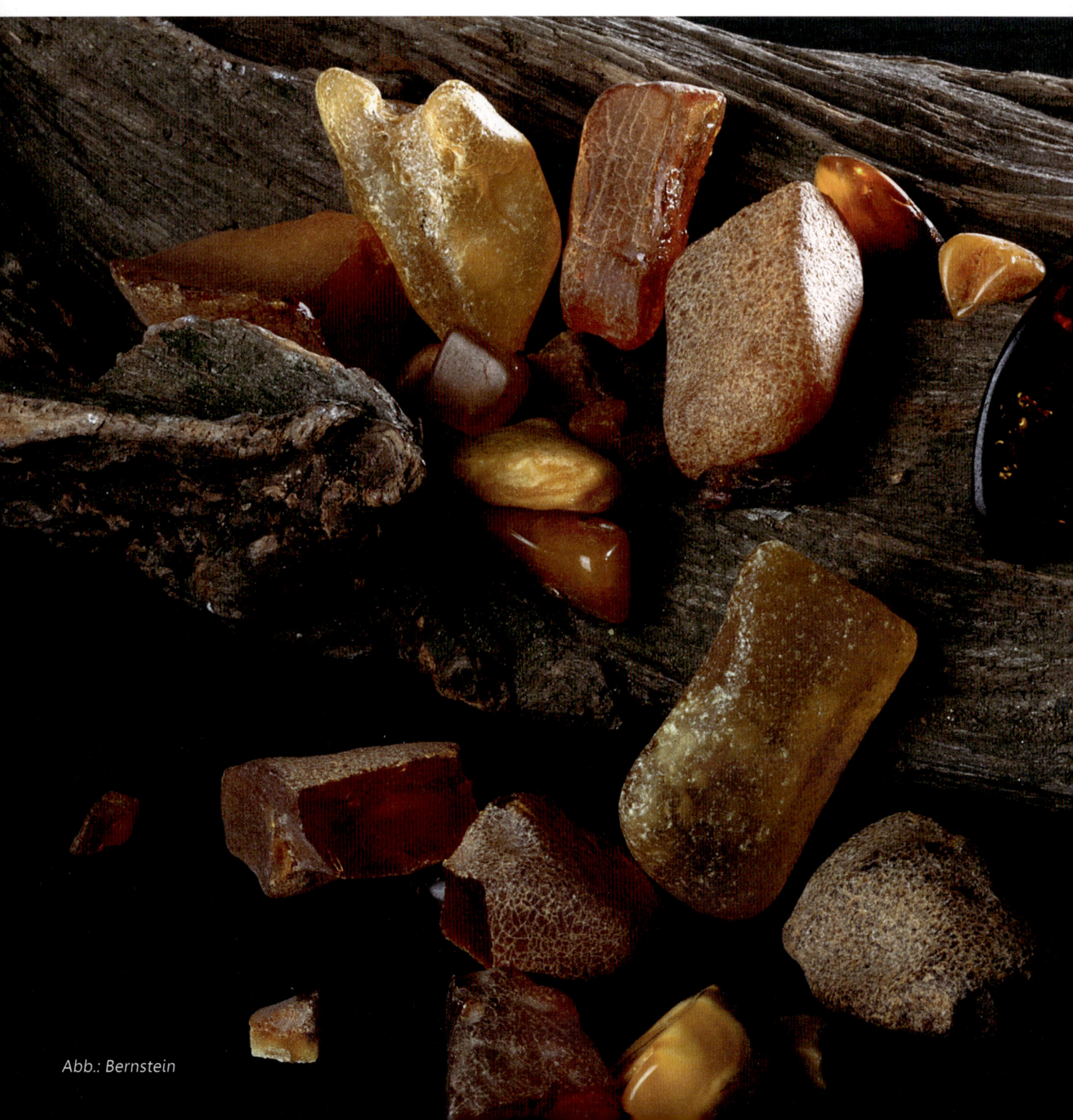

Abb.: Bernstein

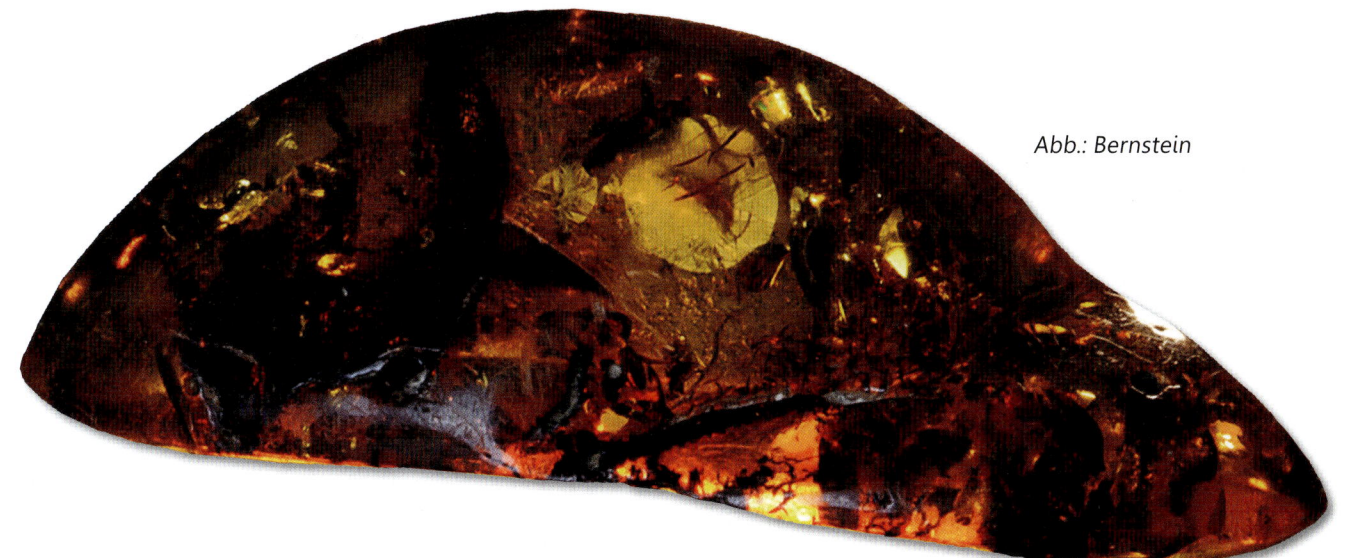

Abb.: Bernstein

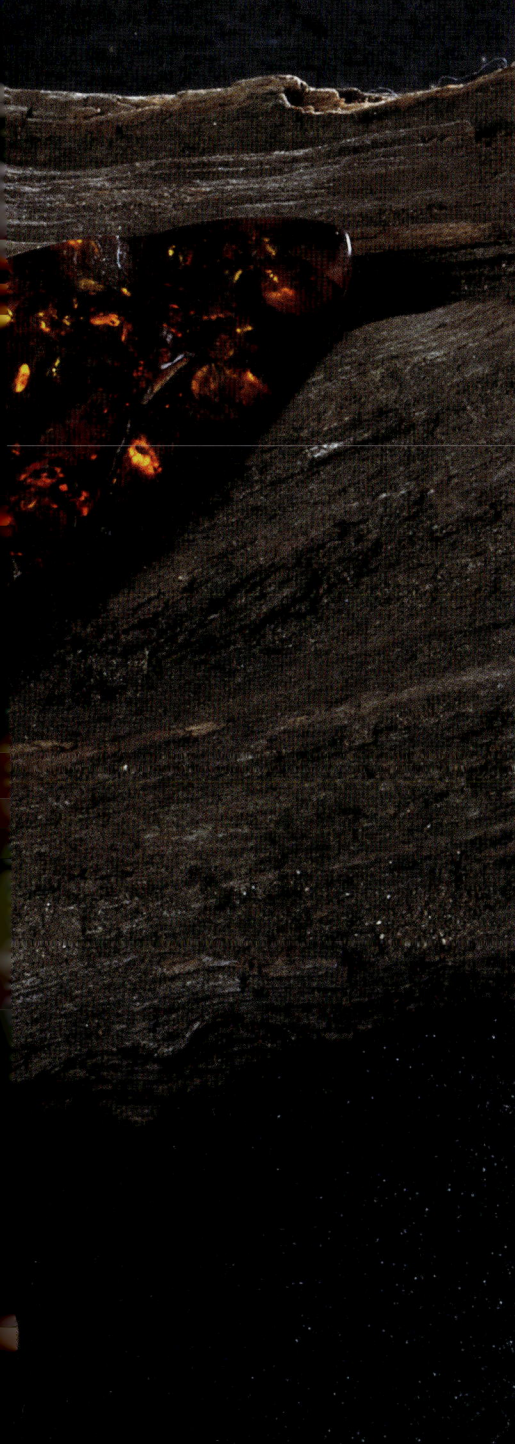

Wirkung

Der Bernstein ist einer der begehrtesten Edelsteine überhaupt. Auf der Haut getragen schützt er vor negativen Energien. Er wird auch bei Schilddrüsenproblemen empfohlen. Man kann das Steinwasser verwenden oder die Steine direkt auf der Haut tragen sowie Bernsteinöl- oder Likör einsetzen. Im Handel findet man häufig Bernstein-Granulat zu kaufen. Es dient zur Herstellung von Salben, Cremes usw. In der ganzen Welt werden Baby-Bernsteinketten für kleine Kinder als Zahnhilfe eingesetzt. Auch Tiere profitieren von solchen Kettchen. Diese Schützen vor Zecken.

Da der Bernstein ein Harz ist, sollte man ihn bei sichtbaren Verschmutzungen einmal in der Woche unter fließendem Wasser waschen, aber ja nicht kochen! Bernstein wirkt positiv bei Depressionen. Er stärkt das Selbstvertrauen, fördert Flexibilität, Aufgeschlossenheit sowie Kreativität. Er weckt die Lebensfreude! Wir fühlen uns geborgen, weil er uns Wärme und Licht bringt. In der Verbindung mit Türkis wirkt Bernstein gegen Schmerzen. Mit Obsidian hilft er gegen Rückenverspannungen.

Empfehlungen

Zubereitung von Bernsteinlikör:
Ein Bernsteinlikör ist köstlich. Die Bernsteinstückchen werden dafür mit reinem Alkohol übergossen (50 Gramm Bernsteingranulat mit 0,5 Liter hochprozentigem Alkohol). Den Aufguss lassen Sie 14-20 Tage an einer dunklen Stelle stehen, er wird nur gelegentlich geschüttelt. Hiermit kann man Einreibungen bei Migräne, Erkältungen, Mücken- und Insektenstichen, Pickeln und Knochenschmerzen machen. Regelmäßig eingenommen, soll die Tinktur das Herz stärken. Empfohlen wird die Einnahme von nur 3-4 Tropfen am Tag.

Bernsteinöl wird ausschließlich aus Naturbernstein hergestellt, ohne Zusatz von Fremdstoffen. Dazu werden Bernsteine zermahlen und in ein Öl eingelegt. Bernsteinöl hilft gegen Mücken- und Insektenstiche, bei Pickeln, sowie bei einigen Hautleiden. Bernsteinöl ist 1-2 mal täglich auf die schmerzhaften Stellen aufzutragen. Mit diesem Öl können Sie auch Ihre Füße massieren. Der Bernstein aktiviert außerdem den Stoffwechsel und harmonisiert die Verdauung.

Chakra

Halschakra

Planet

Sonne
Die Sonnenfrequenz ist sehr heilend für unsere Aura. Sie bringt neue Ideen, macht uns kreativ und beschleunigt die Selbstentwicklung.

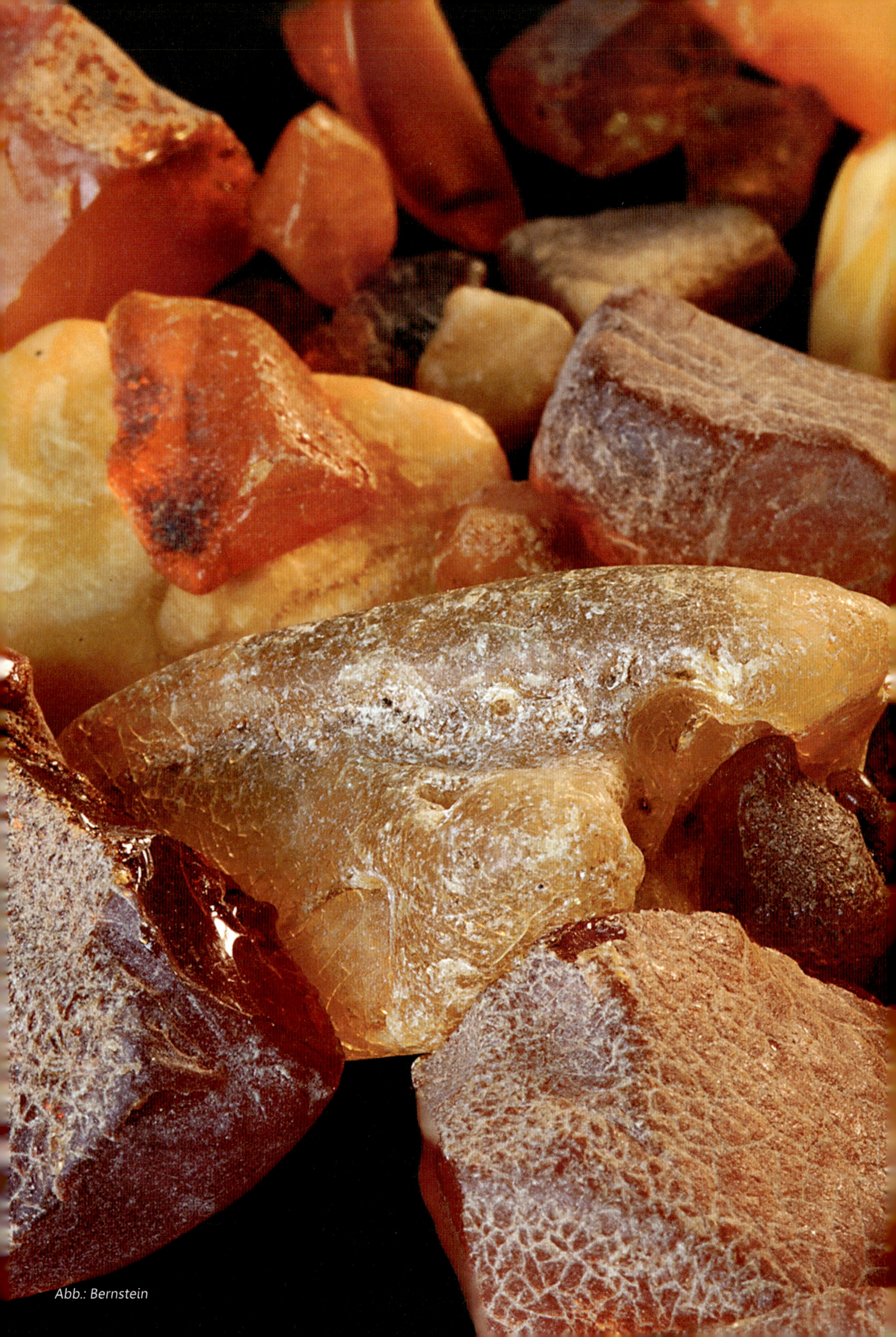
Abb.: Bernstein

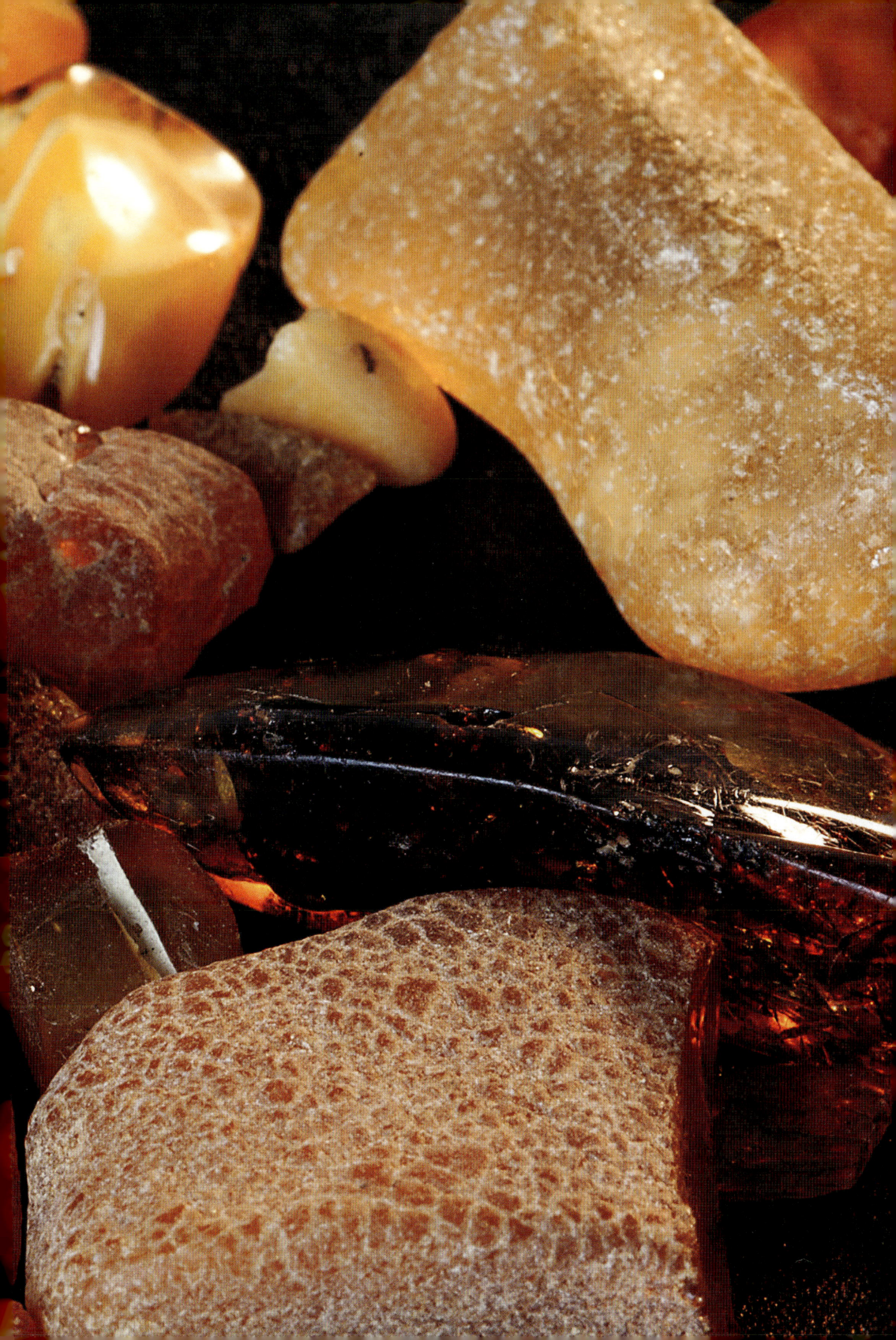

Buntkupfer

Wirkung

Als Edelstein findet er Verwendung für Kinderwunsch und während der Schwangerschaft.

In Russland sagt man, dass das Buntkupfer die Geburtsschmerzen während der Entbindung lindert.

Empfehlungen

Das Buntkupferwasser harmonisiert den Stoffwechsel. Je bunter die Farben, desto stärker die Wirkung. Man nimmt für diese Zwecke 2 Liter kaltes Wasser und legt ein 50 Gramm schweres Buntkupfer-Stück hinein. Nach 10 Stunden ist das Wasser fertig und kann eingenommen werden.

Eine Schwangere kann einen kleinen Stein während der Schwangerschaft immer wieder auf den Bauch legen, so kann sie die Mutter-Kind-Beziehung stärken.

Buntkupfer weist eine sehr lange Medizingeschichte auf. Bereits vor 4'000 Jahren nutzten die Ägypter die desinfizierende Wirkung von Kupfer und Buntkupfer. Sie setzten Kupferspäne, vermischt mit Kuhfett und Honig, für die Wundheilung ein.

Größere Buntkupfernuggets in der Wohnung stärken die Familien-Aura. Die Harmonie in der Familie wird dadurch besonders gefestigt.

Chakra

Nabelchakra, Wurzel- und Stirnchakra

Planet

Venus
Der Venusimpuls bringt neue Farben in Ihr Leben. Er stärkt Ihre Intuition und macht Sie fühlend. So können Sie erkennen, welche Menschen Ihnen gut tun.

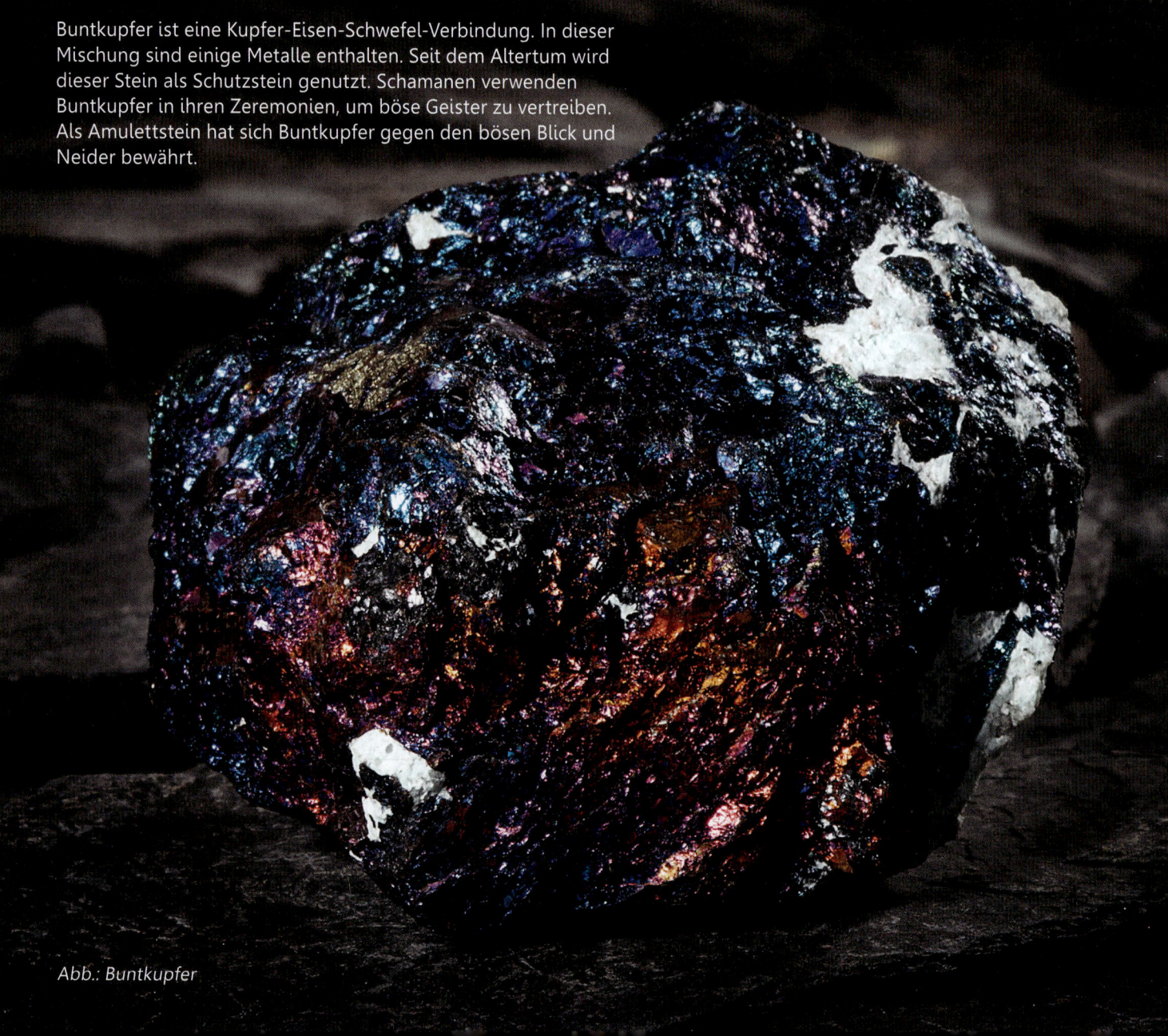

Buntkupfer ist eine Kupfer-Eisen-Schwefel-Verbindung. In dieser Mischung sind einige Metalle enthalten. Seit dem Altertum wird dieser Stein als Schutzstein genutzt. Schamanen verwenden Buntkupfer in ihren Zeremonien, um böse Geister zu vertreiben. Als Amulettstein hat sich Buntkupfer gegen den bösen Blick und Neider bewährt.

Abb.: Buntkupfer

Calcit oder auch Kalkspat genannt

Es gibt Orangencalcit, Blauer Calcit, Grüner Calcit, Citrino- und Manganocalcit, sowie Rosa- und Brauncalcit. Aufgrund seines hohen Calciumgehalts gilt der Calcit sogar in der Schulmedizin als einer der wichtigsten Edelsteine.

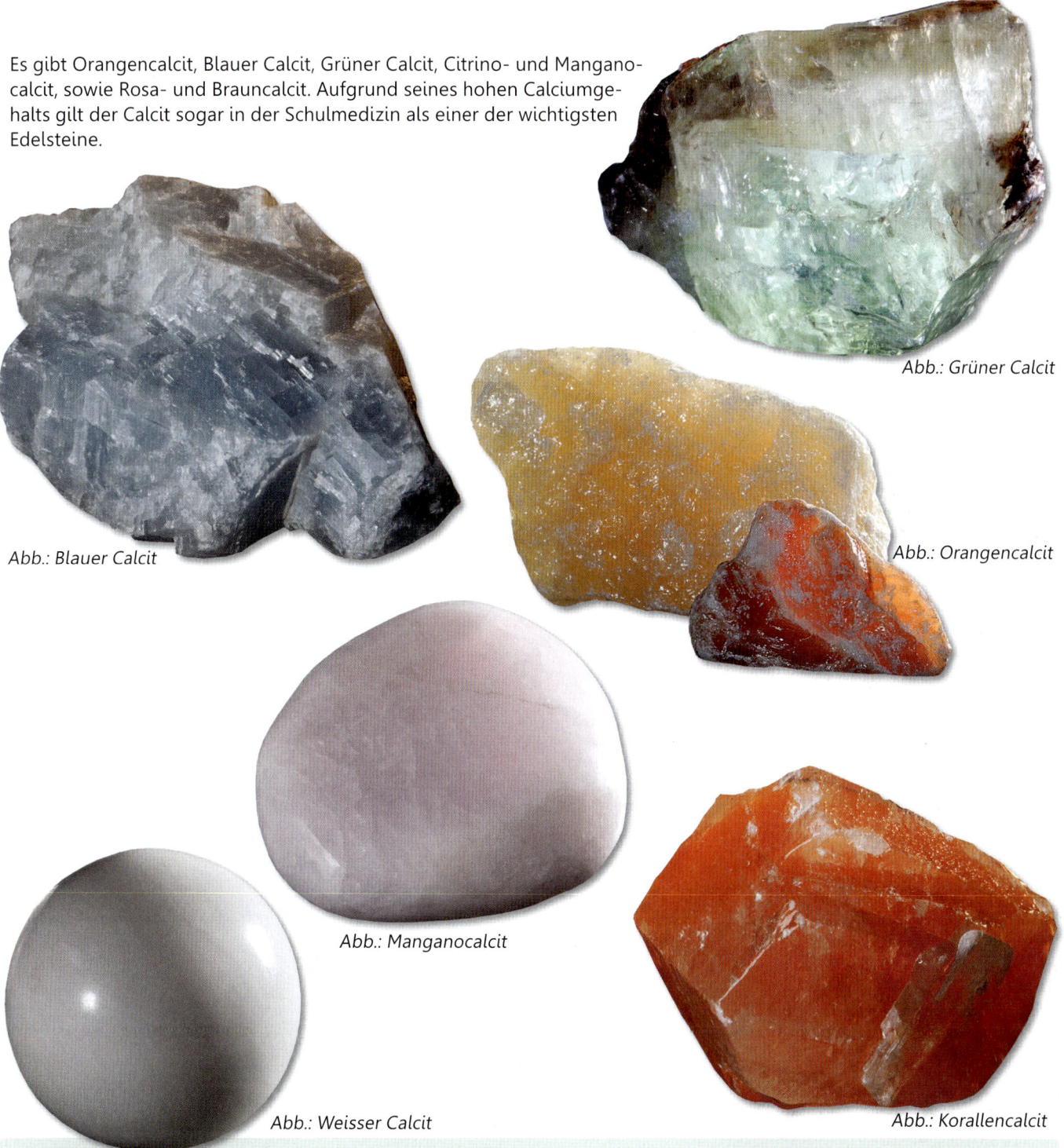

Abb.: Grüner Calcit

Abb.: Blauer Calcit

Abb.: Orangencalcit

Abb.: Manganocalcit

Abb.: Weisser Calcit

Abb.: Korallencalcit

Wirkung

Kalkspat gehört zu den gängigsten Edelsteinen. Nicht teuer aber stark in der Wirkung, bewirkt der Stein oft Wunder.

Man sagt, dass Calcit die bösen Geister abhält und die Knochen stärkt.
Wie der Name Calcit schon verrät, besteht er aus Calcium, das einen der wichtigsten Stoffe für die Knochen darstellt.

Empfehlungen

Bei Gelenkproblemen empfiehlt es sich, die Gelenke mit Calcit-Wasser abzuwaschen und einen Calcit-Stein darauf zu legen oder einen Calcit-wasser-Umschlag an dem Gelenk zu befestigen und zusätzlich das Edelsteinwasser zu trinken. Dazu nimmt man einige Rohsteine, gibt dazu ein paar Bergkristalle und legt sie in 2 Liter kaltes Wasser. Nach 12 Stunden ist das Wasser fertig zum Verwenden.

Chakra

Alle Chakren, besonders Solarplexus

Planeten

Sonne, Jupiter und Venus
Sonne-Jupiter-Venus-Impulsmischung macht uns gesprächig und offen für die Mitmenschen. Diese Frequenz macht uns lustig, locker und glücklich. Sie hilft, eine eigene Realität zu erschaffen.

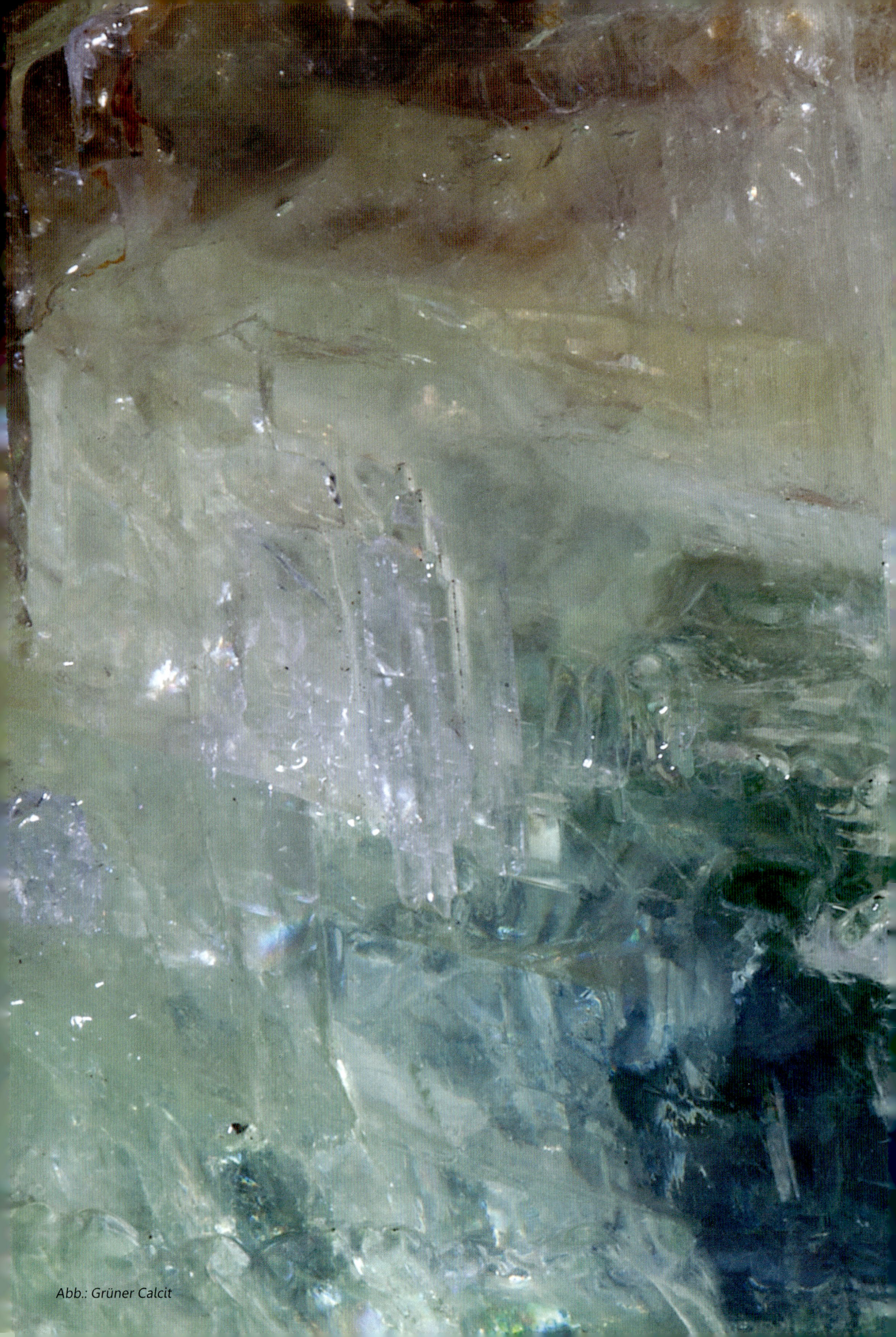

Abb.: Grüner Calcit

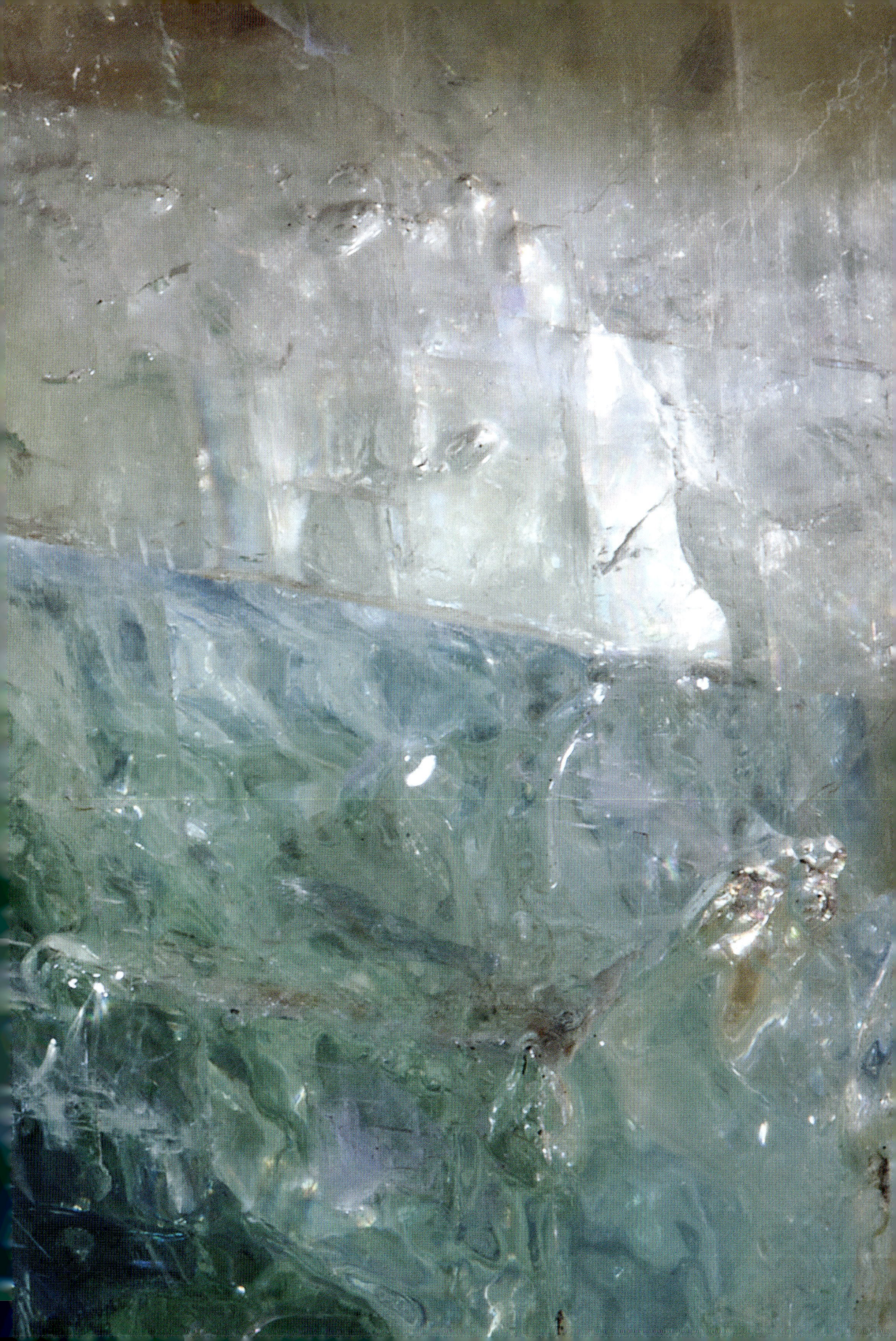

Chalcedon

Der Name Chalcedon kommt aus dem antiken Griechenland und wurde nach der Stadt Chalkedon benannt. Schon im Altertum wurde der Chalcedon als Amulettstein erwähnt. Hellblau bis blau kann er sein!

Ein schöner Stein, der ebenso zu den Quarzen gehört. Er gilt als der Stein der Schönheit und wirkt wie ein Schutzschild gegen Fremdbelastungen.

Außerdem wird der Chalcedon als Stein der Leichtigkeit bezeichnet. Eigentlich ist er ein heiliger Stein der Indianer. Schon im Altertum wurde er dazu verwendet, um Gemmen daraus zu schnitzen.

Die Griechen nahmen den Stein in den Mund, um eine klare und deutliche Aussprache zu üben, und in Tibet war der Stein ein Symbol der Konzentration.

Der Stein wurde sogar mit der Schönheit der Lotusblüte verglichen. Im persischen Raum gilt der Chalcedon als Glück bringender Stein und in den christlichen Lehren wird er der Mutter Maria zugeordnet. Chalcedon gilt hierbei als Symbol der Enthaltsamkeit.

Er beruhigt und baut Stress ab und man kann ihn als Prüfungsstein, also bei Prüfungen benutzen.

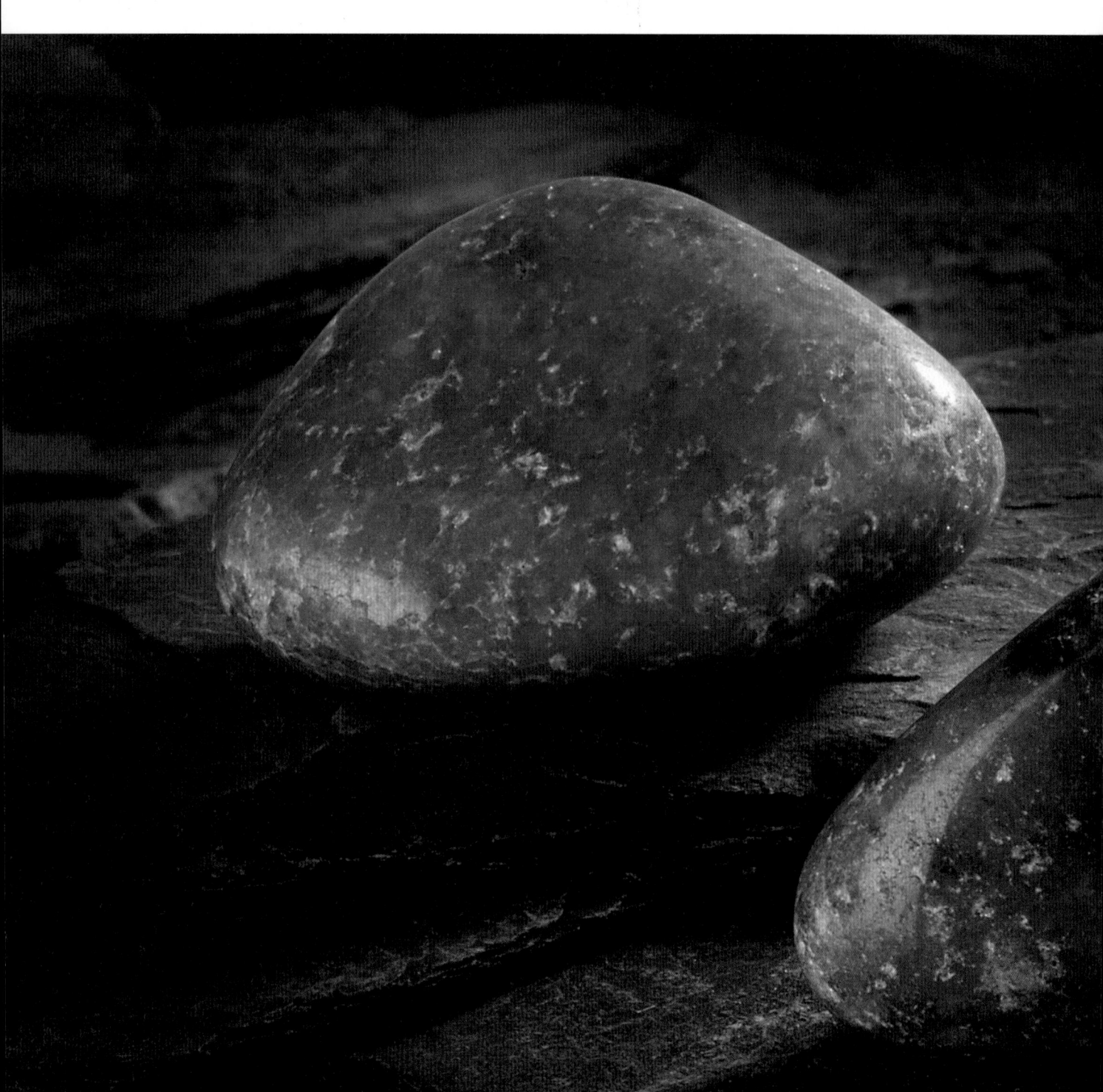

Wirkung

Der Chalcedon hilft gegen Müdigkeit aber auch gegen Kummer. Dabei spielt es keine Rolle, ob die Schmerzen einen seelischen oder geistigen Ursprung haben.

Haben Sie viele Ideen im Kopf, aber keinen Mut diese Ideen umzusetzen, dann ist der Chalcedon der perfekte Stein dafür, um sich zu trauen und um alles anzupacken. Sehr starke Kräfte entwickelt der Chalcedon in Verbindung mit Bergkristall. Zugeordnet ist der Chalcedon dem Halschakra, welches für Kommunikation steht. In der Magie steht er für Schutz, Schönheit, Selbstvertrauen, Wohlstand, persönliche Kraftentfaltung. Er erleichtert das Loslassen von alten Mustern und er soll Unfälle verhindern.

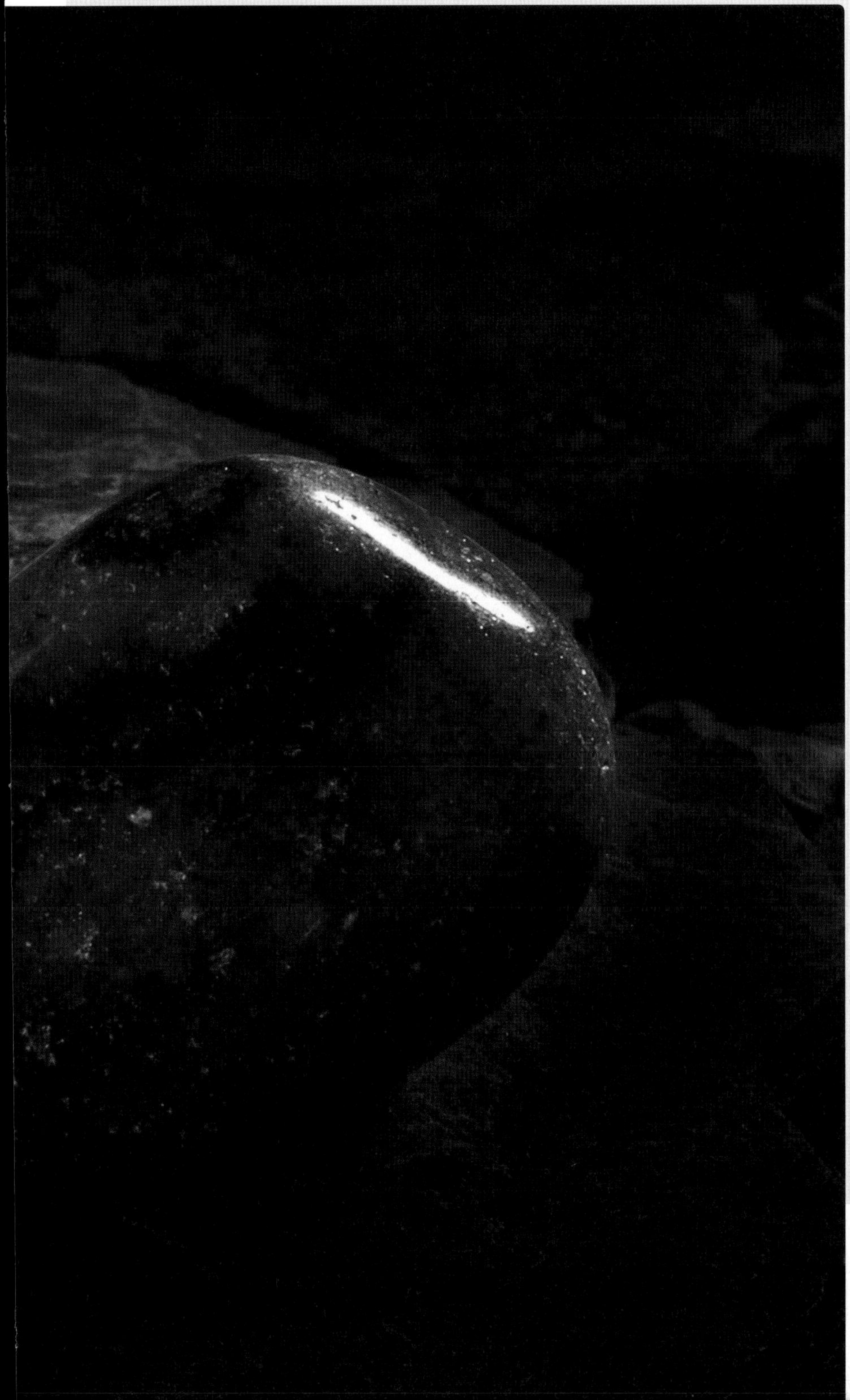

Empfehlungen

Man kann den Chalcedon auflegen oder ein Steinwasser zur Einnahme zubereiten. Wir empfehlen aus der Erfahrung heraus, das Edelsteinwasser zur innerlichen Einnahme auch bei Stimmproblemen anzuwenden. Dazu nimmt man einige Rohsteine und legt sie in 2 Liter kaltes Wasser. Nach 12 Stunden ist das Wasser fertig und kann verwendet werden.

Bei chronisch wiederkehrender Mandelentzündung sollte eine Kette aus kleinen Steinen zusammen mit Türkis, Sodalith, Aquamarin und blauem Topas über längere Zeit getragen werden.

Das sanfte Blau des Chalcedons symbolisiert die Engelsgeduld. Deshalb ist der Stein gut geeignet für Menschen, die sehr ungeduldig oder schnell aufbrausend sind.

Sobald der Chalcedon über einer Ader (Vene) auf der Haut liegt, nimmt das Blut die Wärme und die Kraft des Steines an und überträgt sie in das übrige Blut. Das macht den Menschen ruhiger und es kann ihn auch später nichts mehr aus der Ruhe bringen. Sehr gut ist der Chalcedon deshalb als Kette oder Armband geeignet. Kinder, die Sprachstörungen haben, auch da kann der Chalcedon unterstützend helfen.

Chakra

Halschakra

Planet

Venus
Die Venus bringt mehr Licht in Ihr Leben! Diese Frequenz steht jedoch nicht nur für Liebe, sondern auch für Erfolge und Freude an Sexualität. Sie aktiviert Ihre künstlerische Ader und bringt das Gefühl der Sicherheit.

Chrysopras

Wirkung

Schon bei den alten Völkern wurde der Chrysopras geliebt. Er befreit von Depressionen, reinigt den Geist und wird sogar allen Rauchern zur Regeneration oder zum Entwöhnen empfohlen.

Manche sagen, der Stein kann vor Schlaganfall schützen. Der Stein wird dem Herzchakra zugeordnet und wird daher in der Nähe vom Herzen getragen.

Empfehlungen

Man kann den Chrysopras auflegen oder das Steinwasser zur Einnahme zubereiten. Wir empfehlen aus der Erfahrung heraus, das Edelsteinwasser zur innerlichen Einnahme auch bei Unruhe und Trauer anzuwenden.

Dazu nimmt man drei kleine Rohsteine (Gesamtgewicht 50 Gramm) und legt sie in 1 Liter kaltes Wasser. Nach 6 Stunden ist das Wasser fertig zum Verwenden.

Chakra

Herzchakra

Planet

Neptun
Neptunenergie gibt der Seele Freude am Leben und verschafft gute Emotionen. Sie aktiviert das zwischenmenschliche Gleichgewicht, macht gesprächig und löst alte Muster.

Grün und etwas durchscheinend oder sogar weiß-gelb wie beim Zitronen-Chrysopras, verleiht uns der Chrysopras neue Kräfte und Klarsicht. Er gilt als Schutzstein der Ägypter und wirkt gegen schwarze Magie.

Er schafft das Gleichgewicht in zwischenmenschlichen Beziehungen.

Auch gegen Liebeskummer und für mehr Hoffnung bewirkt dieser Stein oft Unglaubliches.

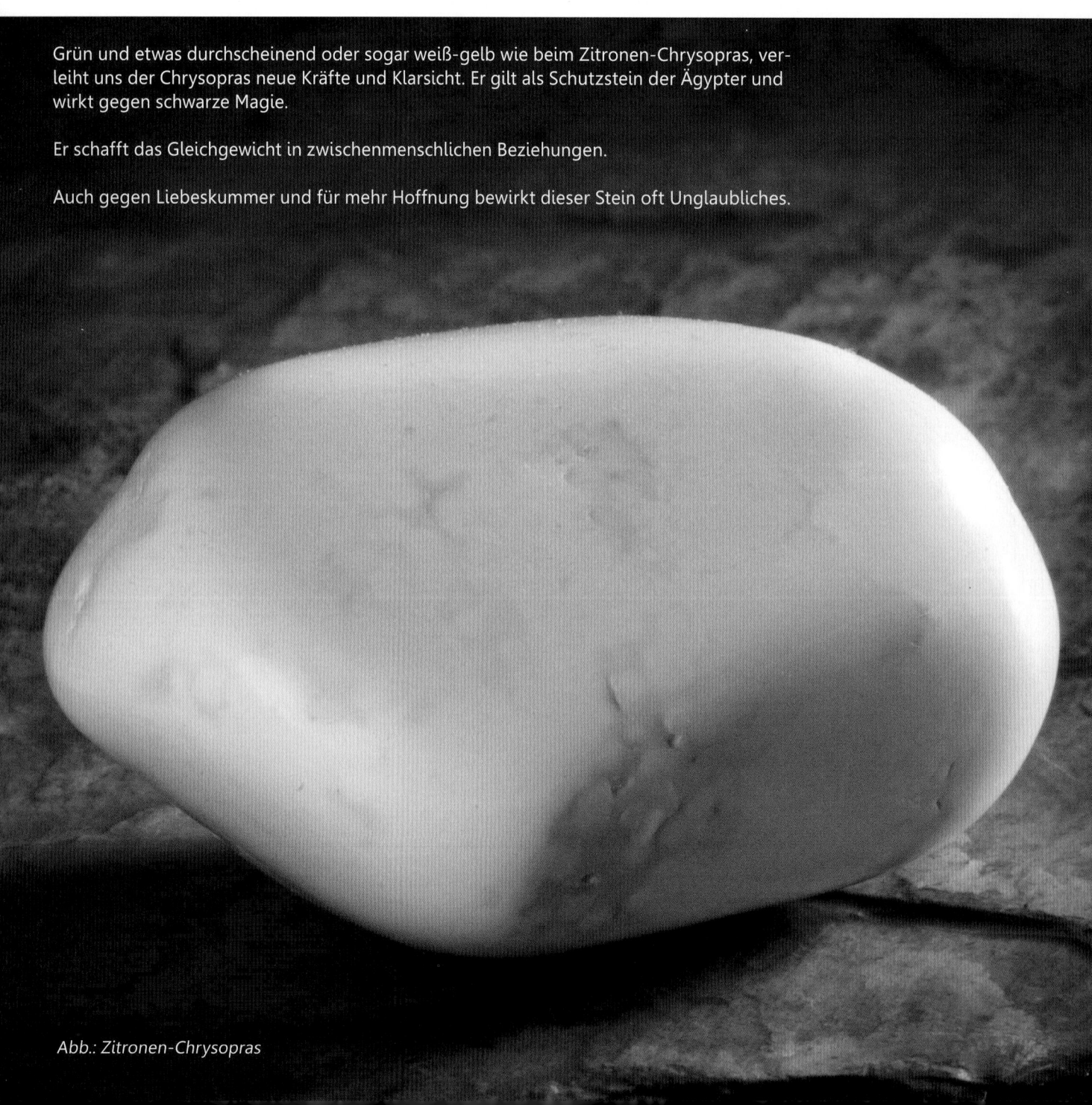

Abb.: Zitronen-Chrysopras

Coelestin oder Aqua-Aura

Wirkung

In erster Linie hat der Coelestin eine starke Wirkung auf seelische Wunden. Da der echte Coelestin selten ist, werden zurzeit Bergkristalle mit Gold bedampft und ebenfalls als Aqua-Aura bezeichnet. Diese haben eine ähnliche, jedoch schwächere Wirkung und Ausstrahlung als der echte Coelestinstein.

Das Auflegen des Coelestin hilft nach Operationen. Man kann sich schneller erholen. Bei innerer Unruhe sollte man Coelestin-Wasser oder Tee einnehmen.

Empfehlungen

Man kann den Edelstein direkt auf das 3. Auge auflegen, um mehr Durchsicht zu bekommen.

Aber auch das Steinwasser zur Einnahme wirkt sehr schnell bei seelischen Blockaden.

Wir empfehlen aus der Erfahrung das Steinwasser zur innerlichen Einnahme auch bei spiritueller Arbeit und Meditation. Dazu nimmt man einen Rohstein (ca. 30 Gramm) und legt ihn in 1 Liter kaltes Wasser. Nach 12 Stunden ist das Wasser fertig zur Anwendung.

Chakra

Stirnchakra

Planet

Venus
Diese Frequenz macht Sie ausgewogener und lässt Sie das eigene Herz entdecken und es hören.

Sie verschafft innerliche Ruhe und ermöglicht das Loslassen.

Ein himmelblauer Stein der Götter! Dieser Kristall unterstützt das seelische Wachstum und erweitert unseren Geist. Man sagt ihm nach, er kann die Körperzellen zueinander in Kontakt bringen und Auralöcher schließen.

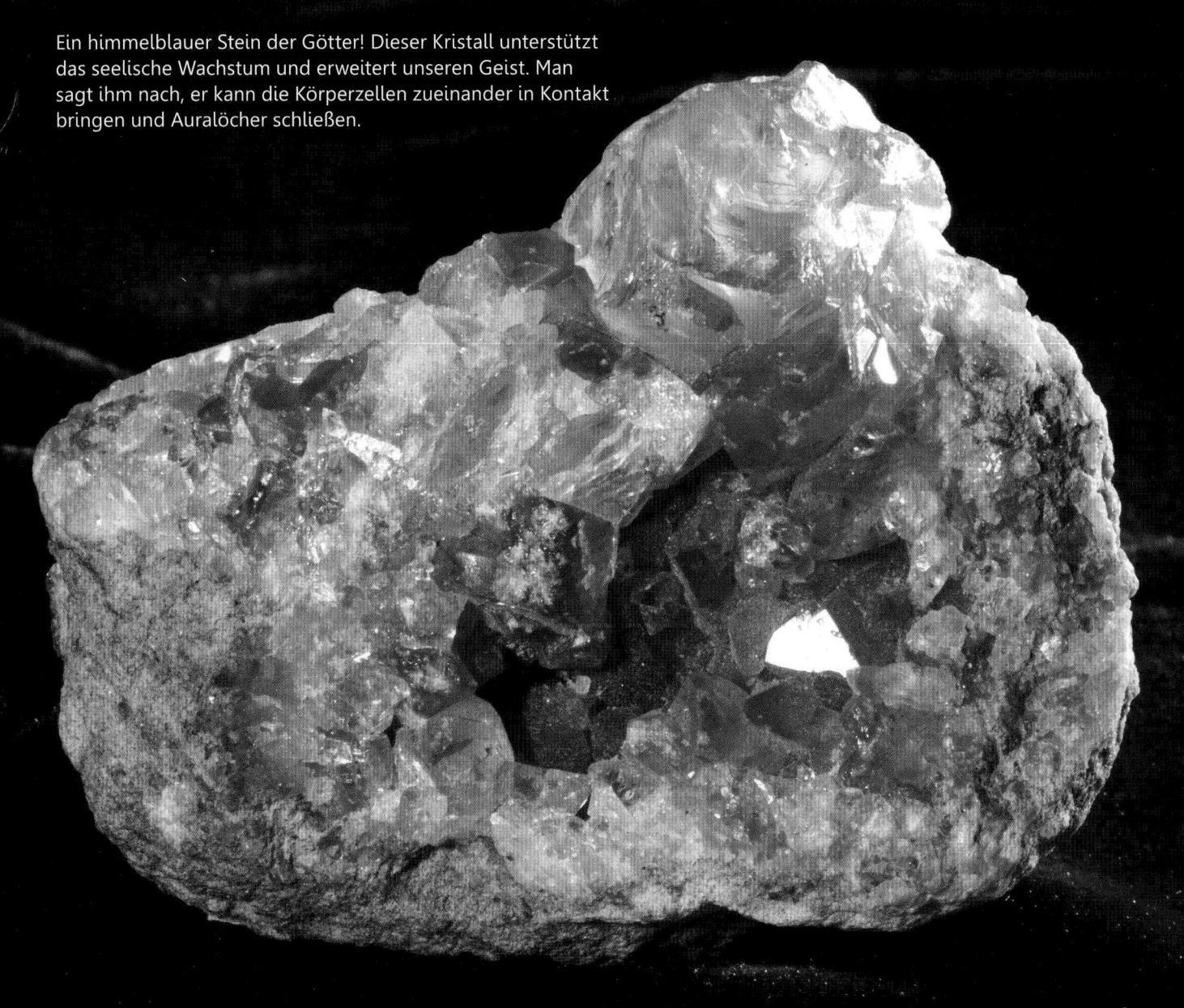

Abb.: Aqua-Aura

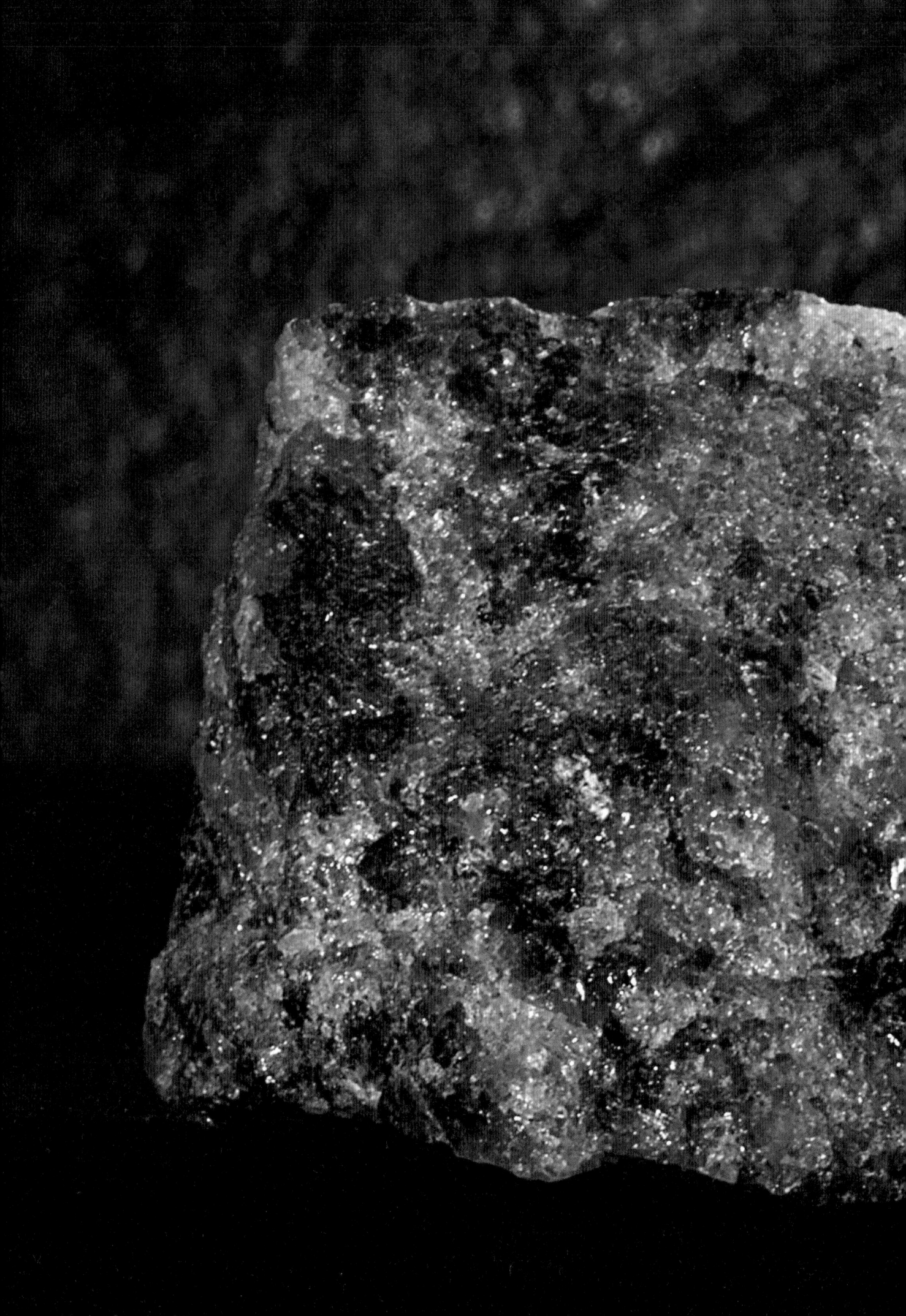

Abb.: Grüner Diopsid

Diopsid

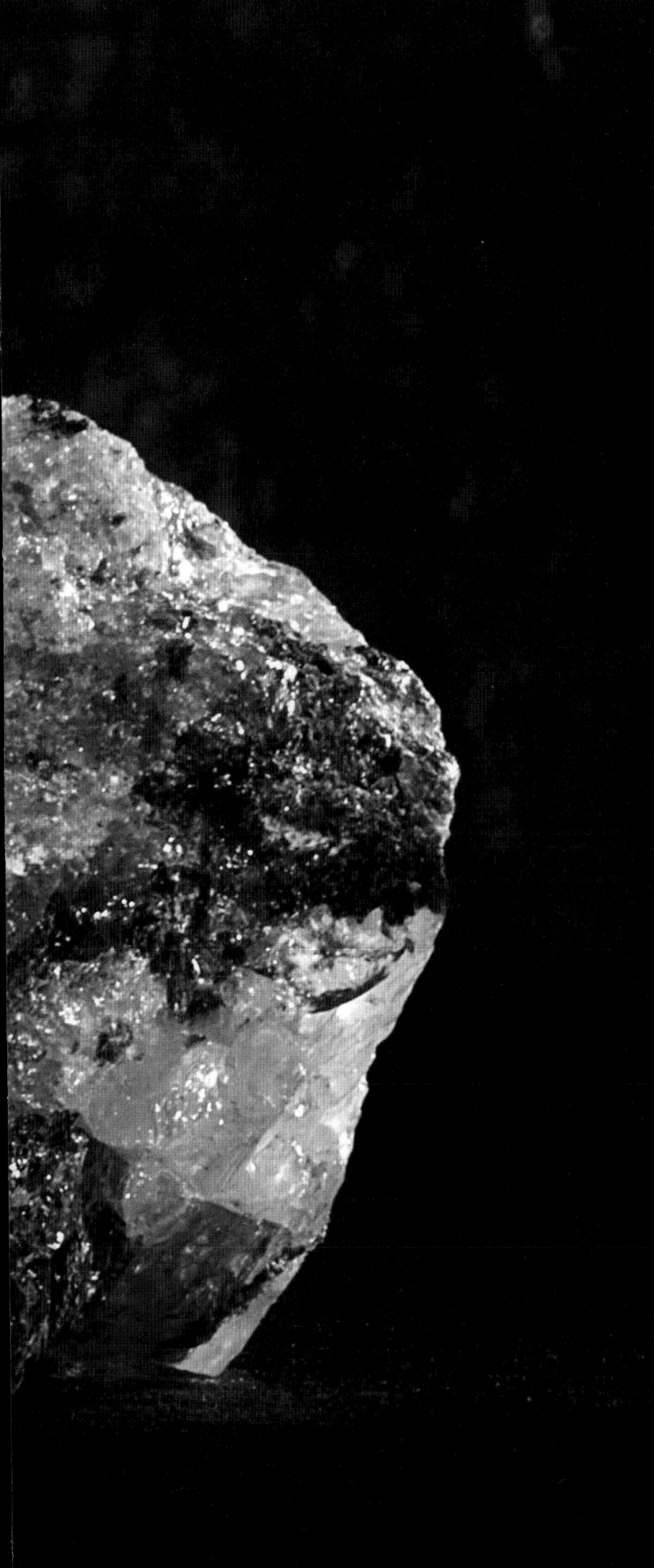

Schwarz, grün oder blau – diese Steine muss man haben!

Der Diopsid ist ein Kalzium-Magnesium-Gemisch und steht für die Erfüllung der Wünsche. Daher wird er seit tausenden von Jahren als Amulettstein verehrt.

Diopsid glänzt so schön wie ein Stern und wird in einigen Ländern auch als Sternstein bezeichnet.
Diopside wurden von den Urvölkern tatsächlich für kleine leuchtende Sterne gehalten.

Wirkung

Man verwendet Diopsid bei psychischer Instabilität. Der Stein bringt Harmonie und Lebensqualität, hilft bei Depressionen und harmonisiert Konflikte. Für Menschen, die einen stressigen Job haben, kann Diopsid eine ausgleichende Wirkung zeigen.

Empfehlungen

Der Stein wird in der Regel als Steinwasser verwendet. Es wirkt gut auf die Nerven. Man sagt, dass Diopsidwasser unsere Gedanken sortieren kann und den Verstand anregt. So gelangen unsere Wünsche schnell zum Universum. Das Wasser hilft auch bei Beschwerden in den Wechseljahren.

Bei Stress sollte man einen Edelstein für 20 Minuten auf das Nabelchakra legen.

Chakra

Wurzelchakra, Herzchakra

Planet

Neptun
Der Neptun-Impuls ermöglicht es, das Leben so zu leben wie man es sich wünscht. Dadurch werden unsere Herzenswünsche unterstützt.

Fluorit

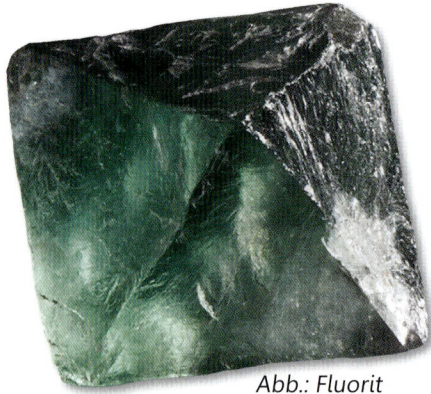
Abb.: Fluorit

Blau, grün, durchsichtig, Regenbogenfarbig – das ist ein Augenschmaus!

Der Fluorit wurde schon im Altertum als Stein der Schönheit vergöttert. Als Glücksstein bringt er uns auch heute viel Licht ins Leben. Der Stein der Seele ist seit dem 18. Jahrhundert bekannt. Fluorit war seit vorchristlicher Zeit als Material da für Bildhauer, die Skulpturen und Schmuckperlen herstellten. Im Orient wurde der Fluorit als Glücksbringer getragen, welcher vor Magie schützen sollte.

Regenbogenfluorit ist eine Art Universalstein, der viele Eigenschaften von Edelsteinen in sich verbindet. Er stabilisiert unsere emotionale, mentale und physische Ebene. Er stimuliert geistiges Wachstum und eröffnet völlig neue Dimensionen des Denkens. Er schenkt uns eine schnelle Auffassungsgabe, fördert die Konzentrationsfähigkeit und die Fähigkeit, Informationen schneller zu verarbeiten.

Der Stein macht uns geistig beweglich und erfinderisch. Für Kinder ist das ein perfekter Stein, der das Lernen erleichtert. Der Kreislauf wird angeregt und der Körper erwärmt, wenn man in jede Hand eine Fluorit-Kugel nimmt und sich entspannt hinlegt. Er gibt genau die Energie ab, die der Träger im Moment auf seinem geistigen Weg braucht.

Wirkung

Auch als kraftgebender Stein wird Fluorit wegen seinem Mineralgehalt verwendet. Einige Heiler behaupten, er kann sogar Geschwüre lindern und bei Migräne eine gute Abhilfe leisten. Man verwendet dafür innerlich täglich das Fluorit-Wasser.

Durch seine Mineralien hat Fluorit einen starken Einfluss auf das Skelett und stärkt die Knochen. Der Stein ist eine wahre Goldgrube. Schamanen benutzen den Stein, um geistige Verwirrungen zu verbessern.

Er fördert schließlich das Zusammenspiel beider Gehirnhälften.

Empfehlungen

Fluorit löst einengende Lebensmuster, Abhängigkeiten und Süchte auf. Menschen, die viele kreative Gedanken haben, sich aber nicht trauen diese zu Papier zu bringen, unterstützt der Fluorit auch. Dazu sollte man den Stein für 5 Minuten täglich direkt auf die Stirn auflegen.

Für ältere Menschen, die geistig für Neues aufgeschlossen bleiben möchten, ist der Fluorit der ideale Stein. Menschen, bei denen sich die Gedanken immer wieder im Kreis drehen, bekommen ihr Chaos im Kopf sortiert. Kopfmenschen lässt er fühlen und die Emotionen stabilisieren. Auch schüchternen Menschen verleiht er innere Stabilität und Sicherheit.

Dazu empfiehlt sich das Edelsteinwasser. Es dient der innerlichen Einnahme auch bei spiritueller Arbeit und Meditation. Man nimmt einen kleinen (ca. 20 Gramm schweren) Rohstein und legt ihn in 1 Liter kaltes Wasser. Nach 12 Stunden ist das Wasser fertig zum Verwenden.

Chakra

Stirnchakra, Nabelchakra

Planet

Pluto
Dieser Impuls lässt Sie das Verborgene erkennen. Er bringt Sie auf neue Ideen und lässt Sie handeln. Der geistige Impuls der Handlung ist sehr effektiv.

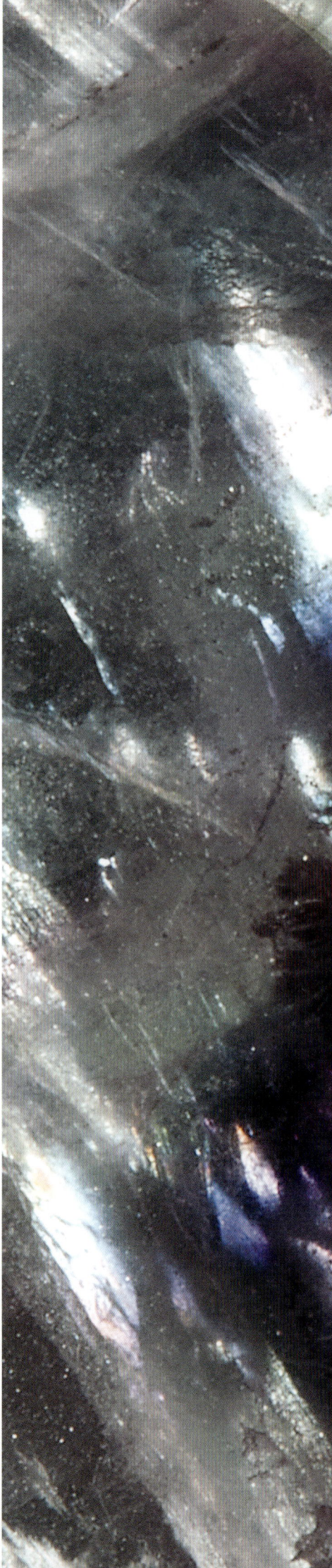

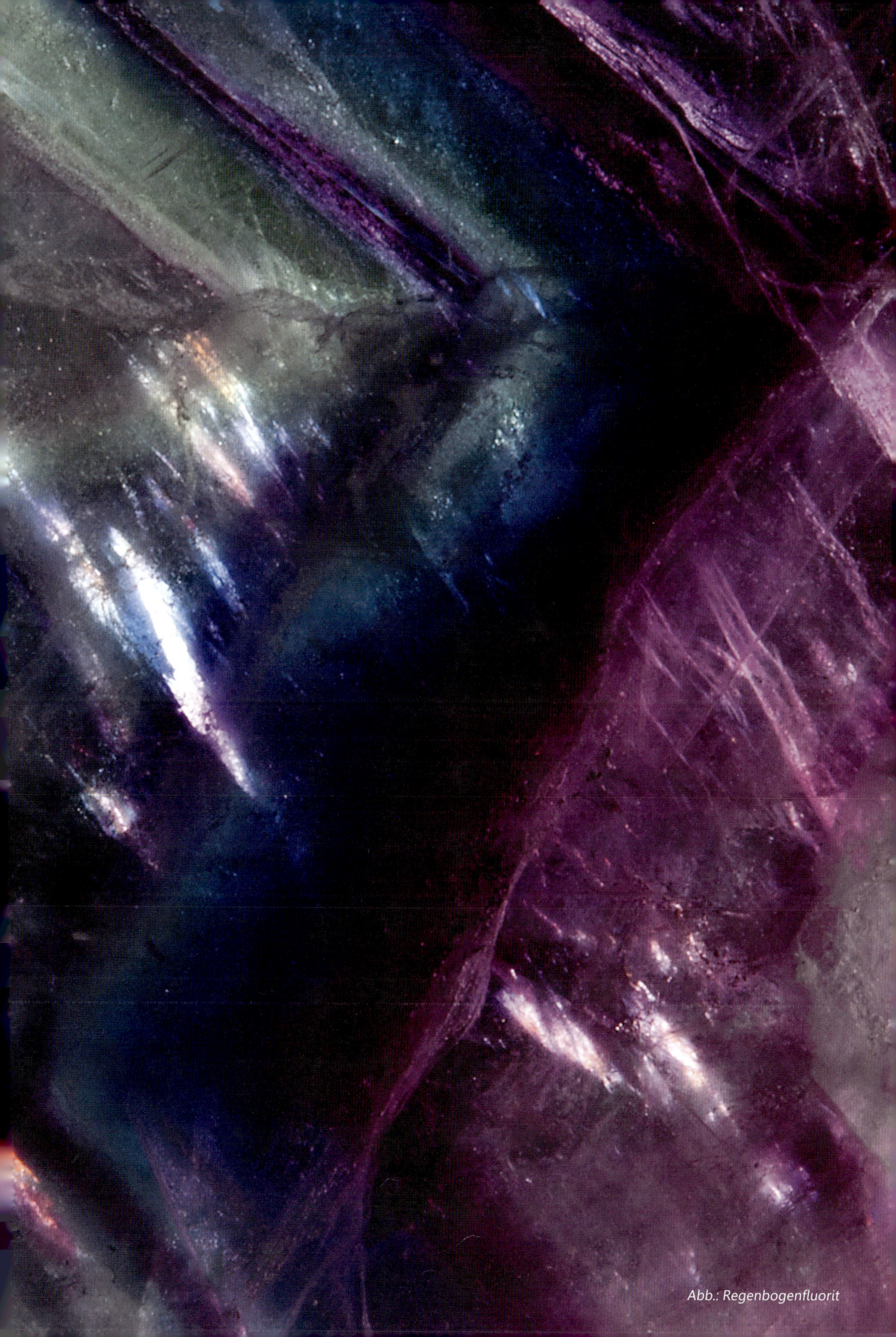
Abb.: Regenbogenfluorit

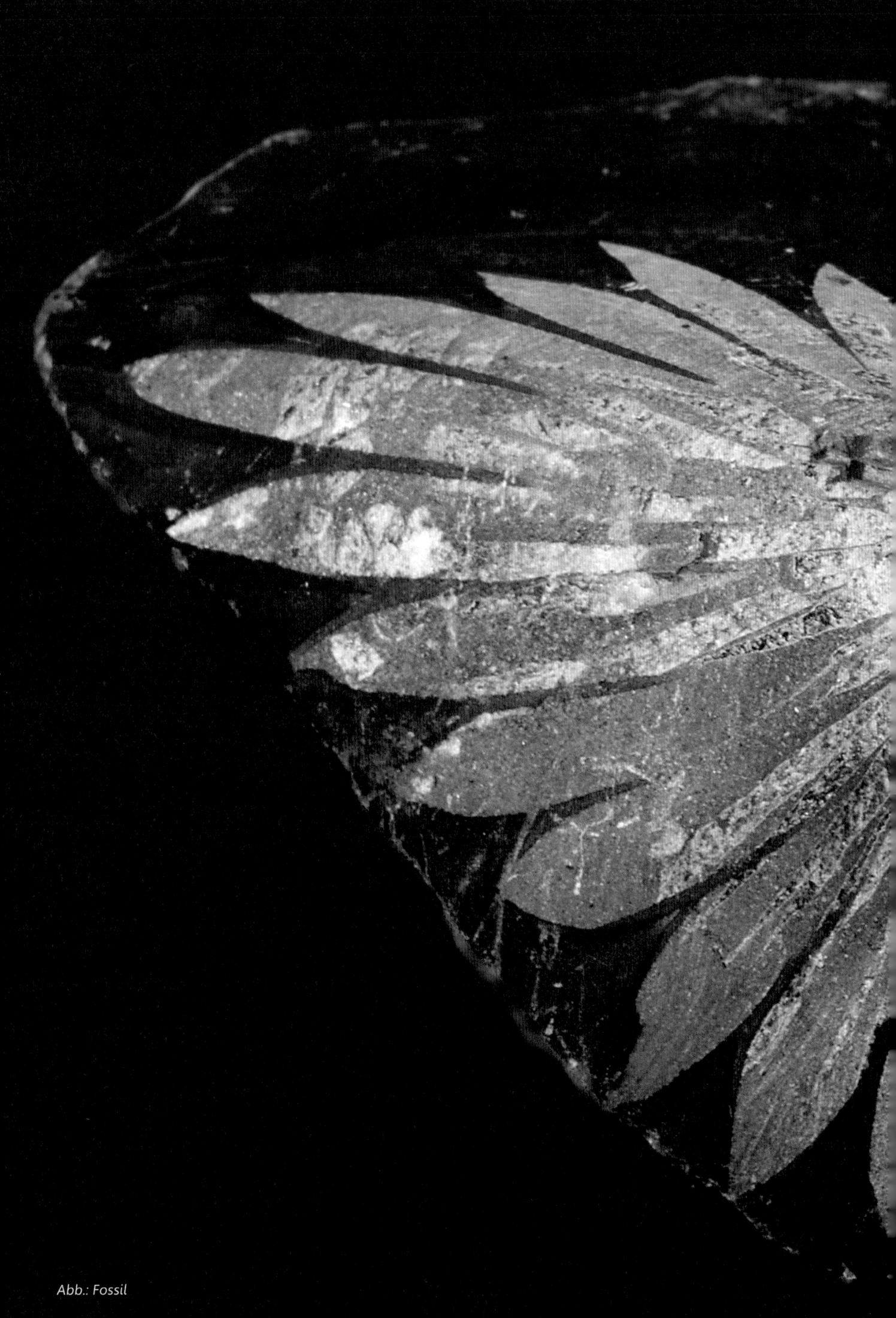
Abb.: Fossil

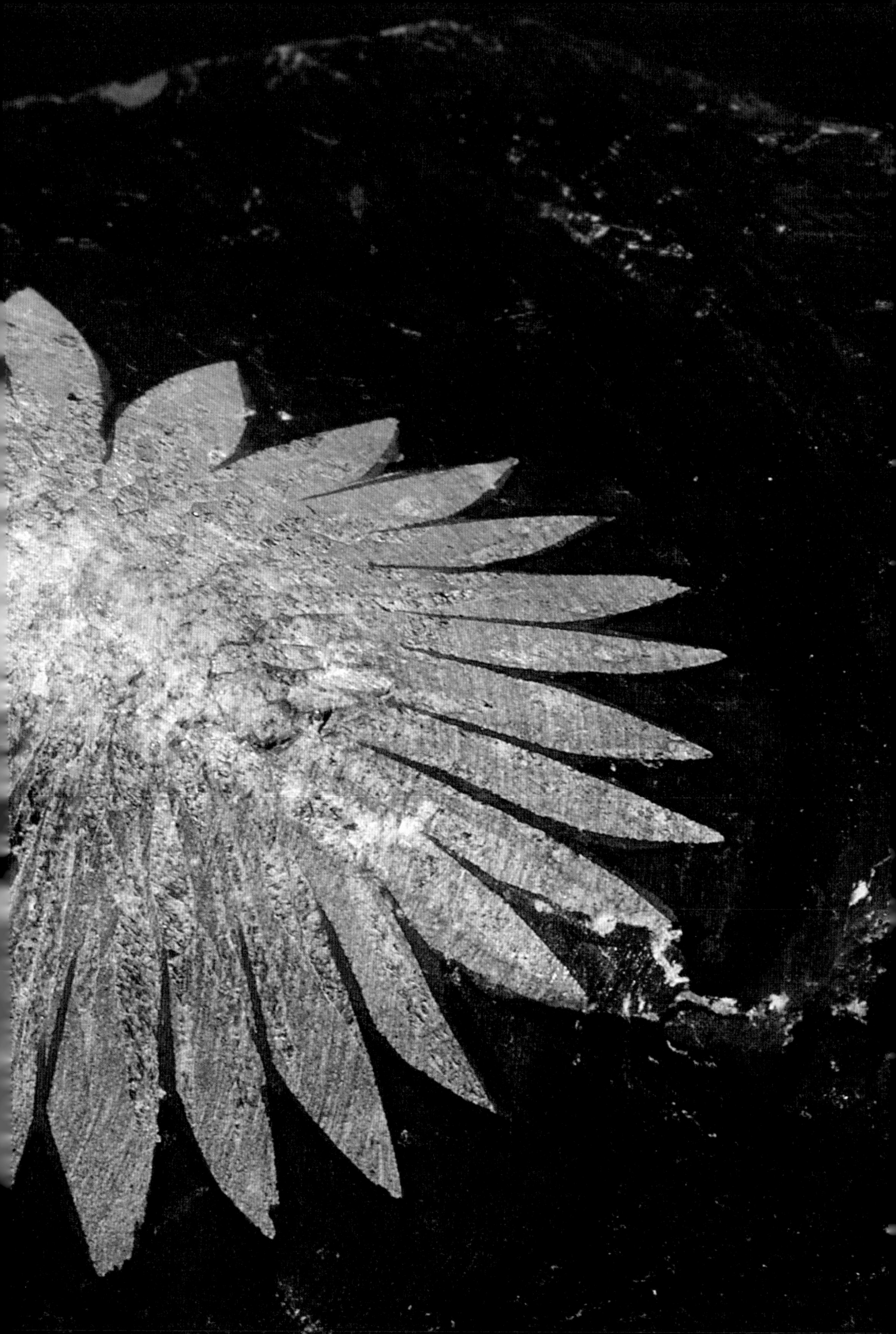

Fossilien

Das sind Versteinerungen von Lebewesen, die vor Millionen Jahren lebten. Sie haben verschiedene Farben und Formen. Diese Versteinerungen sind ziemlich weich und meistens überall in der Welt zu finden. Oft findet man sie in den Wüsten.

Sie bereinigen negative Energien. Auch die sensible Aura der Babys ist den Kräften der Fossilien gegenüber sehr empfänglich. Eine Art davon sind Ammoniten. Das sind Kopffüßler, die bis zum Ende der Kreidezeit lebten. Ihre Gehäuse waren meistens in Spiral- oder Schneckenform.

Die Bezeichnung Ammonit leitet sich vom Namen des ägyptischen Gottes Ammon ab, der einen Widderkopf besaß. Ammoniten wurden von einigen Urvölkern als ein Symbol der Sonnengottheit betrachtet.

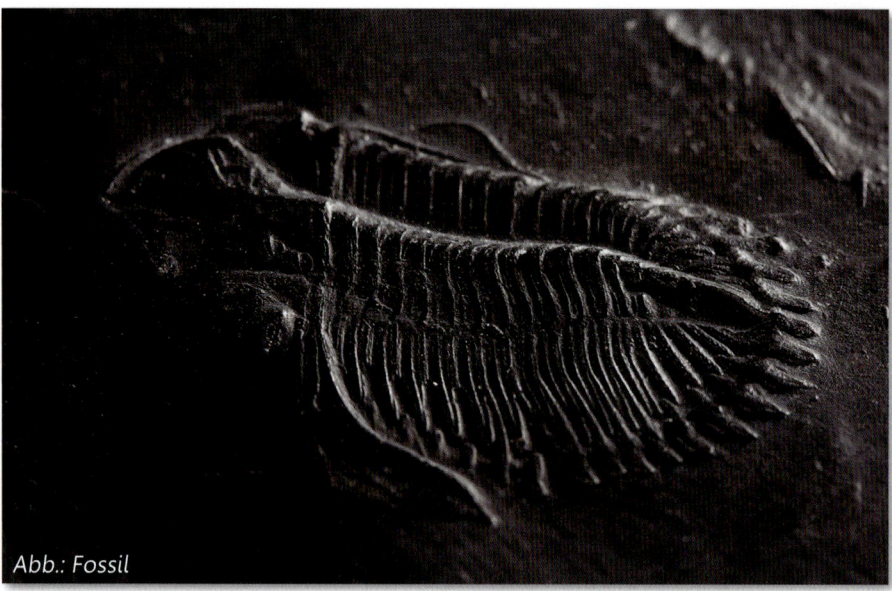
Abb.: Fossil

In Japan werden Ammoniten als heilige Steine verehrt und als Symbol der Erleuchtung bei der Meditation verwendet. Im antiken Griechenland galten Ammoniten als Potenz- und Fruchtbarkeitssymbol. Auch heute werden Ammoniten als Glücksbringer über der Eingangstür angebracht.

Wirkung

Fossilien beugen nervlichen Störungen bei Kindern und Erwachsenen vor. Sie können gegen Schlafstörungen wirken. Man verwendet die Fossilien zum Auflegen und als Steinwasser.

In Verbindung mit Bergkristall sorgen Fossilien für die Entschlackung des Körpers.

Empfehlungen

Ammoniten sind sehr gut geeignet, durch ihre spiralförmige Windung, als eine Art Universal-Antenne elektromagnetische Frequenzen aller Wellenlängen aufzunehmen und zu neutralisieren.

Die Form der Spirale wirkt zentrierend und weist auf das innere Zentrum von Kraft und Ruhe. Ammoniten stehen für das Urvertrauen. Sie bringen eine kraftvolle Energie in Menschen und auch Räume. Deshalb sind sie perfekt zur Meditation geeignet.

Fossilien am Hals getragen, bewirken ganz besonders bei Heranwachsenden die Entwicklung eines gesunden Verstandes, mehr Selbstbewusstsein und einen ausgeprägten Gerechtigkeitssinn.

Als Edelstein-Wasser, zusammen mit Hämatit, sorgen sie für eine ausreichende Eisenversorgung. Man sollte 2 Fossilien in Verbindung mit Hämatit ca. 1 Stunde lang in 1 Liter Wasser ziehen lassen und vor dem Schlafengehen oder nach dem Aufstehen trinken.

Chakra

Alle Chakren, besonders Halschakra

Planet

Mars
Marsimpuls stärkt unsere körperliche Verfassung. Er lässt unsere Kräfte erkennen und gibt uns Kraft zum Aufstieg in allen Lebensbereichen.

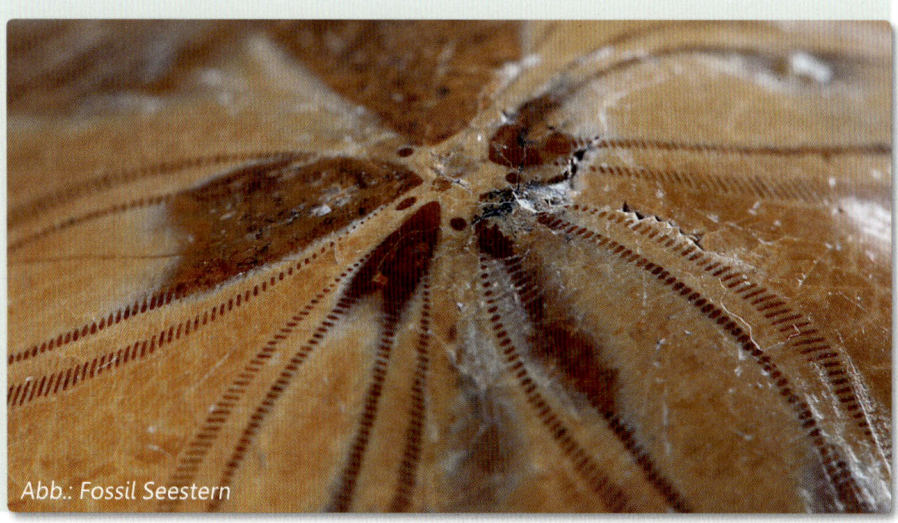
Abb.: Fossil Seestern

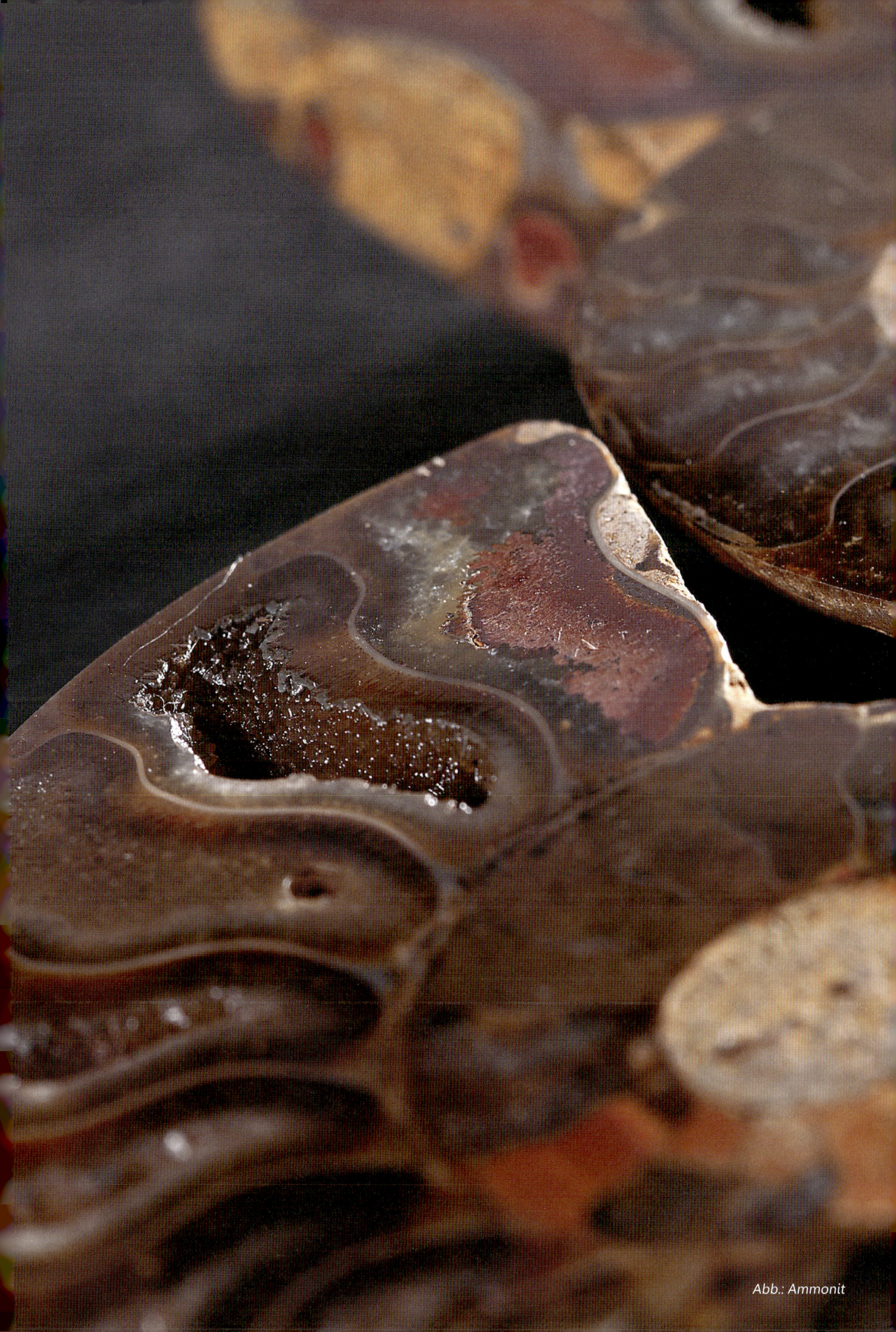

Abb.: Ammonit

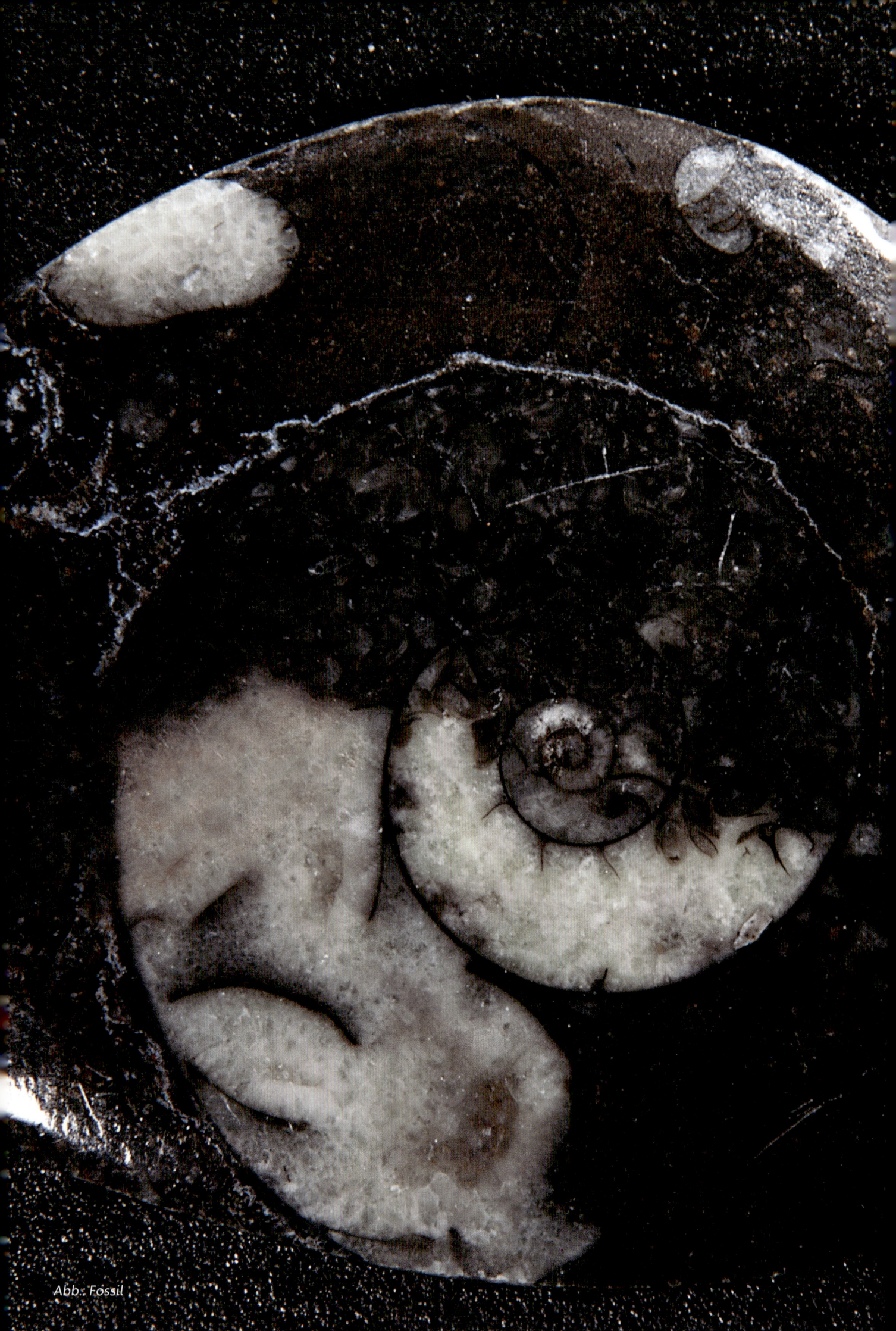

Abb.: Fossil

Gagat

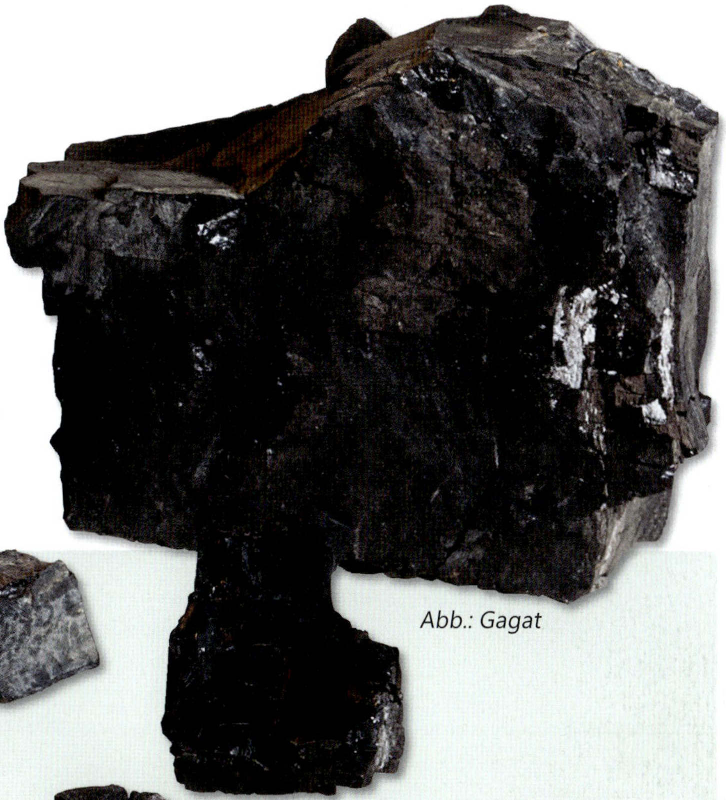

Der Gagat ist ein schwarzer Stein, bzw. eine Versteinerung. Gagat ist besonderes bei sibirischen Schamanen beliebt. Es ist eine Kohle, welche im Laufe von Millionen von Jahren zum Stein wurde.

Sie erleichtert jeden Neuanfang. In Russland wird Gagatschmuck seit tausenden Jahren zum Schutz der Seele hergestellt.

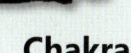
Abb.: Gagat

Wirkung

Der Gagat ist ein Schutzstein. Er ist sowohl bei Indianern als auch bei sibirischen Schamanen als Stein sehr begehrt. Er gilt als seelenreinigender Stein und wirkt gegen Zauberei und Feinde.

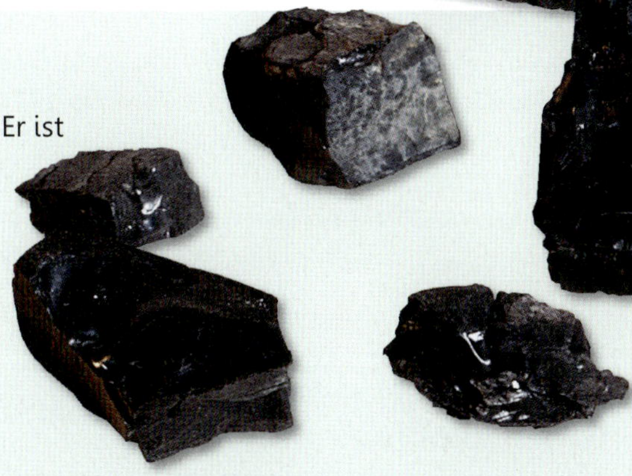

Empfehlungen

Gagat-Bernstein-Öl kommt aus Sibirien. Nehmen Sie 20 g Bernstein-Granulat, einen Gagatstein (ca. 30 g) und begießen Sie diese Menge mit 200 ml Sonnenblumenöl. Bernstein-Granulat dient auch zur Herstellung von Salben, Cremes usw.

Lassen Sie das Öl 10 Tage reifen. Die Verwendung des Öls ist vielfältig. Das Öl befreit von negativen Energien und hilft gegen Schmerzen.

Man kann es als Salatöl oder zur Massage benutzen.

Chakra

Stirnchakra, Wurzelchakra

Planet

Pluto
Der Plutoimpuls lässt uns das Verborgene erkennen und bringt unsere Seele zur Analyse. Er löscht karmische Blockaden und bringt uns Mut zum Leben.

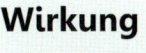
Abb.: Gagat

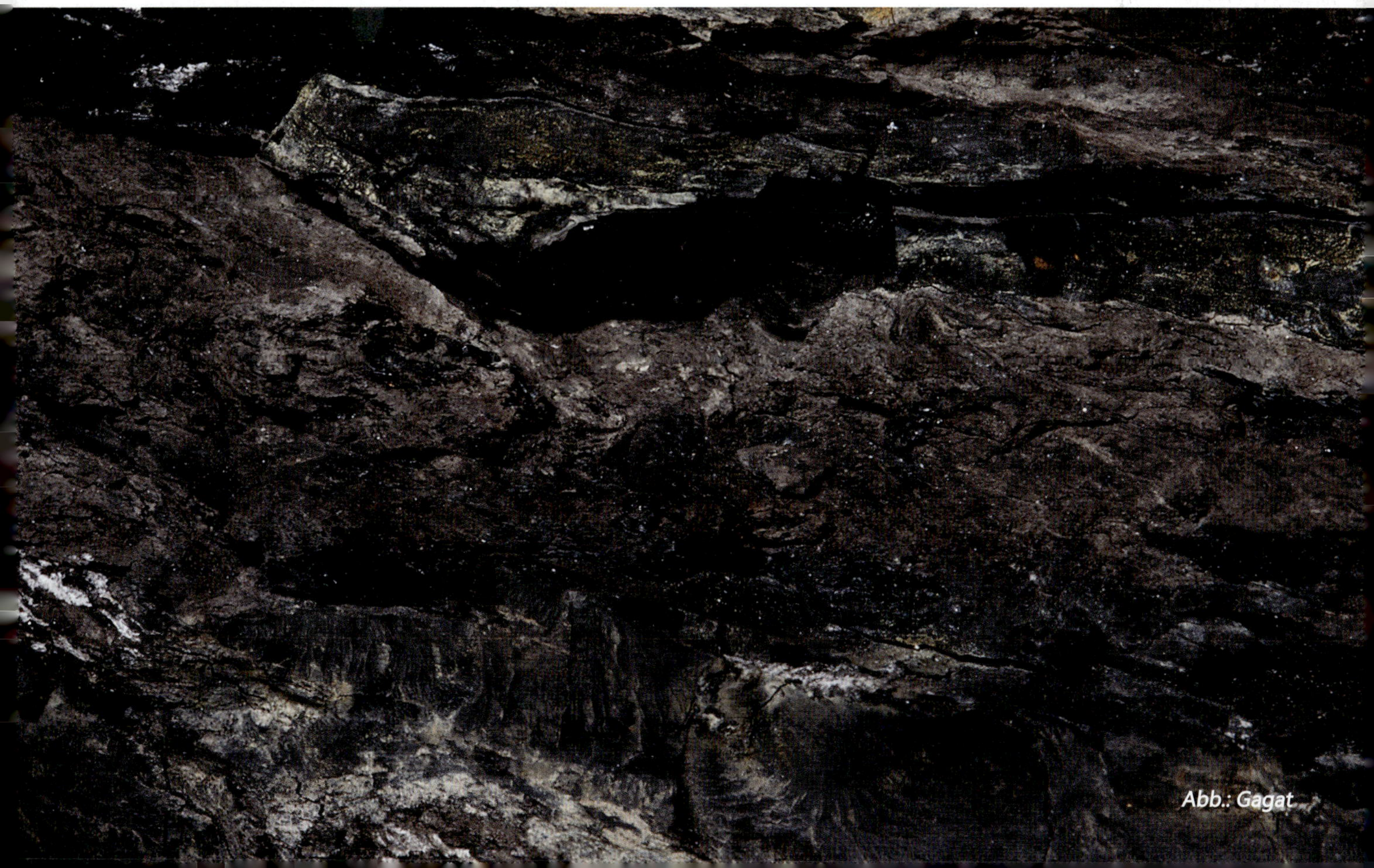

Glimmer: Lepidolith, Muskovit, Fuchsit

Abb.: Lepidolith

Was heißt eigentlich „Glimmer"?

Es handelt sich um metallische Kalium-Aluminium-Gemische, die durch den Gehalt der Metalle und Mineralien eine positive Wirkung auf fast alle Organe ausüben. Lepidolith ist blassrosa oder violett, wobei Muskovit eher schwarz aussieht und glänzt. Der Fuchsit ist grün.

Wirkung

Der Lepidolith übt eine sehr starke heilende Kraft auf die unteren Chakren aus. Er aktiviert den Stoffwechsel und unterstützt die Schilddrüse.

Muskovit unterstützt die Verdauung, die Galle und auch die Nerven.

Der Fuchsit hat sehr viel Chrom in sich und gilt als Karmastein. Er wirkt gegen Blockaden, bringt Lebensfreude und beseitigt Minderwertigkeitskomplexe.

Empfehlungen

Man kann diese schönen Steine als Schmuck tragen, damit aber auch ein Edelsteinwasser herstellen.

Um das Edelsteinwasser herzustellen, braucht man ein paar Edelsteine (Gesamtgewicht 50 Gramm). Dazu nimmt man die Rohsteine und legt sie in 1 Liter kaltes Wasser. Nach 6 Stunden ist das Wasser fertig zum Verwenden.

Chakra

Alle Chakren

Planet

Uranus
Der Uranusimpuls stellt alles auf den Kopf und zwingt uns, unsere Seele zu entwickeln. Daher unterstützt er bei jedem Neuanfang.

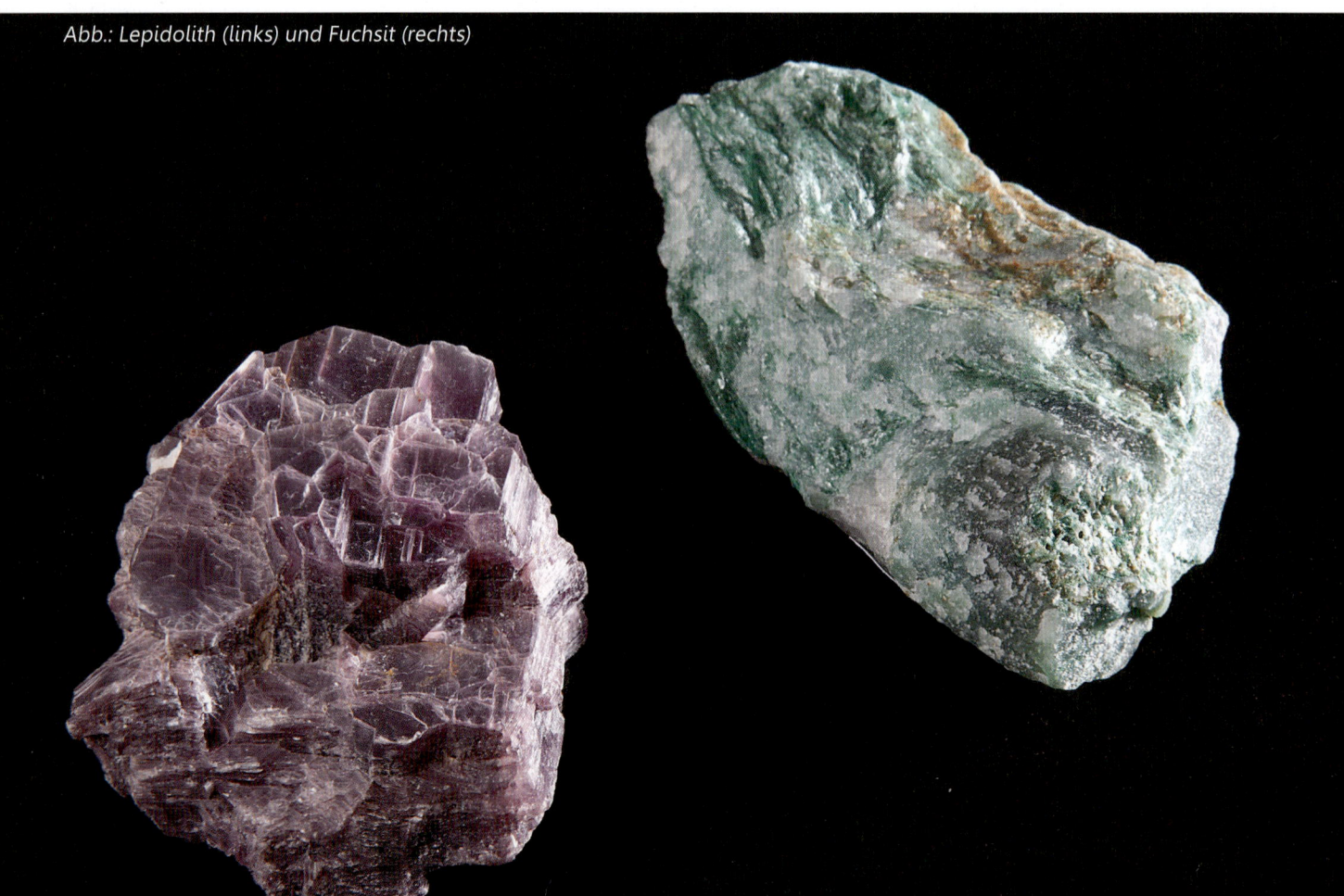

Abb.: Lepidolith (links) und Fuchsit (rechts)

Gold

Das Element Gold gilt als Schatz, nicht nur als finanzielles Zahlungsmittel... es kommt aus dem All, was die heutige Wissenschaft bereits bestätigte, und gehört zu den besten Energietransformatoren der Welt.

Die chemische Bezeichnung vom Gold ist „Aurum". Nicht umsonst wurde das Gold auf Ikonen im Kopf-Aura-Bereich der Heiligen platziert.

Das Gold ist seinem Namen gerecht – es gleicht durch seine Schwingung unsere Aura aus und verleiht uns einen leichteren Empfang der kosmischen Energien. Seine Kraft kann unsere Chakren ausgleichen und positive Energien transformieren und einordnen.

Das Gold zählt zu den ersten Metallen, die von Menschen verarbeitet wurden. Es wird nicht umsonst seit tausenden von Jahren für die rituelle Arbeit verwendet.

Das Gold ist das biegsamste Metall und hilft daher durch seine Schwingung bei Lebenskrisen. Es leitet die Herzwärme und gilt als König der

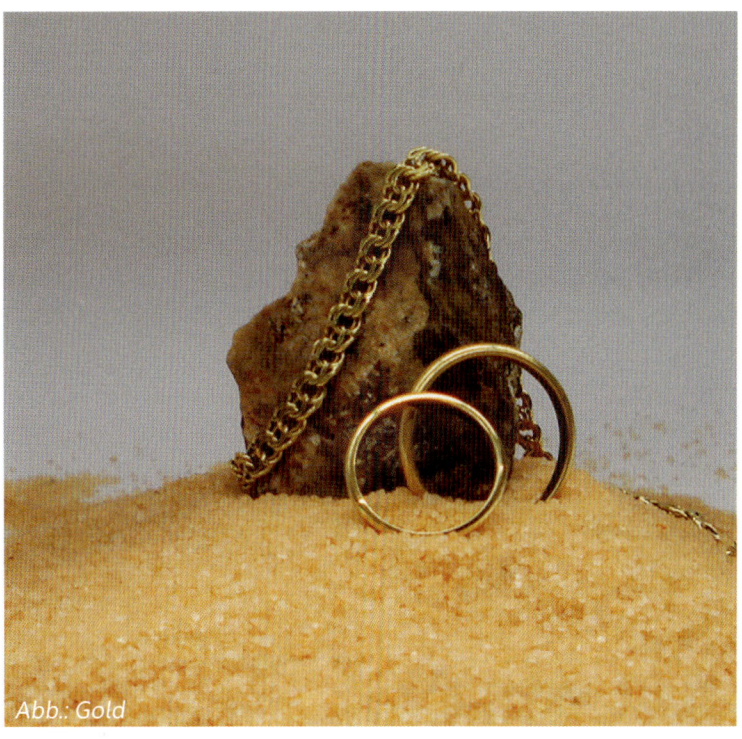

Abb.: Gold

Metalle. Aber es wird auch „das Metall der Könige" genannt.

In 4 Jahrtausenden Goldgeschichte kannten es die Pharaonen, Schamanen und die Inkas.

Die sogenannte Gold- oder Merkurmagie unterstützt bei Geschäften, Liebe und Beruf. Sie unterstützt unsere Talente und bringt verborgene Fähigkeiten ans Licht.

Wirkung

Gold ist auch in unserem Körper enthalten. Es ist unschädlich und kann sogar innerlich eingenommen werden.

Nicht umsonst ist das Vergolden von Speisen heute so „in". Am Körper getragen, nimmt das Gold negative Energien weg und lindert sogar Allergien.

Denken Sie jedoch immer daran, Gold unter fließendem Wasser täglich zu reinigen. Das Gold bewahrt vor Alterserscheinungen und verbessert den Stoffwechsel.
Es kräftigt das Selbstwertgefühl.

Empfehlungen

Das sogenannte Goldwasser ist leicht herzustellen.

Dazu nimmt man einen Goldschmuck ohne Steine (z.B. Ehering) und legt ihn in 1 Liter kaltes Wasser. Nach 24 Stunden ist das Wasser fertig zum Verwenden.

Chakra

Alle Chakren

Planet

Sonne
Der Sonnenimpuls macht sexy und lässt uns Probleme anpacken und nach Lösungen suchen. Er macht uns stark und mutig.

Hämatit

Grau-schwarz und metallisch glänzend ist dieser Stein. Er enthält Eisen und wirkt daher sehr wohltuend auf unseren Körper.

Bereits die Ägypter und Inder nutzten diese Eigenschaft und stillten Blutungen damit. Im antiken Griechenland wurden aus Hämatit ganze Spiegelflächen poliert, um sich darin bewundern zu können. Im alten Babylon wurde der Stein als Glücksbringer verehrt, der seinen Besitzer jeden Gerichtsprozess gewinnen lässt.

In Ägypten wurde der Stein als Grabbeilage benutzt. Er galt als Stein des Friedens. Selbst Tut-Ench-Amun wurde bei seinem Weg ins Jenseits mit Skarabäen aus Hämatit begleitet.

Wirkung

Der Hämatit gilt als entstrahlender Stein. Er befreit von negativen Energien.

Seit der Antike wird dieser Stein als Blutstein bezeichnet und als Talisman verehrt. Der Hämatit hat gute Wirkungen auch auf unser Blut. Er hat viele Eigenschaften. Das Stärken von Durchblickvermögen, der Gedächtniskraft und der Konzentration sind nur einige davon. Der Stein bringt zerstreute Seelenzustände zusammen, verwandelt die Unschärfe in Durchblickvermögen und bietet einen erholsamen Schlaf.

Als Symbol der Lebenskraft betrachtet, ermöglicht der Hämatit mehr Willensstärke und hilft uns dabei, mit unseren eigenen Körpern klarzukommen. Dieser Edelstein ist für die Reinigung anderer Edelsteine geeignet.

Legen Sie einfach den Hämatit zusammen mit den von Ihnen gebrauchten Edelsteinen.

Außerdem verleiht er mehr Spontanität, Lebensfreude, Selbstständigkeit und Eigeninitiative. Seelische Verkrampfungen können gelöst werden, die sich auf die Funktion der Organe auswirken können. Er hilft die Gedanken zu sortieren und sich auf das wichtigste Thema einzustimmen.

Wünsche, die tief in uns verwurzelt sind, bringt der Stein an die Oberfläche und es fällt uns leichter, sie in die Tat umzusetzen.

Empfehlungen

Hämatit fördert das Einschlafen, wenn man ihn zusammen mit einem Rosenquarz unter das Kopfkissen legt.

Hämatit-Steine in einer Kugel- oder einer anderen Form unter das Kopfkissen gelegt, lassen Erdstrahlen nicht wirken.

Hämatit ist der Stein des Blutes, so zeigt er eine gute Wirkung auf den Kreislauf. Man verwendet dazu das Edelsteinwasser. Dazu nimmt man einen oder mehrere Steine und legt sie in 1 Liter kaltes Wasser. Nach 24 Stunden ist das Wasser fertig zum Verwenden.

Legt man den Hämatit auf das Wurzelchakra auf, verspürt man eine besondere Ruhe und Wärme.

Chakra

Alle Chakren, besonders Wurzelchakra

Planet

Saturn
Saturnimpuls bringt Sicherheit und Umsetzungskraft. Mit ihm lassen sich die Lebensziele leichter erreichen. Er hilft zudem, die wichtigsten Ziele in diesem Dasein zu finden.

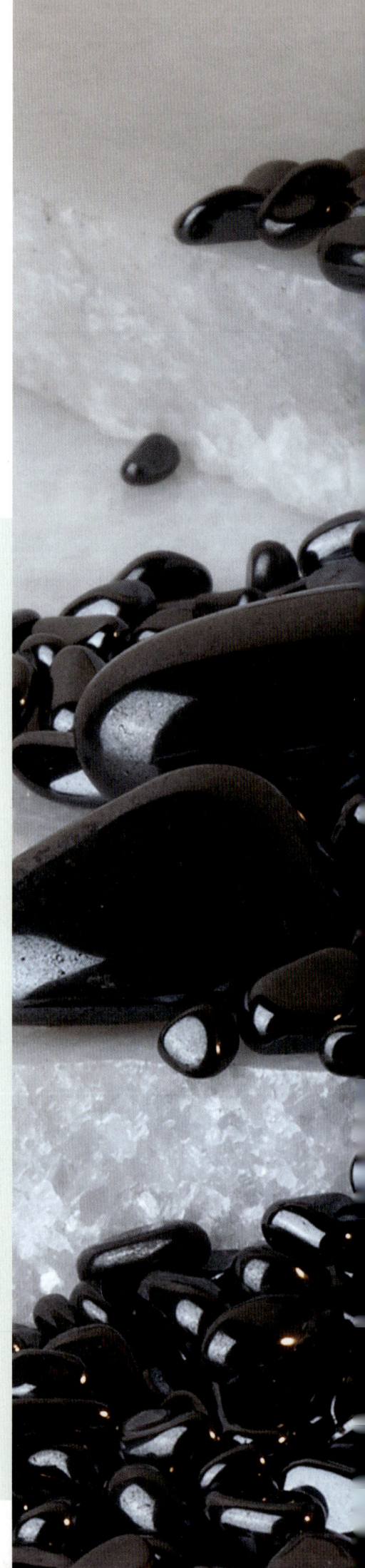

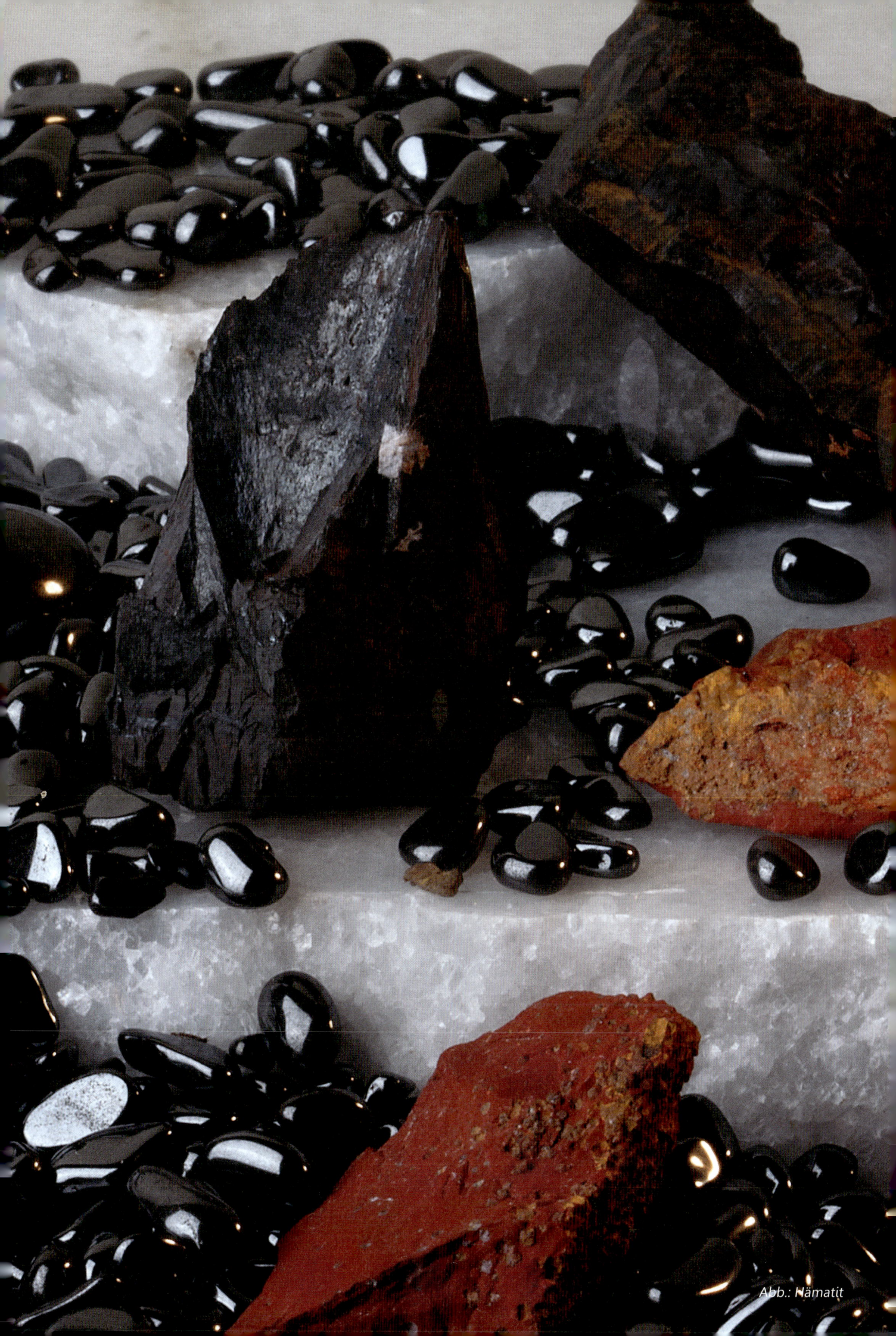

Abb.: Hämatit

Howlith

Der weiße Edelstein mit grauen Adern fasziniert durch seine Energie! Er hat eine Portion an Kalzium und Magnesium in sich und ist auch als Kraftstein seit langem bekannt.

Der Howlith befreit von Wut und löst Blockaden. Er löst negative Energien und gilt als Schutzstein.

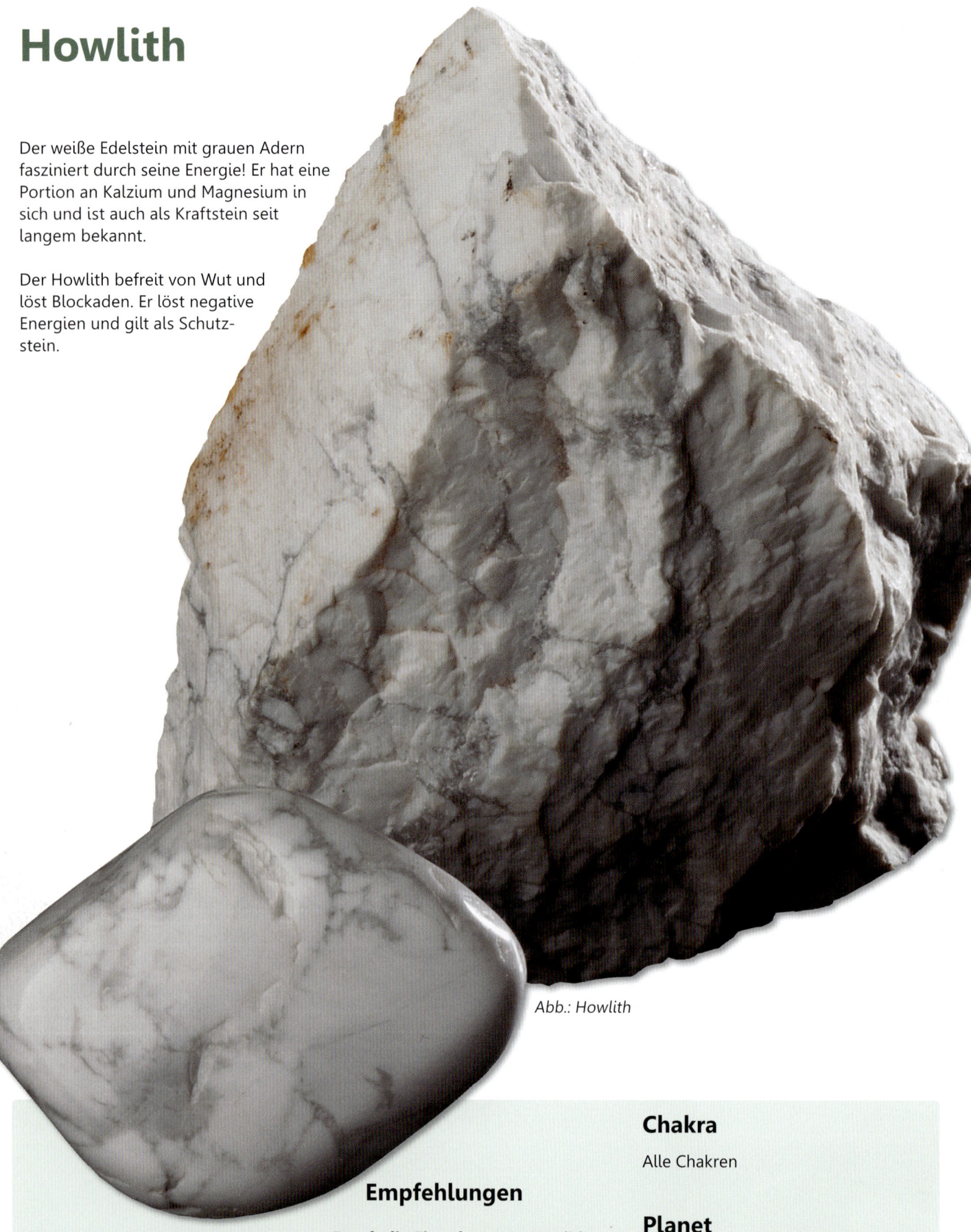

Abb.: Howlith

Wirkung

Der Howlith regt den Stoffwechsel an. Des Weiteren hilft er grobe Gedankenmuster zu entfernen und klarer zu sehen.

Empfehlungen

Durch die Einnahme von Howlith-Wasser werden Giftstoffe aus den Organen ausgeschieden. Nehmen Sie zur Wasserzubereitung 2 Liter kaltes Wasser und ca. 50 Gramm Rohstein. Lassen Sie den Stein 10 Stunden ziehen. Das Wasser ist nun fertig und kann eingenommen werden.

Chakra

Alle Chakren

Planet

Merkur
Der Merkurimpuls aktiviert unsere geschäftlichen Fähigkeiten. Er lässt uns unsere Ideen anpacken und handeln. Sein Impuls bringt eine starke Kraft der Umsetzung bei allen Lebenslagen.

Jade

Wirkung

Jadewasser entschlackt den Körper und schwemmt Ablagerungen aus ihm heraus. Dadurch gewinnen Sie an Vitalität und werden ein starkes Immunsystem haben.

Außerdem hilft sie schwangeren Frauen, das Baby auszutragen.

Empfehlungen

Das Jadewasser ist sehr einfach vorzubereiten. Man legt einige Jadesteine in 1 Liter Wasser und lässt sie darin 24 Stunden ziehen. Danach ist das Wasser fertig zur Einnahme.

Die Jadescheiben wirken schnell gegen Verspannungen. In der Regel kann man die Jadescheiben im Handel erwerben. Man legt die Scheiben für 15 Minuten auf die betroffenen Stellen auf.

Chakra

Alle Chakren

Planet

Neptun
Der Neptunimpuls bringt Kraft zur Tat und ermöglicht es uns, alle Umbrüche, die im Leben passieren, zu schaffen.

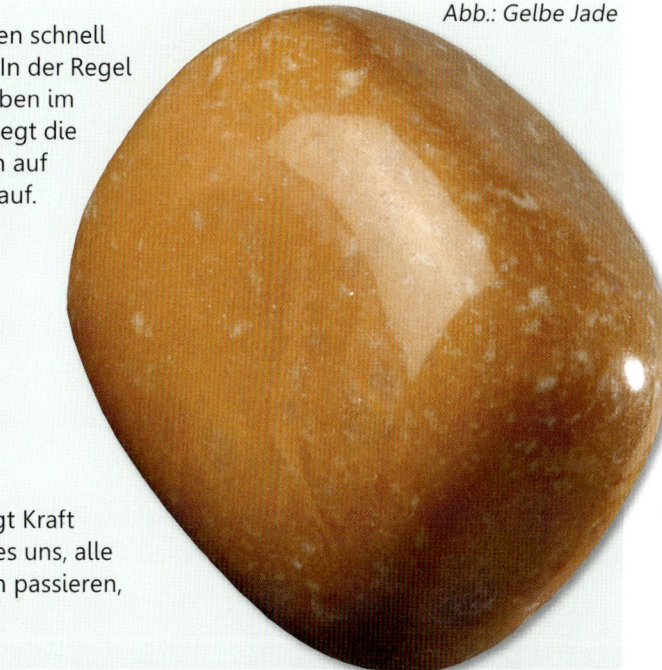

Abb.: Gelbe Jade

Die Jade... Diesen Edelstein gibt es in vielen Farben: Grün, gelb, lila, weiß, violett und sogar schwarz. Die Jade beschert ein langes, gesundes Leben. Sie besitzt sanfte Schwingungen, die in der Neuzeit immer stärker werden.

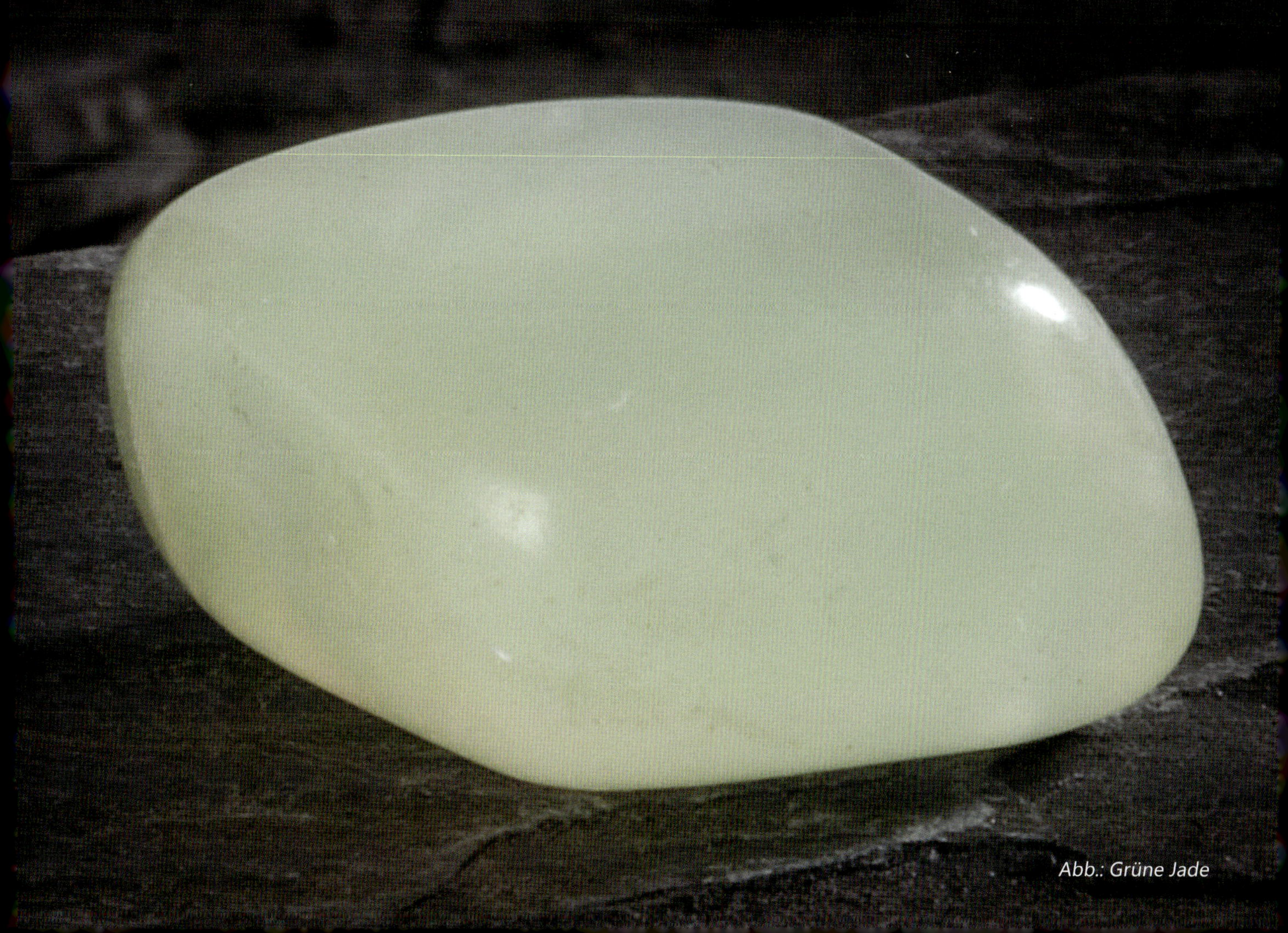

Abb.: Grüne Jade

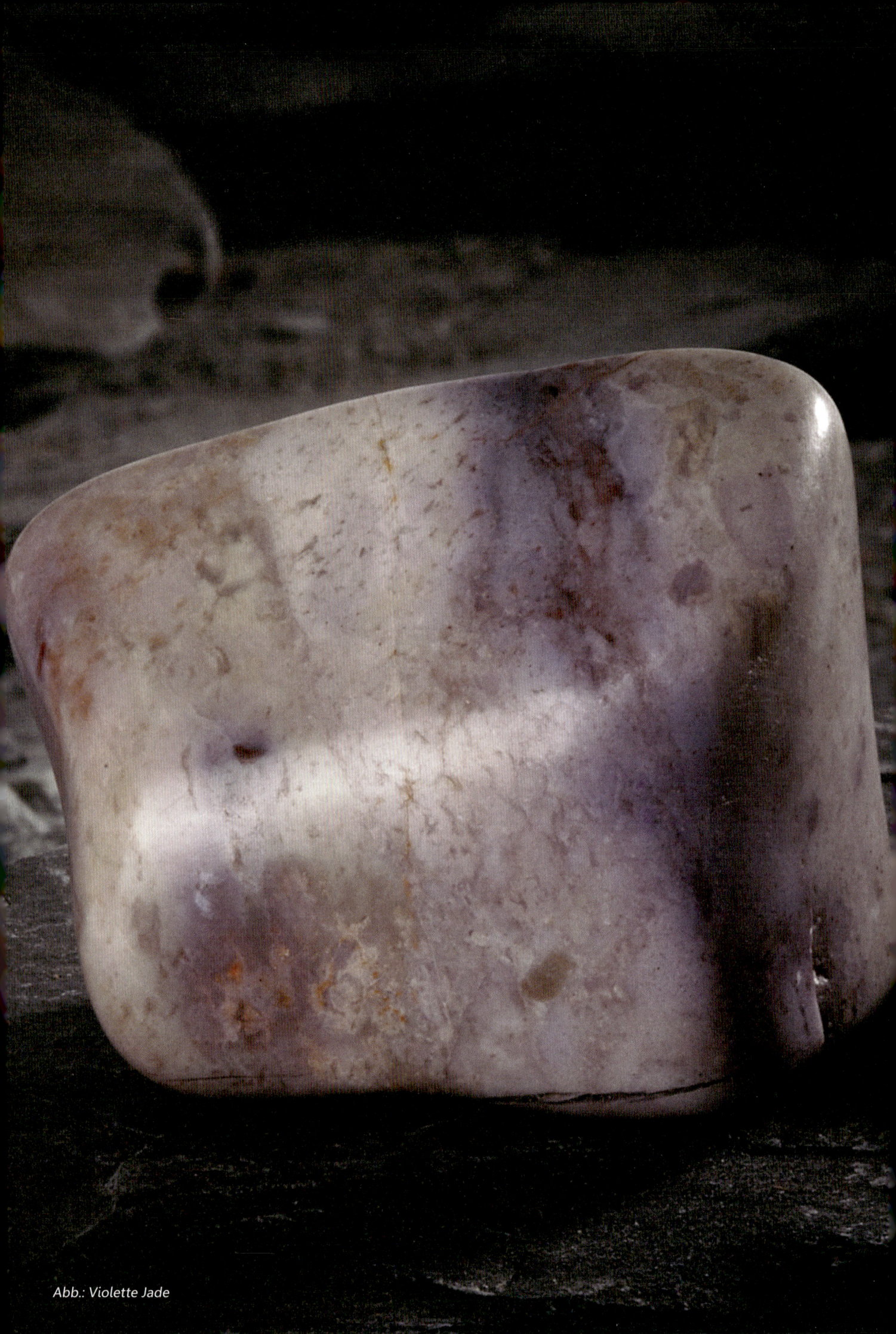
Abb.: Violette Jade

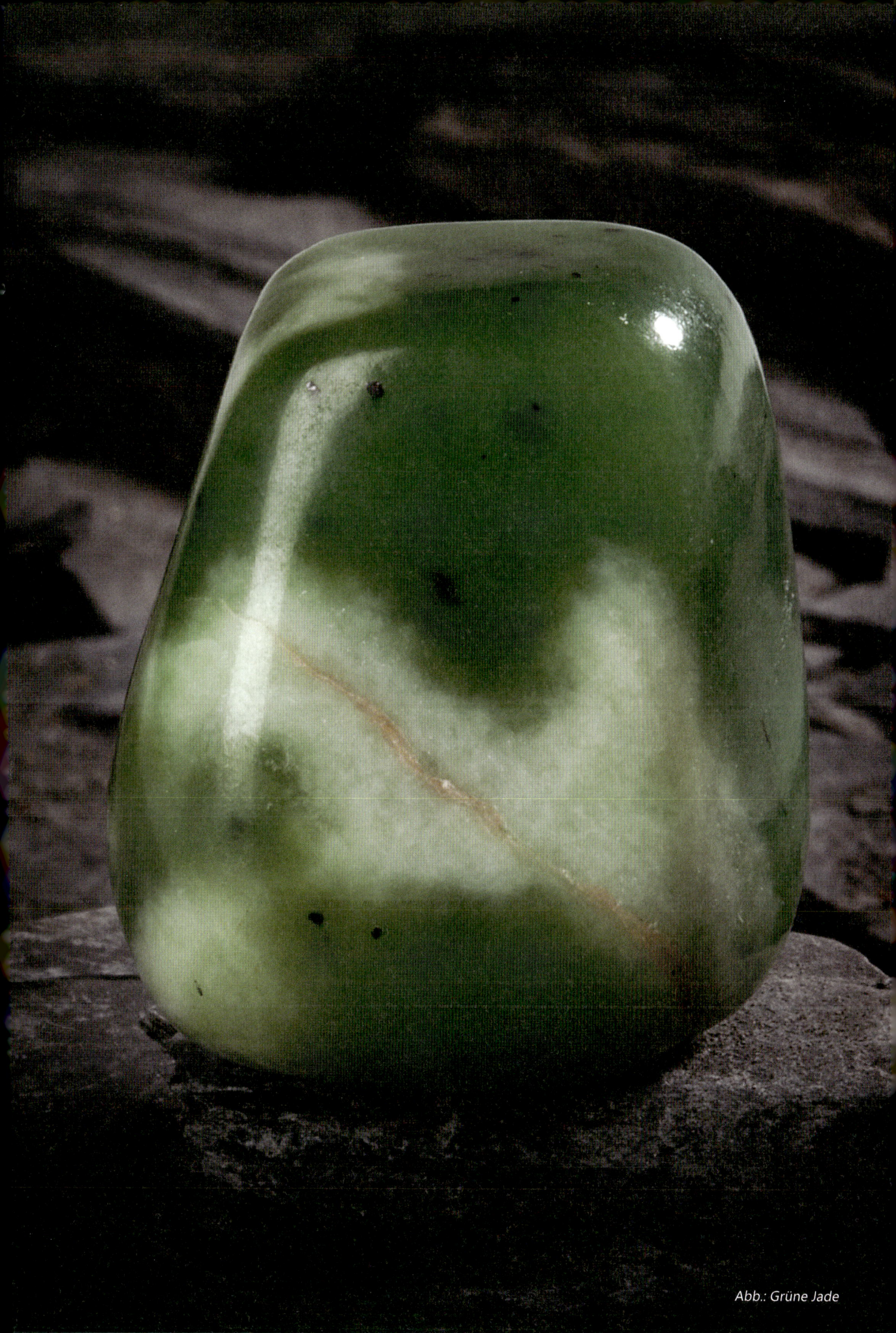

Abb.: Grüne Jade

Lapislazuli

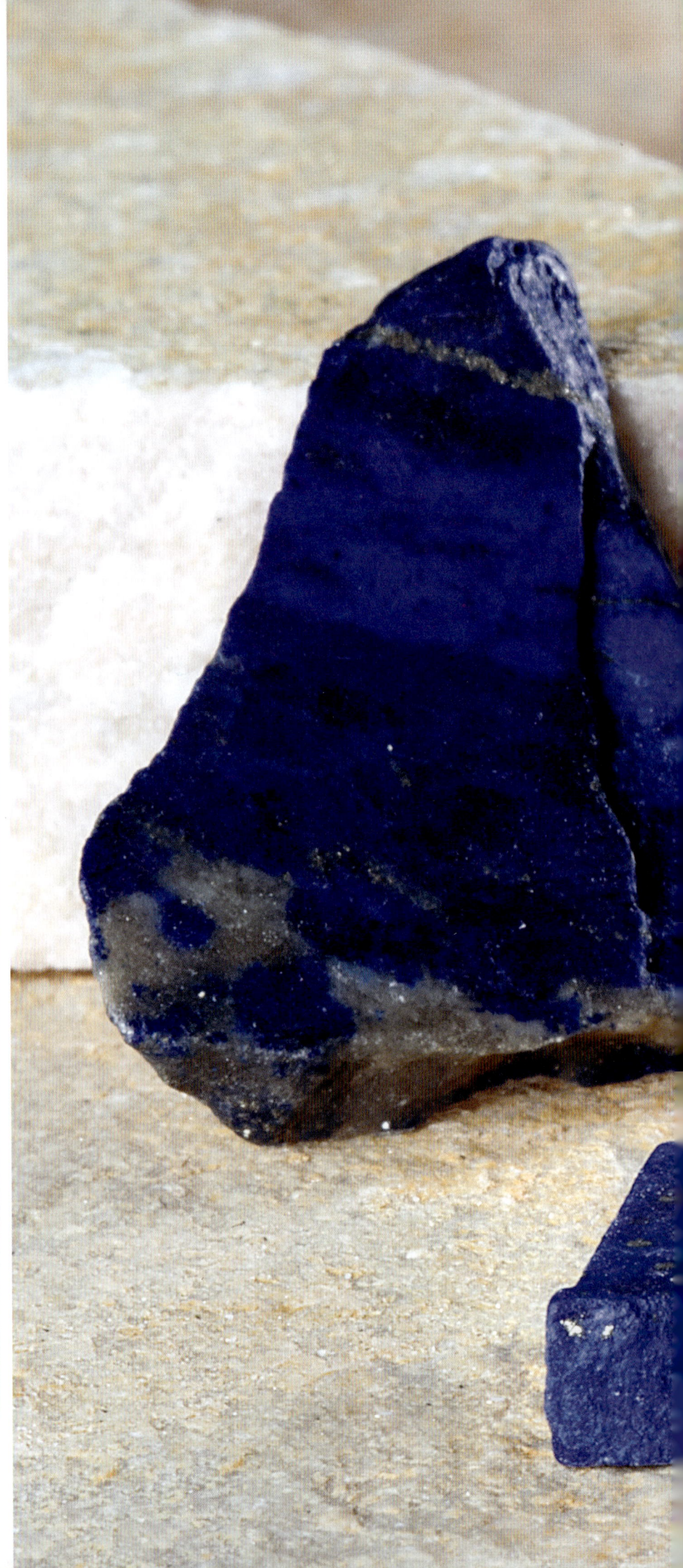

Wirkung

Im Lateinischen bedeutet „lapis lazuli" einfach „der blaue Stein". Er hilft bei psychischen Problemen und innerlichen Konflikten.

Der Stein ist ein hilfreicher Helfer zur Stärkung des Immunsystems.

Lapislazuli ist der Stein der Wahrheit und gilt auf der ganzen Welt als Stein der Freundschaft. Es heißt, der Stein entfache die Harmonie in zwischenmenschlichen Beziehungen und unterstütze seine Träger authentisch zu sein, aber auch die Bereitschaft die eigene Meinung zu sagen.

Er erweitert das Bewusstsein und die intellektuellen Fähigkeiten.

Empfehlungen

Auf dem 3. Auge aufgelegt kann er Einsicht in unsere Träume bringen.

Möchte man sein Gedankenkarussell loslassen, sollte man den Stein unter das Kopfkissen legen.

Der Lapislazuli wirkt auf die rechte, kreative Gehirnhälfte, deshalb wird er beim Meditieren gern in die Hand genommen.

Chakra

Alle Chakren

Planet

Uranus
Der Uranusimpuls befreit von alten Denkmustern und gibt Kraft zur Verwirklichung der Wünsche.

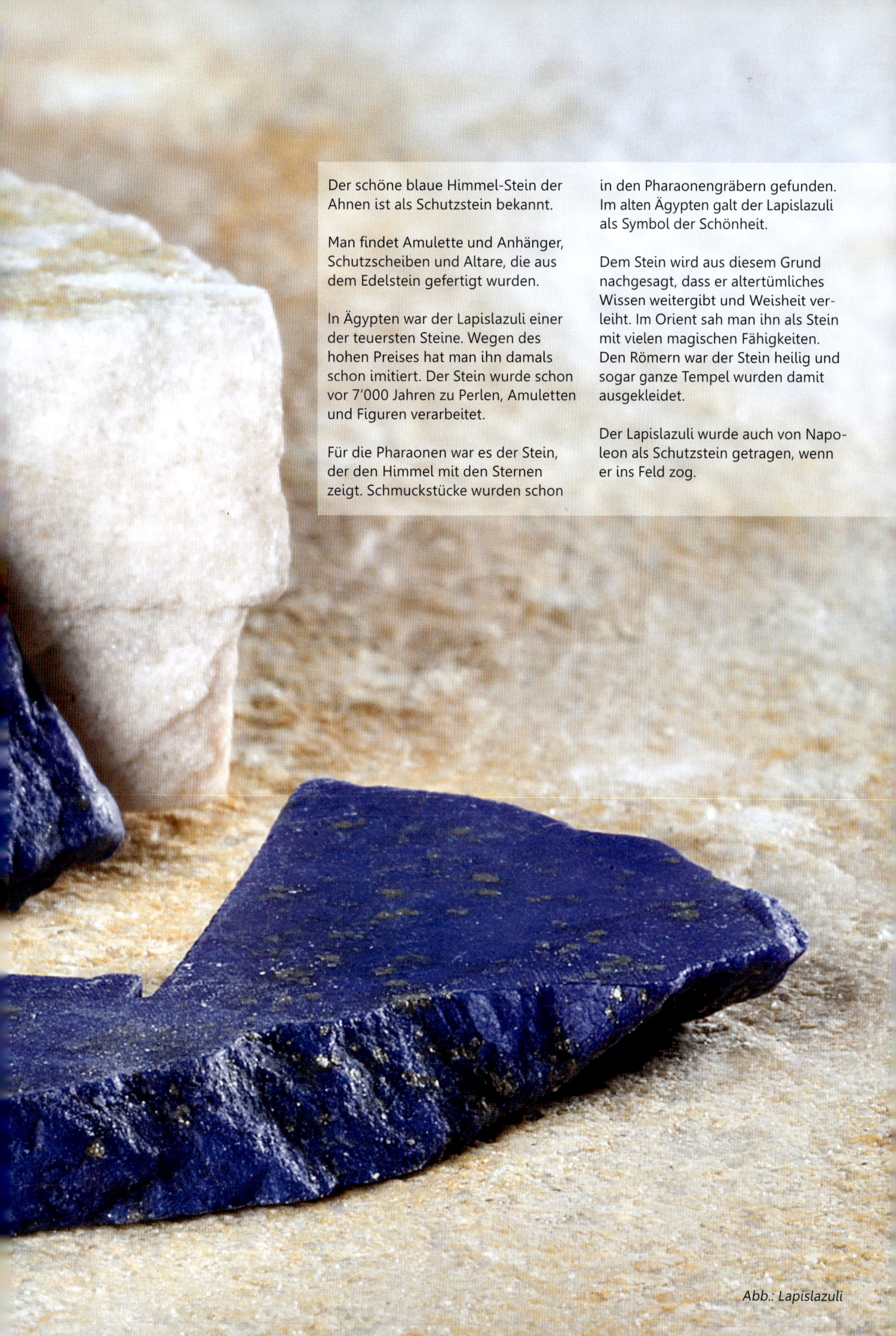

Der schöne blaue Himmel-Stein der Ahnen ist als Schutzstein bekannt.

Man findet Amulette und Anhänger, Schutzscheiben und Altare, die aus dem Edelstein gefertigt wurden.

In Ägypten war der Lapislazuli einer der teuersten Steine. Wegen des hohen Preises hat man ihn damals schon imitiert. Der Stein wurde schon vor 7'000 Jahren zu Perlen, Amuletten und Figuren verarbeitet.

Für die Pharaonen war es der Stein, der den Himmel mit den Sternen zeigt. Schmuckstücke wurden schon in den Pharaonengräbern gefunden. Im alten Ägypten galt der Lapislazuli als Symbol der Schönheit.

Dem Stein wird aus diesem Grund nachgesagt, dass er altertümliches Wissen weitergibt und Weisheit verleiht. Im Orient sah man ihn als Stein mit vielen magischen Fähigkeiten. Den Römern war der Stein heilig und sogar ganze Tempel wurden damit ausgekleidet.

Der Lapislazuli wurde auch von Napoleon als Schutzstein getragen, wenn er ins Feld zog.

Abb.: Lapislazuli

Larimar

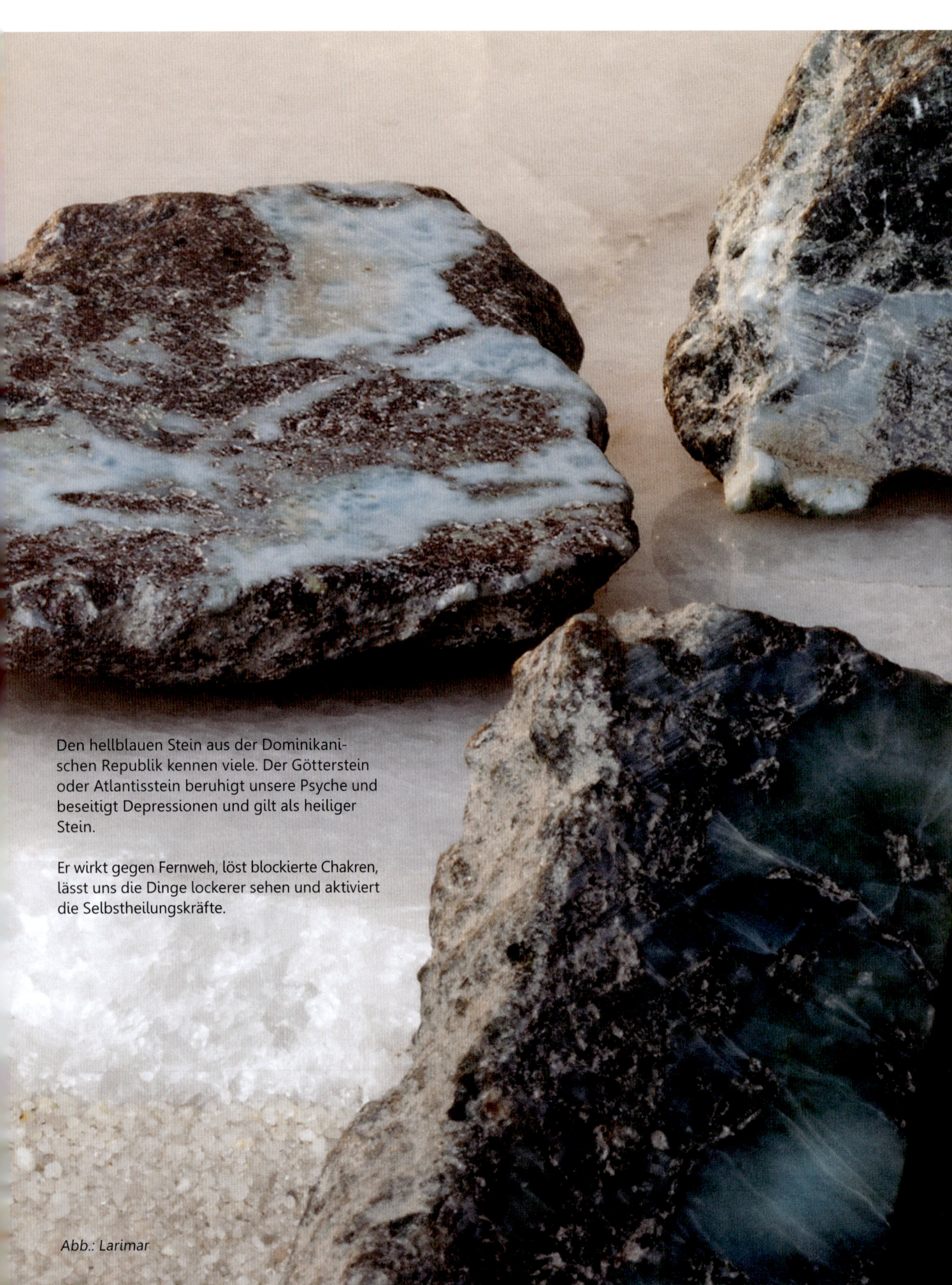

Den hellblauen Stein aus der Dominikanischen Republik kennen viele. Der Götterstein oder Atlantisstein beruhigt unsere Psyche und beseitigt Depressionen und gilt als heiliger Stein.

Er wirkt gegen Fernweh, löst blockierte Chakren, lässt uns die Dinge lockerer sehen und aktiviert die Selbstheilungskräfte.

Abb.: Larimar

Wirkung

Der Larimar ist selten und gilt als Glücksstein. Er wirkt positiv auf unsere Knochen, klärt den Geist und unterstützt die spirituelle Entwicklung.

Empfehlungen

Larimar-Atlantisessenz mit Öl

Atlantis, ein Begriff, der viele Gefühle hervorruft. Kennen wir ihn nicht alle, Atlantis, den sagenumwobenen 8. Kontinent?

Ein Mysterium, das die Menschheit heute und im Altertum fasziniert und bewegt hat. Atlantis, ein Phänomen, an dem sich Philosophen, Freidenker und Wissenschaftler die Zähne ausgebissen haben, um die Existenz zu beweisen oder zu widerlegen.

Wir haben keine Ahnung, ob es Atlantis wirklich gab oder, wenn es existierte, wo es lag. Aber das eine wissen wir sicher: Sollte es dieses sagenhafte Land gegeben haben, dann haben auch dort Menschen gelebt. Und wo Menschen leben, da gibt es nicht nur Streit, sondern auch Liebe, Hilfe und Spiritualität. All diese Themen vertritt die Larimar-Essenz.

Die Atlantisessenz ist eine Ölmischung. Sie brauchen 50 ml klares Öl und einen Larimar-Stein. Dieser wird in ein Glas gelegt und mit Öl begossen. Das Glas wird mit einem blauen Papier umgewickelt und 24 Stunden stehen gelassen. Nach 24 Stunden ist die Essenz fertig und kann verwendet werden. Lassen Sie das Papier stets am Glas. Die Energie der Essenz verbindet sich mit der Weisheit des Atlantis. Sie müssen das Glas immer wieder berühren und die Essenz immer wieder in die Hände einreiben sowie täglich 1 Tropfen Öl unter Ihre Zunge geben.

Larimaressenz gilt als die stärkste Edelsteinessenz.

Sie befreit von
- Blockaden
- Fernweh
- Entwurzelung
- Spannungen
- Sorgen
- Ängste

Sie aktiviert:
- Selbstheilungskräfte
- Freude
- Selbsterkenntnis

Chakra

Solarplexus, Halschakra

Planet

Saturn
Der Saturnimpuls bringt den Boden unter den Füssen zur Ruhe. Er lässt uns unsere wichtigsten Ziele erkennen, hilft zu sortieren und zeigt uns Prioritäten.

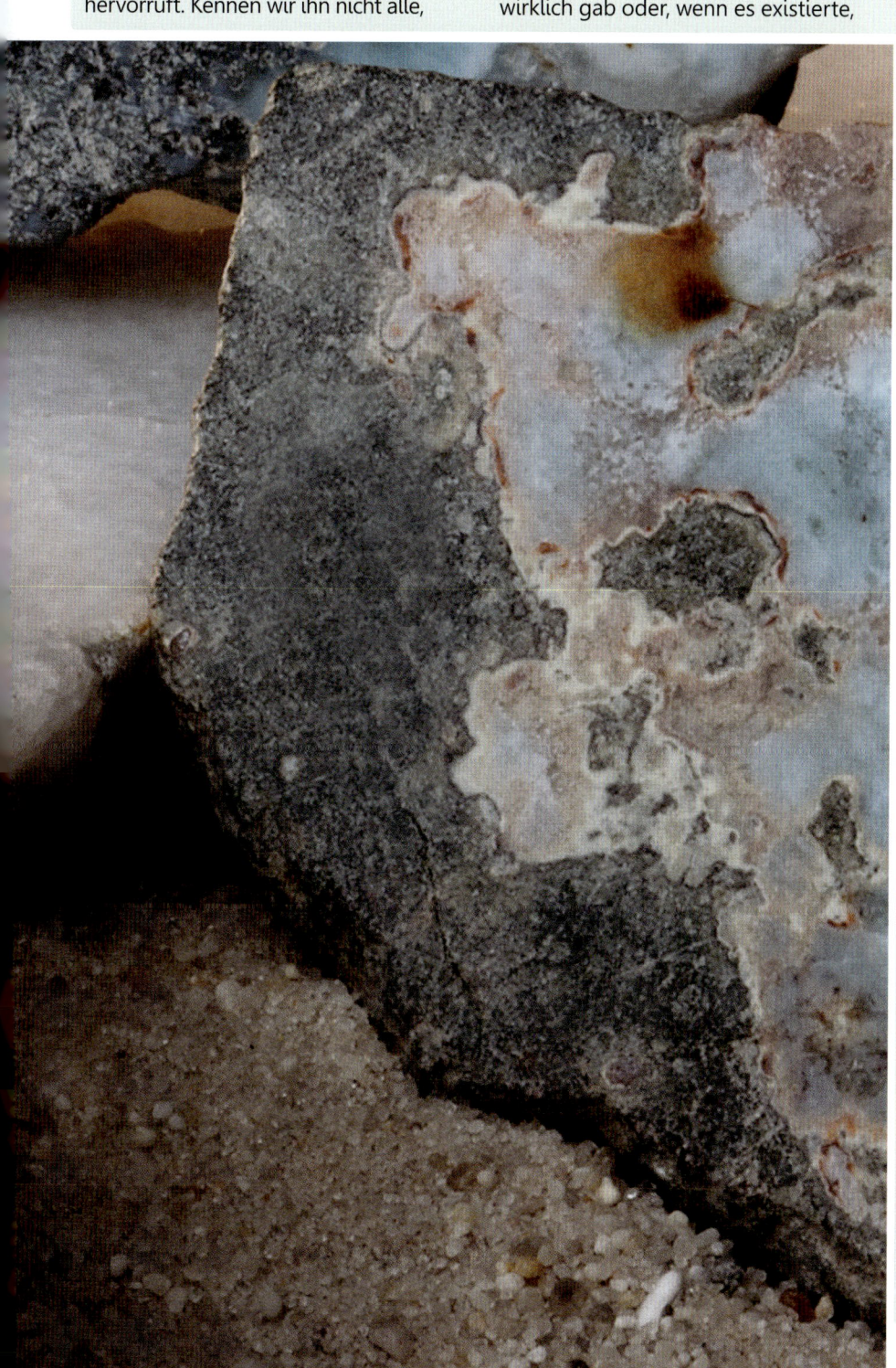

Magnesit

Wirkung

Der Magnesit war schon bei den Griechen bekannt. Seine Qualitäten überzeugten die Ahnen und sie machten aus Magnesit einen Schutzstein. Durch den hohen Magnesiumgehalt wird er bei Skelettleiden (Knochenschmerzen, Knochenschwund), aber auch bei Verdauungsstörungen von Heilern in der ganzen Welt eingesetzt.

Empfehlungen

Das Magnesitwasser wirkt wohltuend bei allen Knochenproblemen und sogar als Potenzmittel.

Die Steinwasservorbereitung ist einfach. Man nimmt eine Handvoll Rohsteine und legt sie in 2 Liter Wasser. Nach 10 Stunden ist das Wasser fertig zum Einnehmen.

Chakra

Nabelchakra

Planet

Mond
Der Mondimpuls lässt uns analysieren und intelligent denken. Er aktiviert unsere Kreativität und löst Ängste.

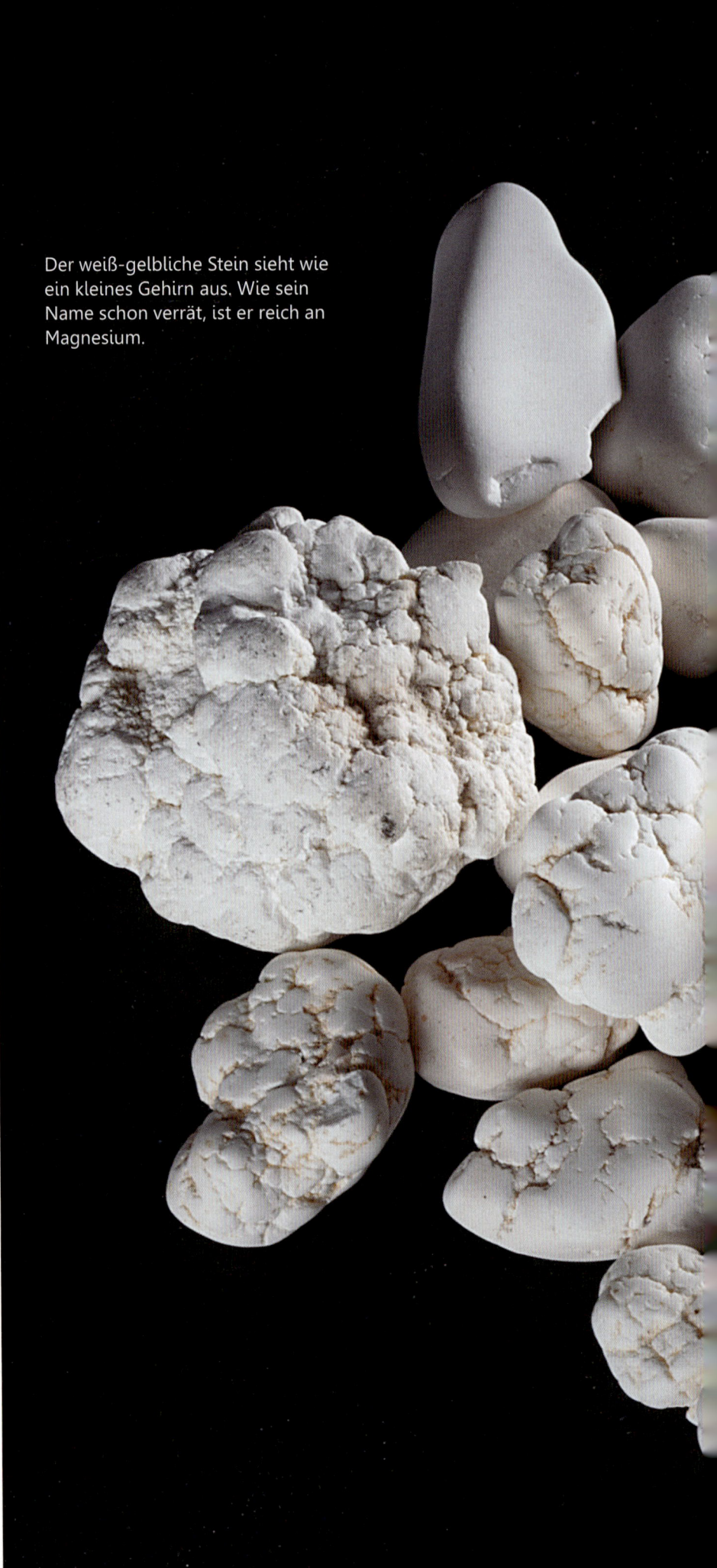

Der weiß-gelbliche Stein sieht wie ein kleines Gehirn aus. Wie sein Name schon verrät, ist er reich an Magnesium.

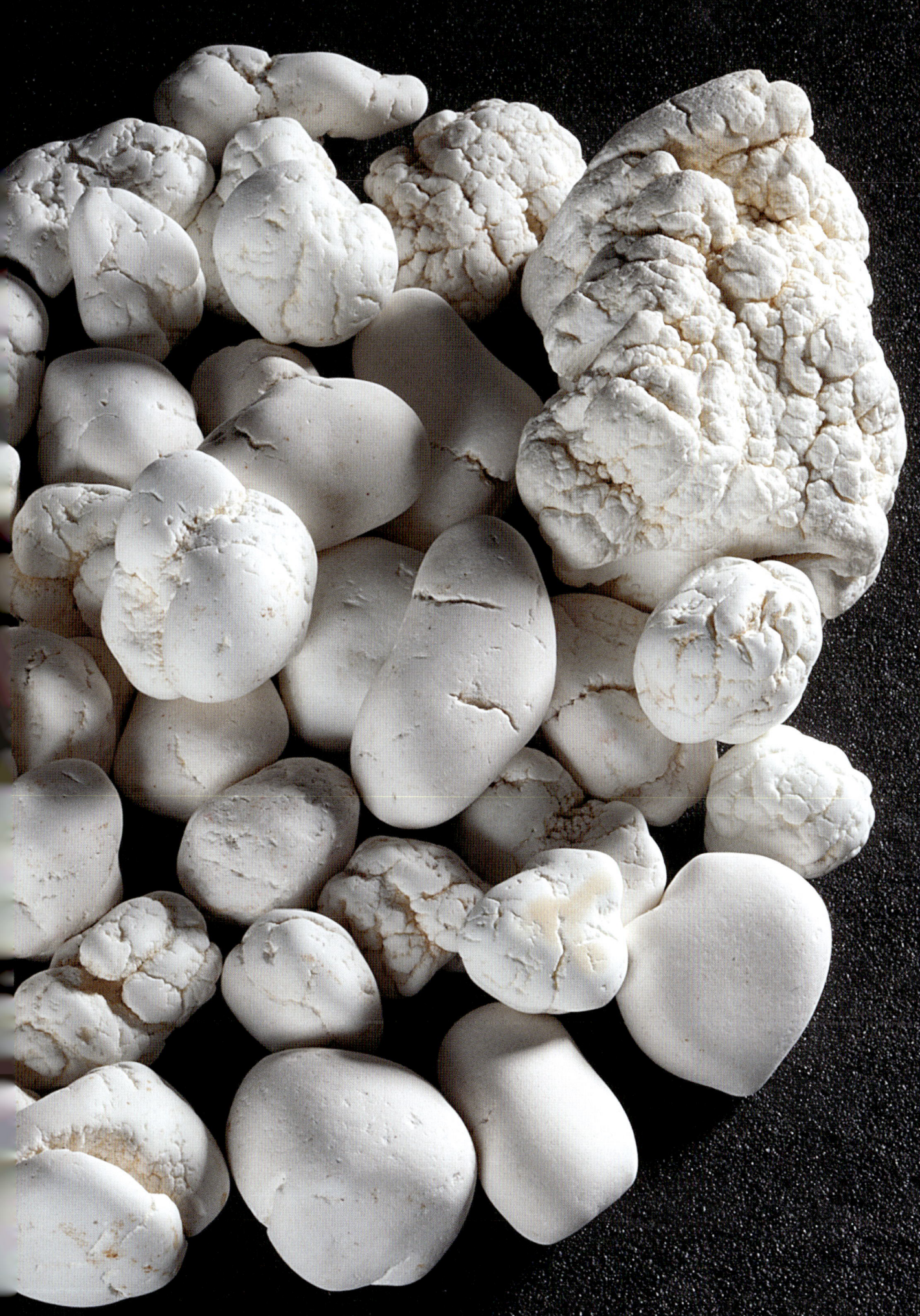

Abb.: Magnesit

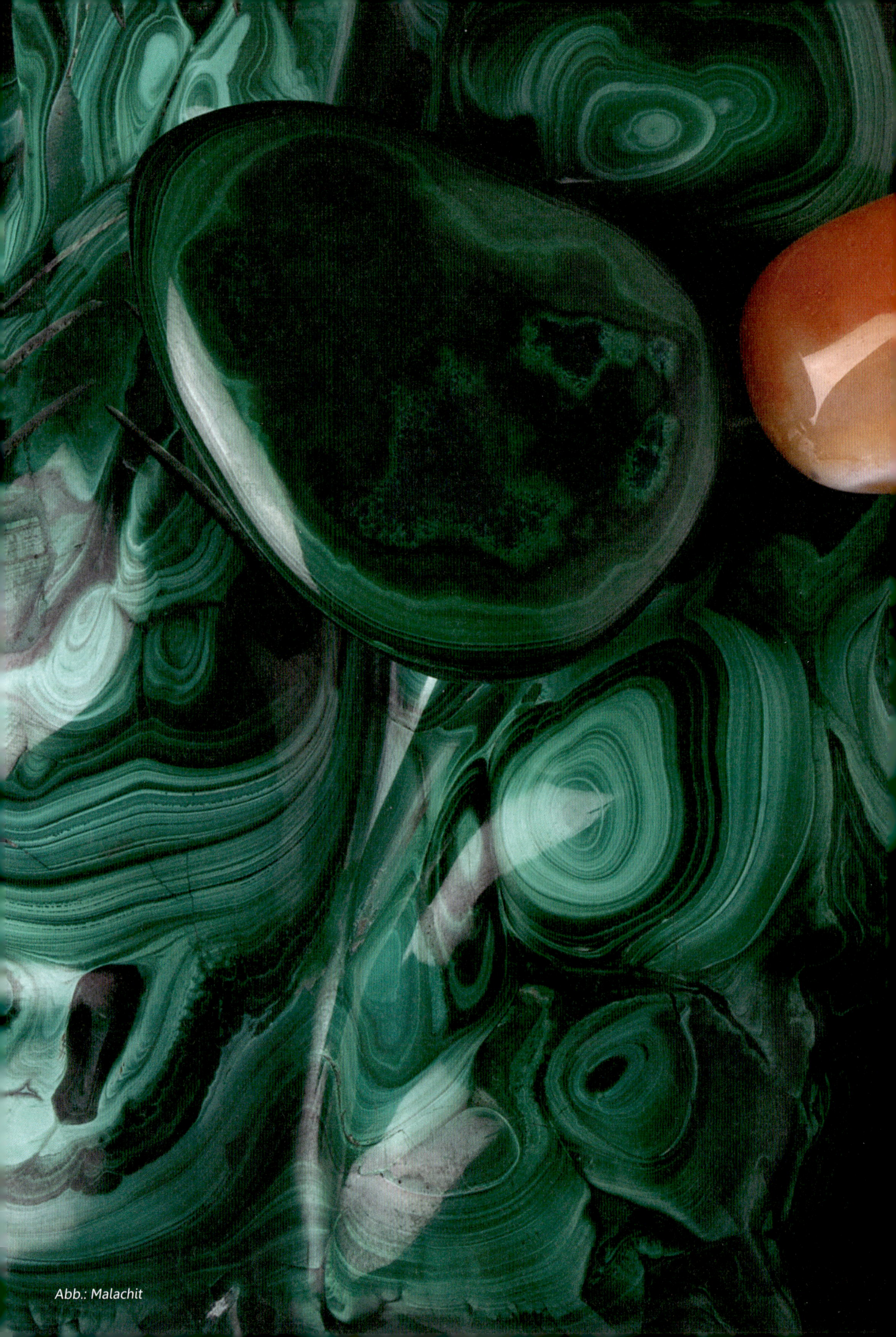

Abb.: Malachit

Malachit

Den dunkelgrünen Stein der Hoffnung, und einer der beliebtesten Steine Russlands, kennen viele Menschen.

Er enthält Kupfer und besitzt besondere Heilkräfte. Er harmonisiert und pflegt unsere Aura und die Aura unseres Zuhauses. Der Malachit ist eben ein Seelenstein.

Der Name Malachit kommt aus dem griechischen „Malache" und steht für „Malve". Die grüne Farbe des Malachit ähnelt sehr stark der Farbe vom Laub des Baumes.

Seit Jahrtausenden werden Amulette aus Malachit gegen Gefahr und Krankheit getragen. Besonders in Russland ist der Stein in aller Munde! Große Malachitmengen in Blöcken, die bis zu 50 Tonnen schwer waren, wurden in Russland abgebaut. Verwendet wurden sie in den Zarenpalästen zur Wandvertäfelung, z.B. im Winterpalast in St. Petersburg.

In Ägypten wurde der Malachit als Stein der Hoffnung und Zuversicht verehrt. Er ist ein Symbol für Kreativität und Wechsel. Er soll helfen, das innere Auge zu öffnen.

Der Malachit wird in vielen Kulturen als Stein der Frauen und der weiblichen Gottheit angesehen.

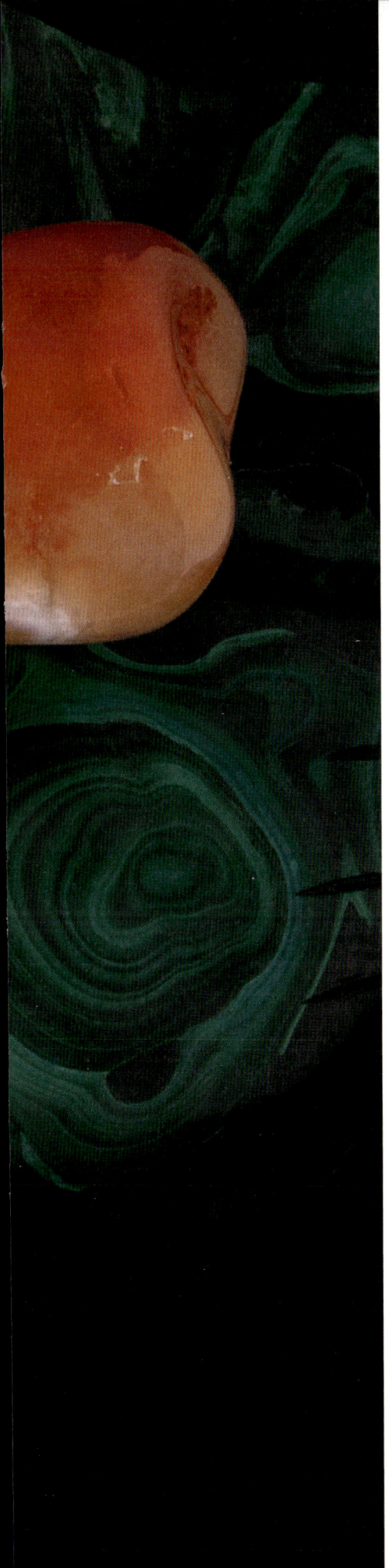

Abb.: Malachit

Wirkung

Als Malachit-Wasser oder Tee entgiftet es die Organe von Ablagerungen, gibt dem Körper neue Kräfte und reinigt von negativen Energien. Er regt aber auch den Stoffwechsel an und harmonisiert den Kreislauf. Zudem wirkt er positiv auf unser Nervenkostüm. Die großen Priester pulverisierten den Stein und stellten daraus Pasten und Salben her. Heute verwenden ihn Heiler als Auflage auf kranke Gelenke. Malachit ist der Stein der positiven Energie.

Empfehlungen

Als Amulettstein ist Malachit sehr beliebt. Er stärkt die Phantasie und Vorstellungskraft. Der Stein wirkt wie ein ganzheitlicher Stressfilter und lässt unsere Träume, Wünsche und Hoffnungen stärker in unser Bewusstsein rücken, damit wir sie auch verwirklichen können. Entscheidungsfähigkeit und eine klare Sicht der Realität wird gefördert.

Magische Arbeit mit Malachit ist auch bekannt. Dazu braucht man nur einen Malachitstein. Dieser wird 10 Minuten in der Hand gehalten. Er entfernt Blockaden und zieht einen passenden Partner an. In verschiedenen Ritualen kann man außerdem durch Malachit mehr Geld anziehen, die Kommunikation stärken, die Kreativität und Liebe erwecken.

Chakra

Das Herzchakra

Planet

Neptun
Der Neptunimpuls löst gute Emotionen aus, bringt unsere versteckten Gaben ans Licht und öffnet uns für neue Erkenntnisse.

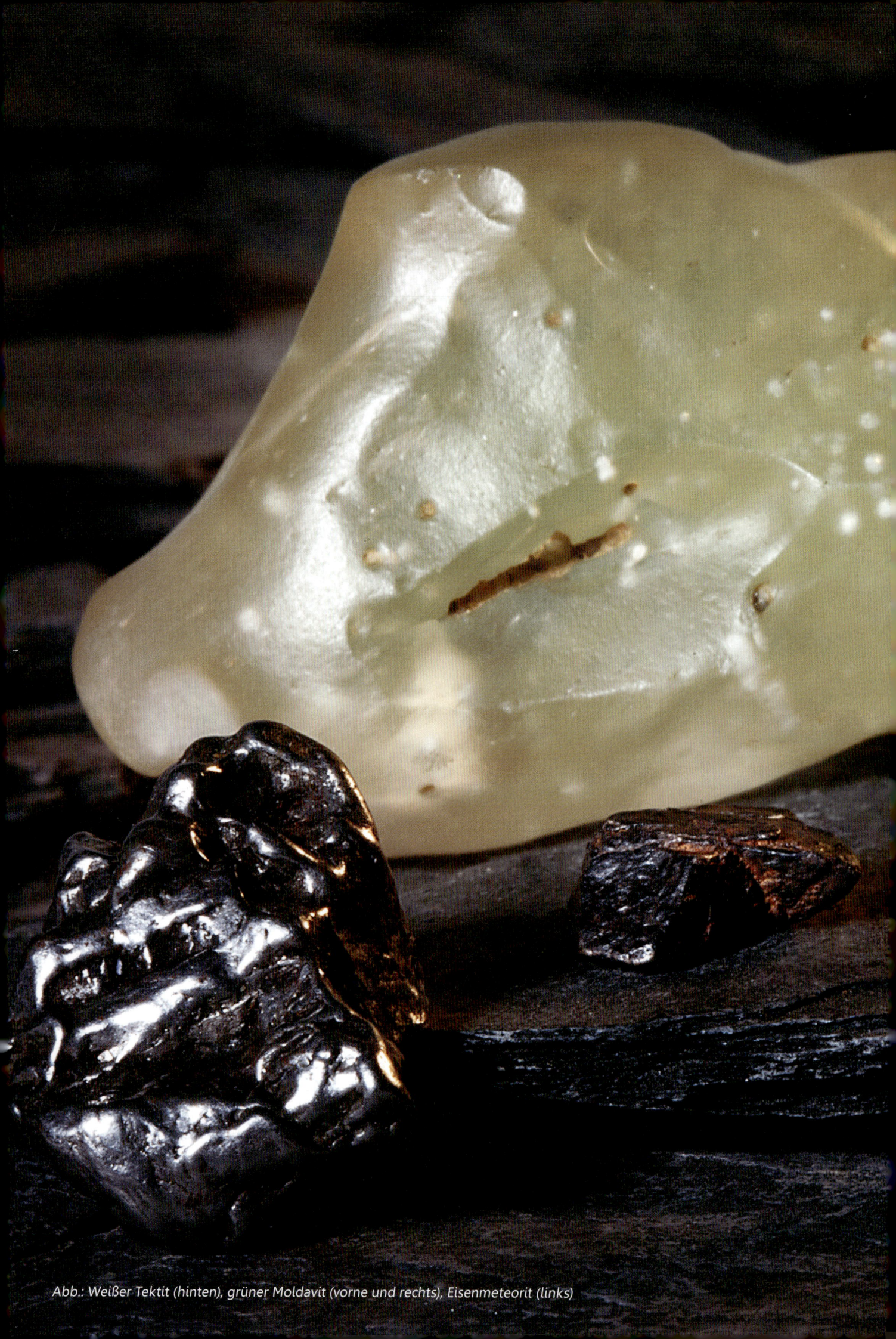

Abb.: Weißer Tektit (hinten), grüner Moldavit (vorne und rechts), Eisenmeteorit (links)

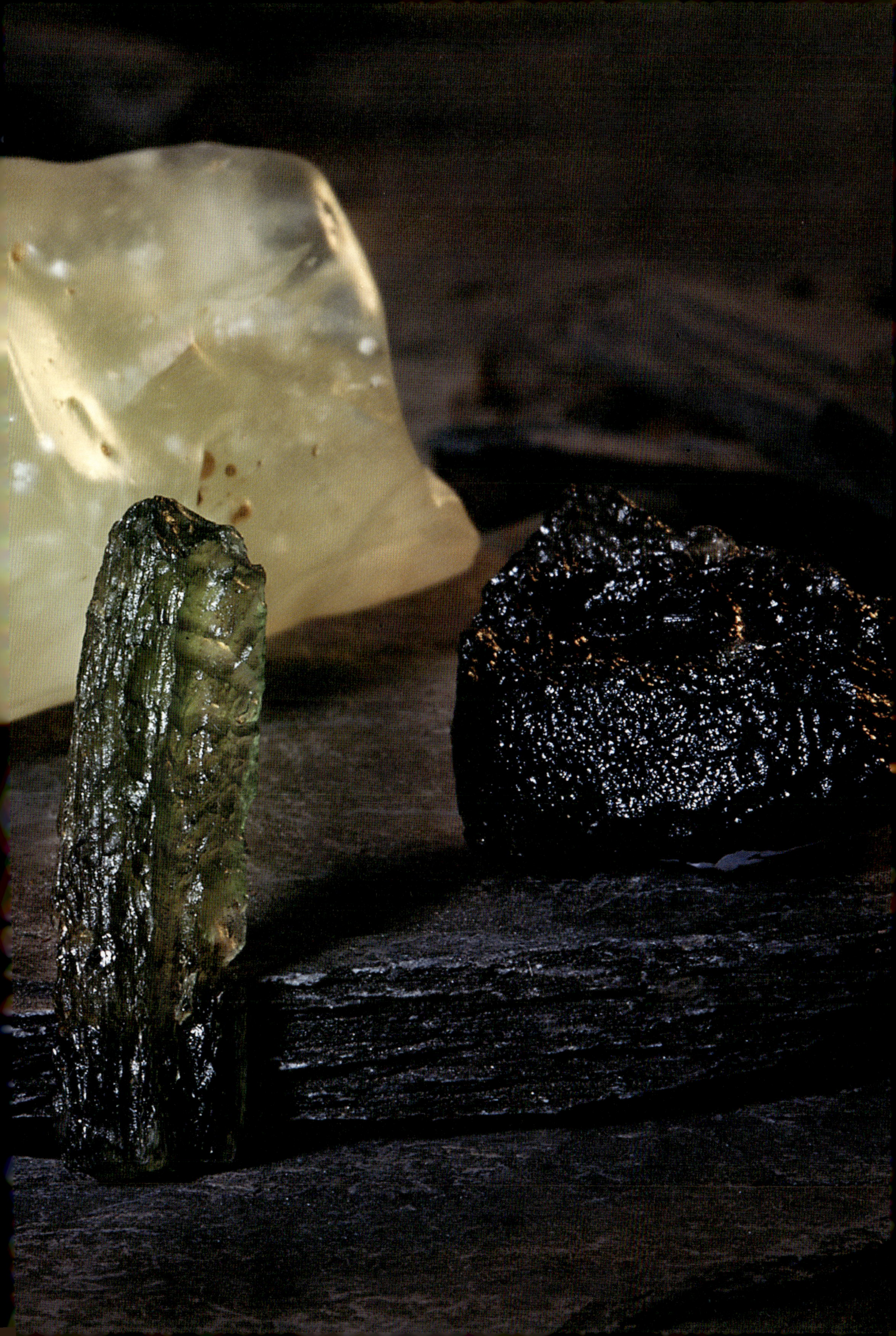

Meteoriten

Schwarz, metallisch oder durchsichtig – die Vielfalt an Meteoriten ist riesig groß. Und alle kommen aus dem All.

Meteoriten sind seltener als Edelmetalle und einige sind wertvoller als Diamanten! Man soll bedenken, dass sie nicht von unserem Planeten kommen. Sie sind Geschöpfe des Universums und unterstützen uns daher in der Neuzeit mit ihren einzigartigen Energien.

Sie helfen uns durch Ihre Impulse, den Zugang zum Kosmos zu finden und unterstützen uns bei der Transformation. Sie verbinden uns mit dem Kosmos – mit der Mutter aller Materie.

Ein Meteorit hat eine stabilisierende Wirkung auf das Energie-Immunsystem. Außerdem werden ihm Kräfte zugeschrieben, die den Alterungsprozess bremsen. Sie sollen negative Strahlen vom Körper fernhalten. Darüber hinaus zeigen Meteorite eine gute Wirkung auf die Psyche und harmonisieren unser Leben.

Sie unterstützen alle Chakren, besonders das 3. Auge, den Solarplexus, das Herz- und Kronenchakra. Tragen Sie einen Meteoriten, so warnt er Sie vor negativen Menschen. Das Gefühl das man hat, wenn man einen Meteoriten trägt, ist unbeschreiblich. Dieses einzigartige Gefühl des Eins-Seins mit dem Kosmos sollen viele Menschen, die sich entwickeln wollen, erleben.

Pallasit ist ein seltener und schöner Meteorit. Dieser „Stein" kosmischen Ursprungs, stammt aus dem Asteroidengürtel, der sich in einer Umlaufbahn zwischen Mars und Jupiter befindet. Diese beiden Planeten üben heute auf die Menschen eine spirituelle Kraft aus, die mit der Macht des Geistes verbunden wird. Dieser Meteorit ist ein Zeuge der Geburt unseres Sonnensystems und ein kosmischer Botschafter, der Impulse für die geistige Evolution der Menschheit setzt. Er verbindet unser Herzchakra mit unserem kosmischen Ursprung und enthält alle grundlegenden Informationen, wie sie zu Beginn der Entstehung unseres Sonnensystems vorhanden waren.

Der grünliche Olivin, als zentraler Bestandteil des Pallasiten, ist durch seine Farbe mit dem Herzchakra des Menschen direkt verbunden und lässt das Herz aufblühen und einige Geheimnisse des Universums verstehen.

Muonionalusta-Meteorit ist ein sehr seltener Eisenmeteorit. Gefunden wurde er Anfang des 20. Jahrhunderts nördlich des Polarkreises in Schweden. Er gilt als spektakulär, weil er eine besondere Struktur zeigt und sozusagen unter dem Gletscher gereift ist. Schweden wurde wiederholt in den letzten 1'000'000 Jahren vergletschert, so befand sich der Meteorit so lange darunter. Da die Gletscher eine besondere Wasserstruktur aufweisen und viele positive Informationen in sich tragen, die der Meteorit gespeichert hat, werden sie uns direkt weiter vermittelt.

Alle Meteoriten bieten uns die Möglichkeit, mit der ursprünglichen Kraft des Kosmos und der Erde Kontakt aufzunehmen, uns mit ihr zu verbinden. Er unterstützt, als kosmischer Botschafter, den Prozess der planetarischen Heilung und Transformation, die wir alle bereits erleben! Somit lässt uns diese Energie von einem liegenden Menschen zu einem laufenden Menschen werden.

Eisenmeteorit hält negative Computer-Strahlen vom Körper fern. Er hat eine stabilisierende Wirkung auf das Immunsystem.

Weitere Meteorite sind Tektit und Moldavit.

Empfehlungen

Meteoriten werden fast ausschließlich als Amulettsteine empfohlen.

Man kann einen Meteoriten auch als Glücksbringer in der Geldbörse aufbewahren.

Chakra

Alle Chakren

Planet

Merkur und Saturn
Die Merkur-Saturn-Impulsmischung lässt unseren Geist arbeiten, um mehr Sicherheit zu bekommen. Er gibt uns Mut zum Risiko und bringt neue Menschen in unser Leben.

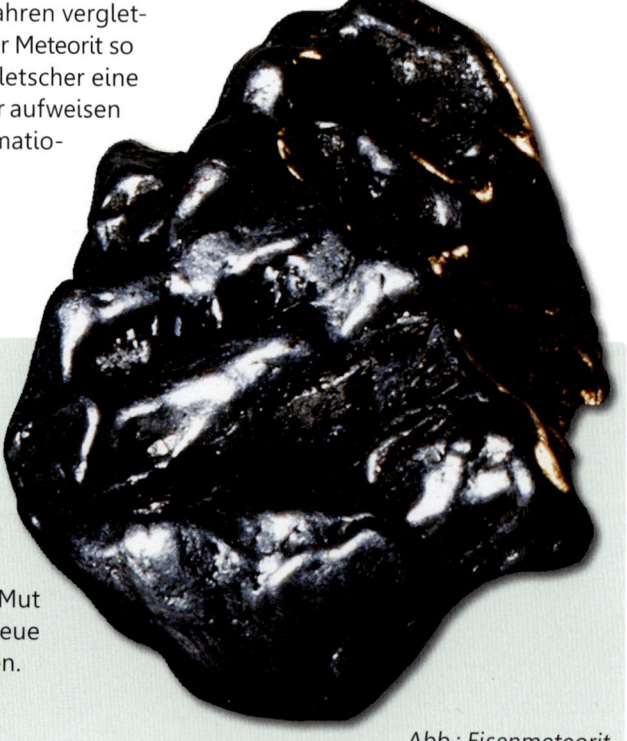

Abb.: Eisenmeteorit

Mondstein

Dieser gelb-transparente Stein ist seit tausenden Jahren in Gebrauch. Er beseitigt Ängste und macht intuitiv. Nach einer alten Legende wurde der Mondstein an die Stirn des vierhändigen indischen Gottes gesetzt, den man mit dem Mond assoziiert.

In der Antike war man davon überzeugt, dass der Mondstein durch die Erstarrung der Mondstrahlen entstand. Im antiken Rom nahm man an, dass der Mondstein im Mond gebildet wurde und sein Bild abhängig von den zu- und abnehmenden Mondphasen sich änderte.

Die Römer dachten, in jedem Mondstein die Abbildung von Diana, ihrer Mondgöttin, sehen zu können.

Nach einer asiatischen Legende bedeutet der Mondstein „keine Tränen", weil es bei Mondanwesenheit keinen Regen gab.

Im Mittelalter glaubte man sogar, im tiefem Schlaf seine Zukunft sehen zu können, wenn man, kurz bevor man einschlief, in den Stein blickte.
Und in den arabischen Ländern gilt er als der Stein der Fruchtbarkeit. Viele Frauen tragen deshalb den Stein versteckt in ihrer Kleidung.

Wirkung

Der Mondstein eignet sich zum Ausgleich Ihrer Seele und zur Gesundheitsvorsorge. Er ist der Stein der Frauen, aber auch des weiblichen Anteiles bei beiden Geschlechtern. Er steuert den Stoffwechsel und erleichtert alle Wehwehchen, die mit Hormonen zu tun haben.

Empfehlungen

Als Amulett wird der Mondstein oft getragen. Er gilt als Intuitionsstein und Stein des Herzens. Durch die anregende Wirkung auf die Zirbeldrüse wird die unbewusste Wahrnehmung von Licht erhöht. Dies steigert die Medialität und die Hellsichtigkeit. Durch ihn wird sogar die Traumerinnerung erhöht.

Der Edelstein hilft, besser über die Wechseljahre zu kommen. Wer ihn nicht als Schmuck tragen möchte, kann ihn auf Stirn oder Herz auflegen.

Er besitzt eine stark Blockaden lösende Wirkung. So bringt der Mondstein emotionale Spannungen weg, stärkt das Positive und die Kreativität sowie die Selbstentfaltung und innere Gelassenheit.

Chakra

Nabelchakra, Sakralchakra, Herzchakra

Planet

Mond
Die Mondfrequenz gibt uns die Antwort, warum wir da sind. Sie öffnet uns die Augen für die Realität, die man aus den Augen verloren hat.

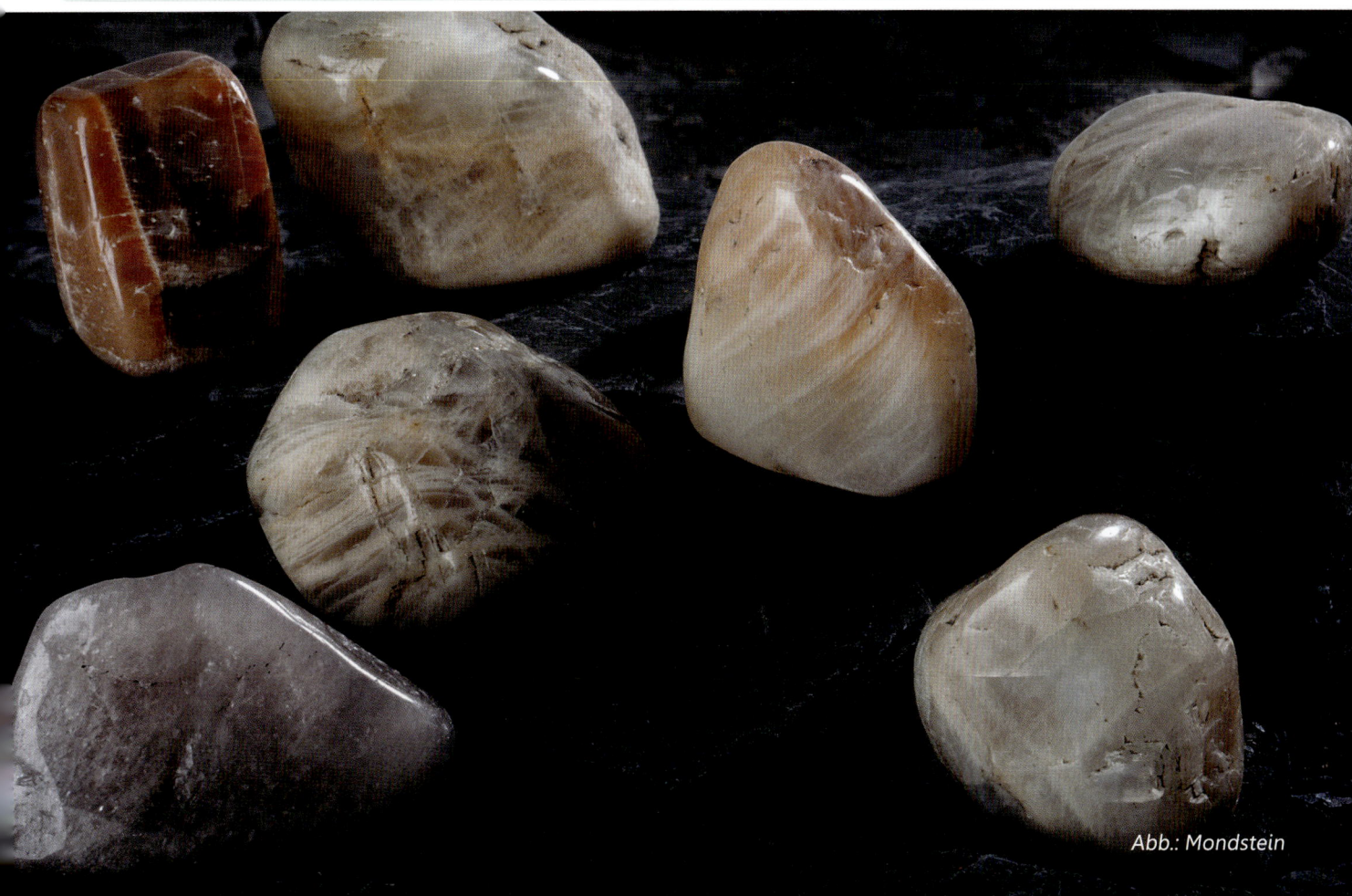

Abb.: Mondstein

Nephrit

Wirkung

Der Nephrit schützt den Körper und die Seele vor Überlastungen. Er hilft, den Körper zu entgiften.

Empfehlungen

Viele Heiler verwenden den Stein zum Auflegen sowie zum Herstellen von Nephrit-Wasser, Tee oder sogar Wein.

Das Edelsteinwasser kann jeder selbst Zuhause herstellen. Zur Zubereitung werden 3 mittelgroße Edelsteine genommen, die in 2 Liter Wasser gelegt werden. Ohne zu kochen, kann man die Steine 10 Stunden im Wasser entfalten lassen. Danach ist das Wasser fertig zum Einnehmen.

Bei der Teevorbereitung kocht man das Wasser ohne Steine und übergießt sie dann mit dem Wasser. Nach 20 Minuten ist der Tee fertig.

Bei der Weinvorbereitung legt man 2 mittelgroße, je ca. 30 Gramm schwere Steine pro Liter Wein in die Flasche und lässt sie 1 Woche ziehen.

Chakra

Herzchakra, Sakralgegend

Planet

Neptun
Die Neptun-Frequenz hilft, alles Geplante anzupacken und zu powern

Dieser grün-bläuliche Stein wird oft mit Jade verwechselt. Er beinhaltet Kalzium und gilt als Schutzstein der Indianer. Schon sein Name verrät, dass er mit den Nieren zu tun hat.

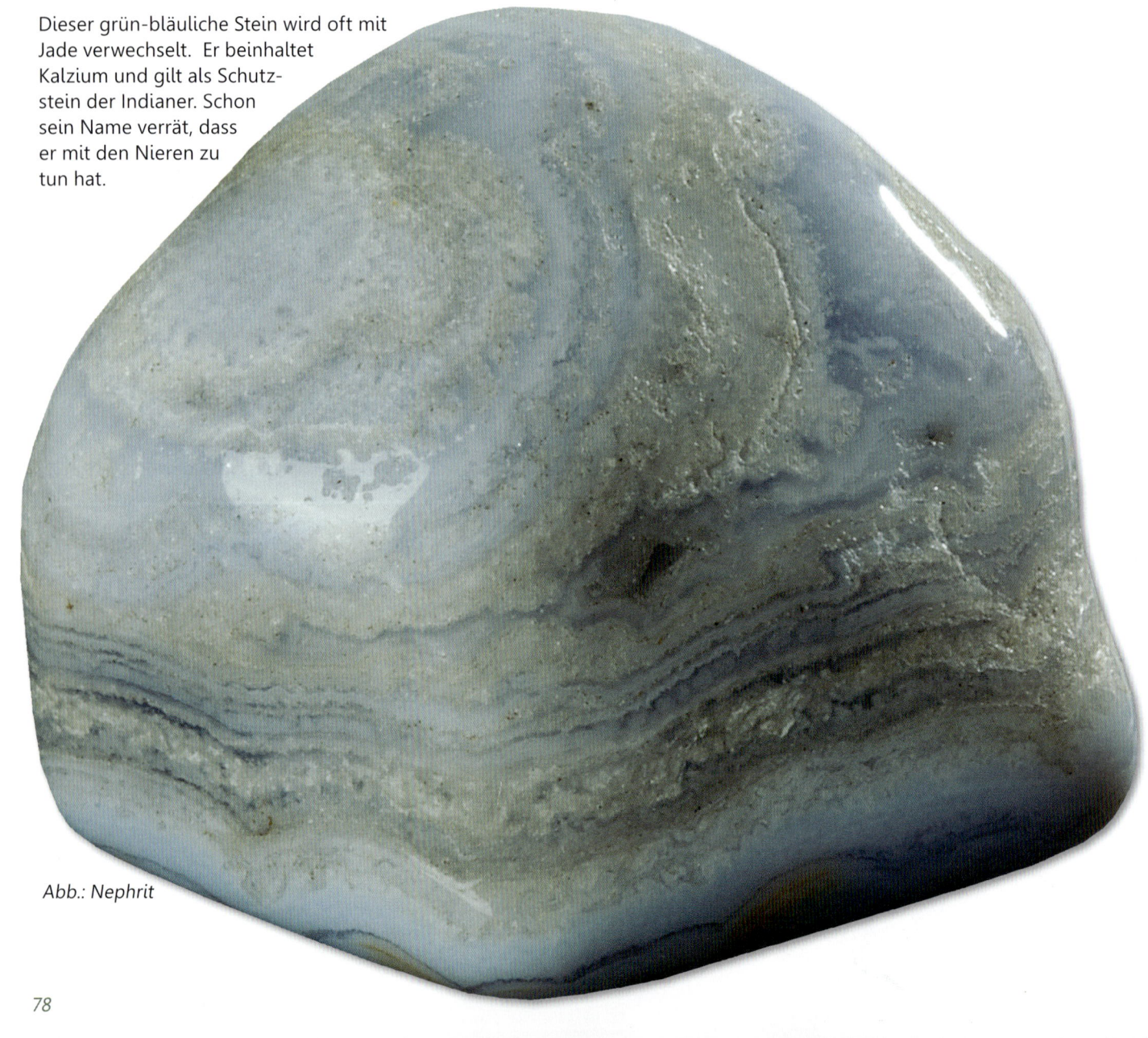

Abb.: Nephrit

Obsidian

Obsidiane gelten als Steine der Götter und sind sehr beliebt. Schwarz, grün, braun oder gar violett, glänzend und oft mit weißen oder grauen Flecken, bringen Sie uns Schutz und Segen.

Der Obsidian ist nach dem Römer Obsius benannt, der ihn von Äthiopien nach Rom brachte. Der Stein entsteht durch plötzliche Abkühlung von vulkanischer Lava an der Luft oder im Wasser, also durch einen Temperaturschock.

Er ist ein natürlich vorkommendes vulkanisches Gesteinsglas. In der Steinzeit wurden aus dem Obsidian Messer und Jagdwaffen gefertigt. In Mesopotamien fand man Jagdwaffen, die 9'000 Jahre alt sind.

Der schwarze Obsidian, auch unter dem Namen Apachentränen bekannt, geht auf eine Legende zurück. Es waren die Tränen der Indianerfrauen, die um ihre Männer trauerten, die im Kampf gegen die US Kavallerie von einer Klippe hinunter getrieben wurden.

Die Griechen glaubten wiederum, dass der Schneeflockenobsidian der Stein der Realität sei, welcher seinem Träger durch die weißen Wolken mehr Licht in die Seele bringe.

Von den Indianern in Mexiko und Mittelamerika wurde der Obsidian als wichtiger Schutzstein verehrt. Sie gingen davon aus, dass der Stein alles Schlechte vom Körper seines Trägers fernhält.

Beim Regenbogenobsidian waren sie der Meinung, dass die Götter, wenn sie auf die Erde kamen, in einem Regenbogenobsidian wohnen.

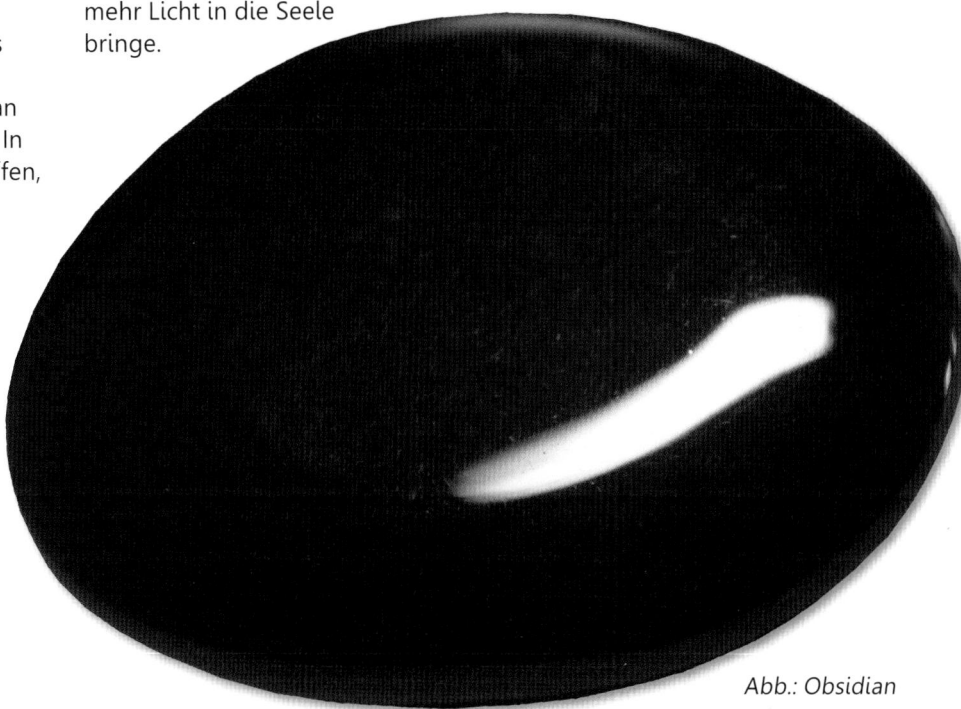

Abb.: Obsidian

Wirkung

Der Obsidian stärkt unser Abwehrsystem. Er ist der Stein der Spiegelung. Durch die plötzliche Abkühlung, wodurch der Obsidian entsteht, ist er sehr gut dafür geeignet um Traumatisierungen, Ängste oder Schocks aus der Vergangenheit aufzulösen. Auch verdrängte Erlebnisse und Gedanken macht er uns bewusst.

Er spiegelt uns unsere Schwachstellen wieder und unterstützt uns, diese aufzulösen. Schocks werden auf der Zellebene gelöst, welche durch Verletzungen entstanden sind. Menschen mit Zukunftsangst verhilft er positiv in die Zukunft zu schauen.

Empfehlungen

Zusammen mit Bergkristall fördert er unsere spirituelle Fähigkeiten, löst energetische Blockaden und schützt vor energetischen Übergriffen und Fremdenergien. Zu diesen Zwecken werden diese Steine direkt am Körper getragen.

Der Obsidian verhilft uns dazu, mehr auf das innere Sehvermögen zu achten. Er hilft loszulassen, was man nicht mehr festhalten sollte.

Der Stein ermöglicht uns den Vorstoß in verborgene Bereiche, öffnet uns die Türen und lässt ungenutzte Talente, Energien und Gefühle frei. Dazu nimmt man einen Edelstein für 5 Minuten täglich in die Hand.

Möchten Sie alten Ballast oder eine andere Person loslassen? Versuchen Sie Folgendes:
Nehmen Sie einen schwarzen Briefumschlag. In den Briefumschlag geben Sie einen Obsidian und einen Zettel, auf dem das steht, was Sie loslassen möchten. Kleben Sie den Briefumschlag zu und legen Sie ihn zur Seite. Lassen Sie ihn so lange liegen, bis alles losgelassen ist. Danach werfen sie ihn weg.

Chakra

Kronenchakra, das 3. Auge

Planet

Saturn
Saturnimpuls lässt und uns an uns selbst glauben und Berge versetzen.

Onyx

Den schwarzen, sowie grünen, gelben und braunen Onyx kennen die meisten Menschen. Am bekanntesten ist jedoch der schwarze Stein. Er gehört zu den Schmucksteinen aller Völker und wird bis heute gegen schwarze Magie und das sogenannte Vergucken (böser Blick) verwendet.

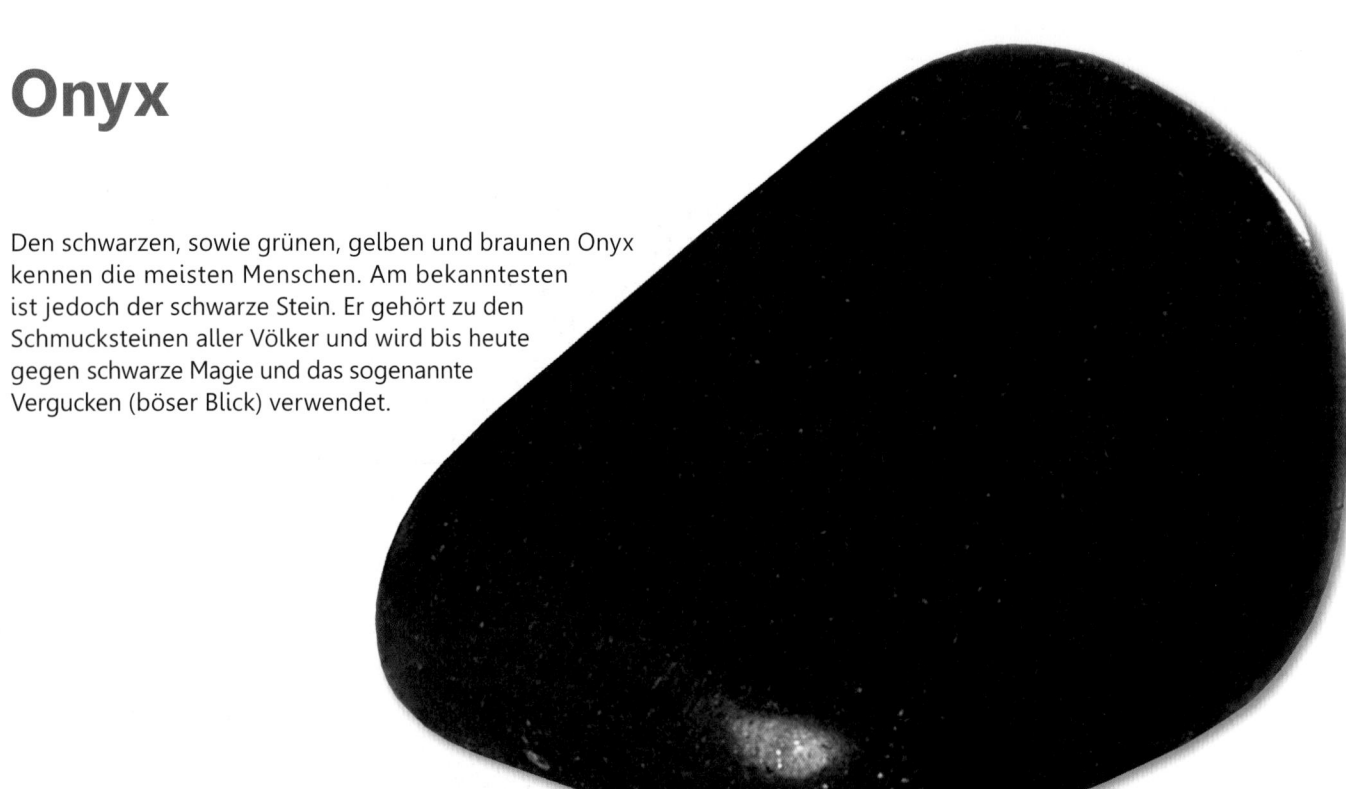

Abb.: Onyx

Wirkung

Dieser Stein bewahrt die Haut vor Entzündungen. Das Steinwasser lässt die Nägel und Haare wachsen. Er verstärkt die Heilung nach Operationen und hilft auch bei Krampfadern. Ansonsten wird er als Schutzstein getragen.

Empfehlungen

Um das Edelstein-Wasser für die Haut herzustellen, benötigen Sie 1 Liter Wasser und einen 30 g schweren Onyx-Stein. Legen Sie den Stein ins Wasser und lassen ihn 6 Stunden wirken. Danach kann das Wasser verwendet werden.

Chakra

Alle Chakren

Planet

Saturn
Saturnimpuls macht kämpferisch und gibt Mut zur Tat.

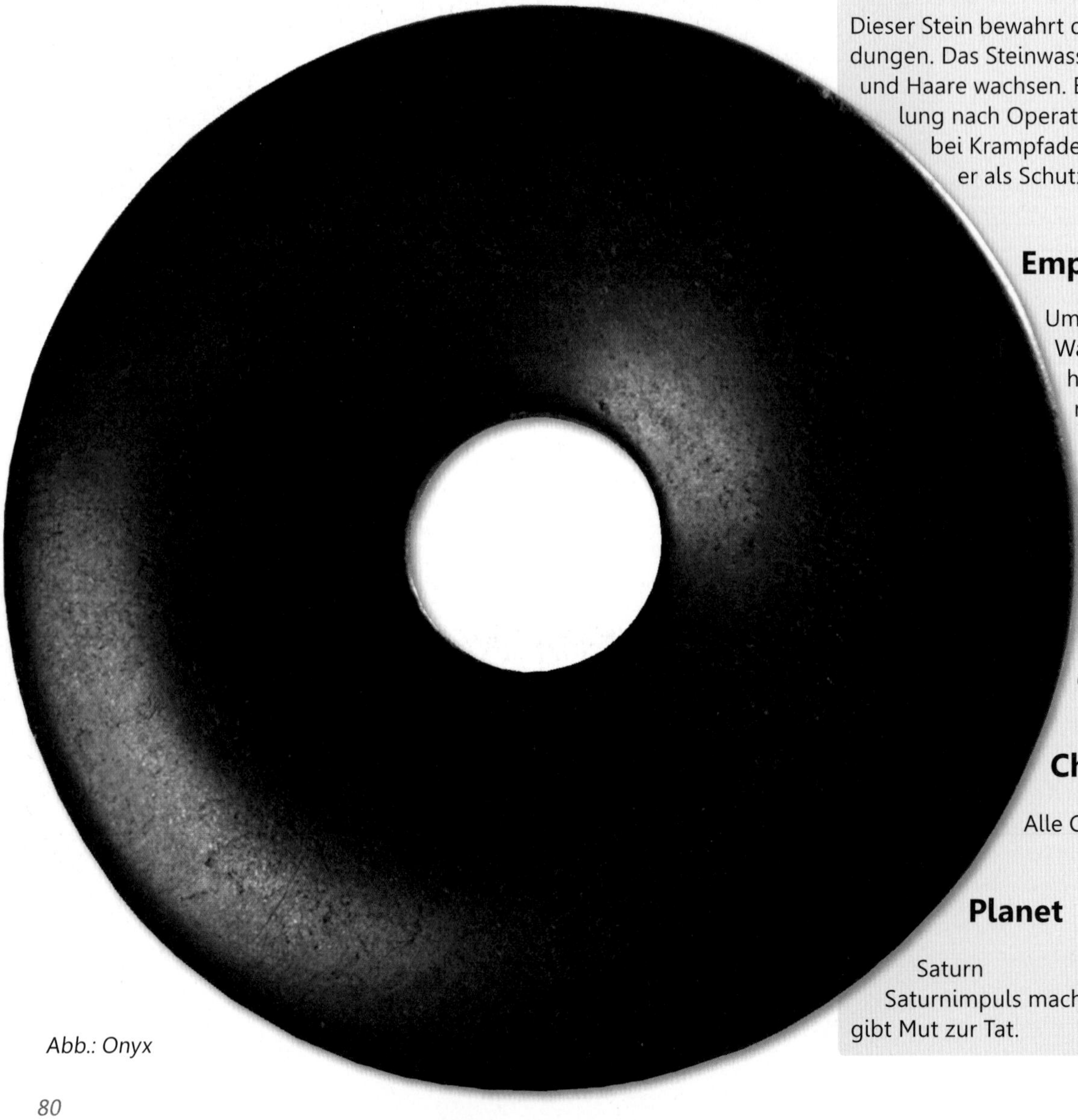

Abb.: Onyx

Perle

Weiß, schwarz, gelb oder grau... Es gibt Perlen in vielen Farben! Die göttlichen Tränen, die königliche Schönheit – Die Perle hat mehrere Namen. Sie besteht aus Kalzium, tut daher der Haut und den Knochen gut.

Perlen faszinierten Menschen schon vor über 2'000 Jahren vor Christus.

Echte Perlen gehören zu den frühesten Schmuckstücken der Menschheit.

In China waren Perlen Zahlungsmittel an den König. Die Perle steht in China für Würde, Weisheit und Reichtum. Hoch geschätzt war die Perle auch in Persien, Rom, Moskau und Griechenland.

Die Völker der alten Welt glaubten, die Perle besteht aus himmlischem Tau und aus dem milden Licht des Mondes.

Im Mittelalter erhielten Perlen zudem einen sakralen Charakter. Sie galten als Zeichen der Liebe zu Gott. So entwickelte sich eine klösterliche Perlstickerei.

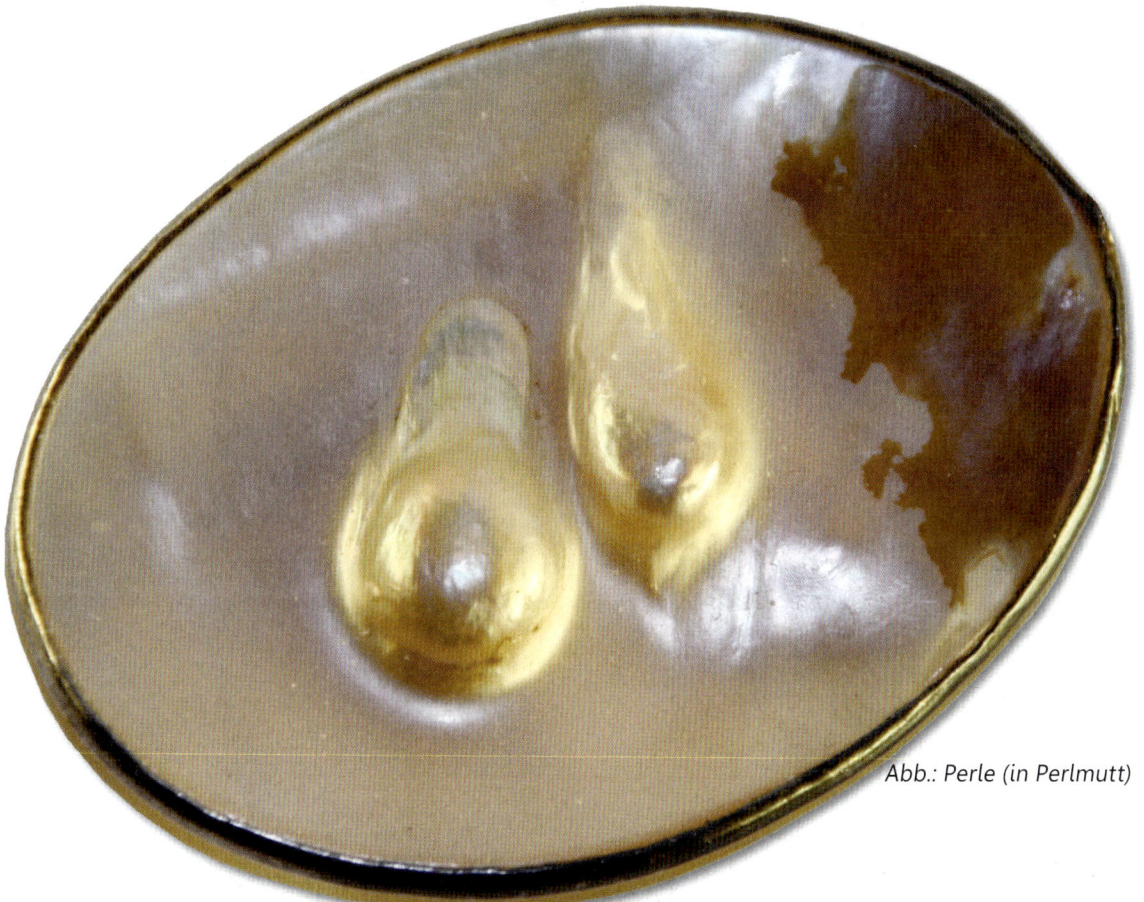

Abb.: Perle (in Perlmutt)

Wirkung

Für viele Völker sind Perlen die direkten Boten der Götter. Sie wirken positiv auf die Zähne und die Schleimhäute. Die Perle hilft bei chronischen Kopfschmerzen, unterstützt die Haut und wird von vielen Heilern gegen Allergien verwendet.

Perlen bewahren auch vor psychischen Erkrankungen wie Fett- und Magersucht und sind Lichtbringer der höchsten Stufe. Sie werden meistens direkt auf der Haut getragen. So geben Perlen ihre Energie direkt an unseren Körper weiter.

In Russland sagt man, dass die Perle gegen Altersschwäche wirkt und jung hält.

Empfehlungen

Beim Tragen der Perle hat man die Kraft des Meeres in sich. Dadurch werden Reinigungs- und Ausscheidungsprozesse im Körper angeregt. Der hohe Kalzium- und Eiweißgehalt der Perle wirkt sich positiv auf Knochen und Gelenke aus.

Die Perle ist ein Symbol der Schönheit, Reinheit und Ehrlichkeit. Alte starre Denkmuster können durchbrochen werden. Sie vermittelt ein Geborgenheitsgefühl. Dazu empfiehlt es sich, die Perlen täglich in die Hand zu nehmen.

Chakra

Solarplexus

Planet

Mars und Mond
Mars-Mondimpulse sind die Impulse der Umsetzung und des Reinbeißens. Wenn man keine Ziele mehr vor Augen hat, gibt uns der Impuls neue Kraft zur Suche.

Perlmutt

Perlmutt ist die Muschel. Sie sieht nicht nur schön aus, sondern hat heilende Fähigkeiten.

In erster Linie bewirkt Perlmutt Ruhe für die Psyche und versorgt die Knochen mit Calzium.

Wirkung

Perlmutt lindert Rheuma und wird oft als Pulver zum Einnehmen angeboten. Durch den Kalkgehalt wirkt Perlmutt gegen Kalkstoffwechselstörungen und Mundgeruch.

Empfehlungen

Bei Zahnfleischproblemen empfehlen sich Mundduschen mit Perlmuttwasser. Um so ein Wasser vorzubereiten, brauchen Sie einige Perlmuttstücke. Legen Sie sie abends in 1 Liter Wasser. In der Früh kann das Wasser zum Gurgeln und Zähneputzen verwendet werden.

Chakra

Alle Chakren

Planet

Mars und Neptun
Der Mars-Neptun-Impuls lässt uns reden. Er bringt uns dazu, dass wir unseren Mund aufmachen und aus der Seele heraus sprechen.

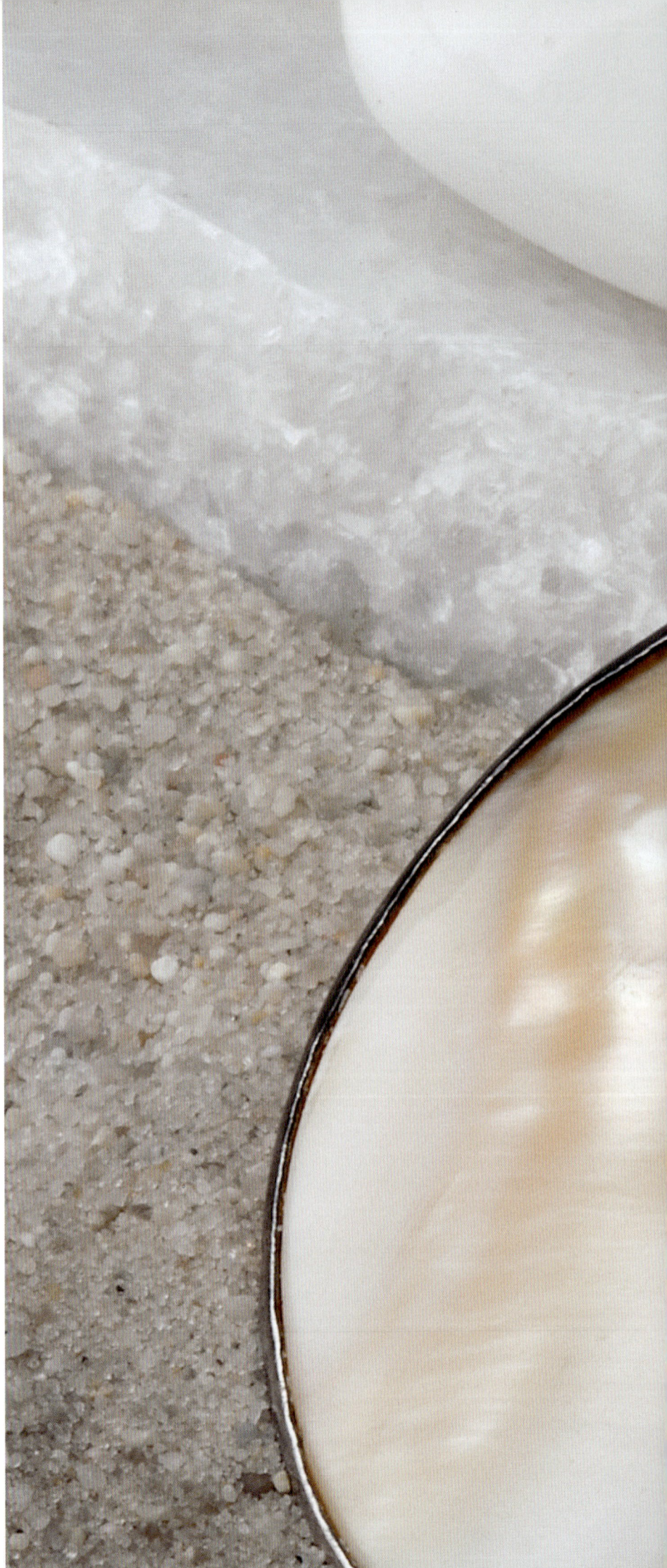

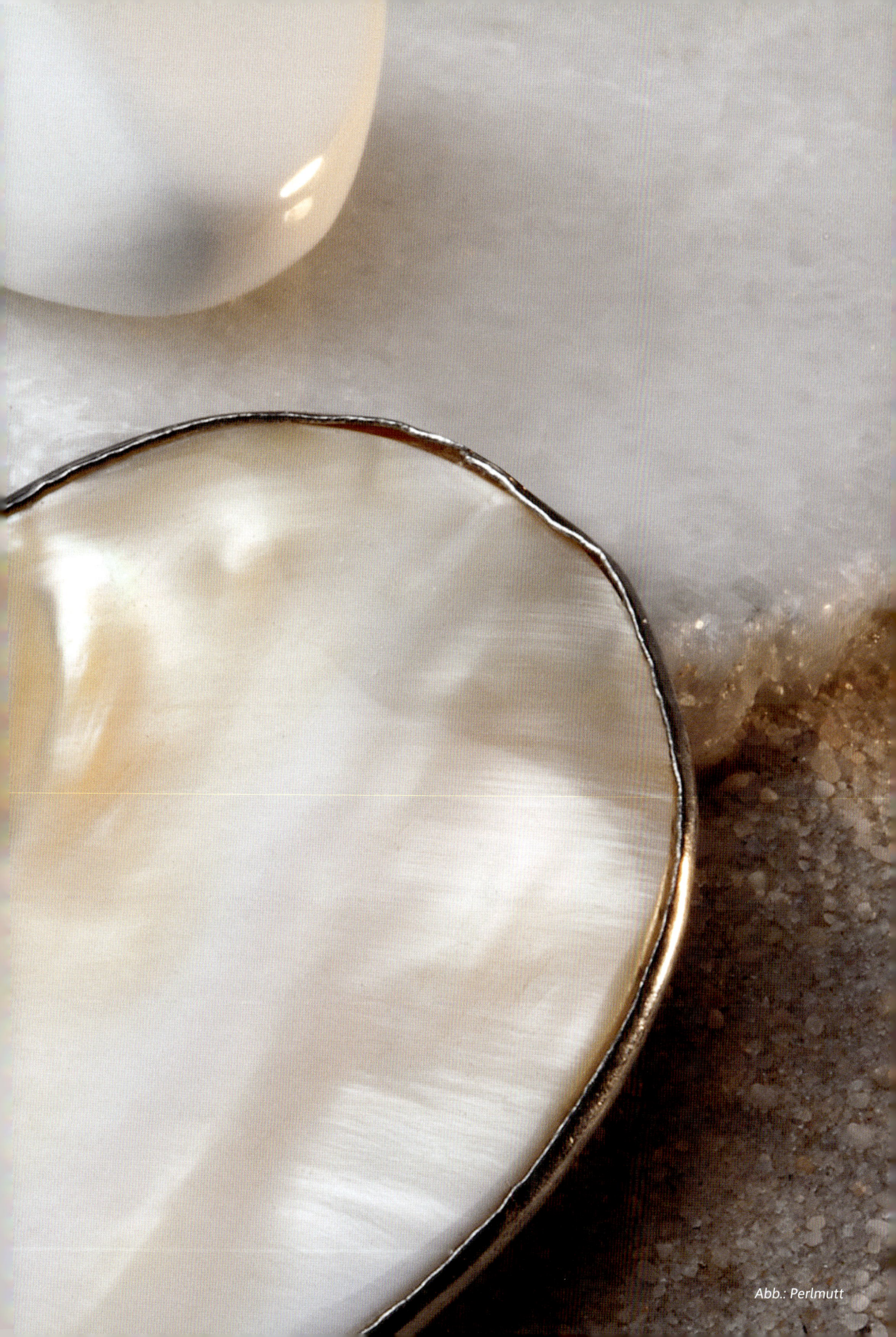

Abb.: Perlmutt

Pyrit

Gold glänzende Steine wurden schon früher mit Gold verwechselt. Pyrit ist jedoch ein Gemisch aus Eisen und Schwefel und hat mit dem Gold nichts zu tun.

Der Pyrit befreit uns vor Ängsten und Depressionen. Man erhält ihn im Handel als Brocken, geschliffen oder als Pyritsonne. Die Pyritsonnen werden in Kohlenwerken gefunden.

Der Pyrit stammt aus dem griechischen und bedeutet „Feuerstein". Zurück geht es auf die Eigenschaft, dass der Pyrit Funken schlägt, wenn man zwei Steine aufeinander klopft. Da das Feuer in ihm wohnt, wurde er als magischer Stein gerne zu Amuletten verarbeitet.

Im alten Griechenland wurde er als Energiestein verwendet, da er die Kraft aller Steine verstärkt. Seit dem Mittelalter spricht man ihm die Fähigkeit zu, regulierend auf den Fluss der Körpersäfte einzuwirken.

Griechen, Römer und Alchemisten glaubten im Mittelalter, dass in Pyrit das Geheimnis des Goldes verborgen sei.

Wirkung

Der Pyrit lindert Verdauungsprobleme und löst Körperblockaden. Heiler behaupten, dass der Stein sogar gegen Ticks Wirkung zeigt!

Er verstärkt das harmonische Zusammenspiel der Drüsen und Organe und wirkt sich stimulierend auf das Nervensystem aus. Der Pyrit löst Verspannungen der physischen und psychischen Art.

Die Forschung hat nachgewiesen, dass zur Entstehung des Lebens notwendige organische Molekülbausteine, sogenannte Biopolymere, auf Oberflächen von Pyritkristallen entstehen können. Diese Vorstellung bietet eine Alternative zur bisher gängigsten Theorie von der Entstehung des Lebens in der Ursuppe, da Pyrit kurz nach der Entstehung der Erde bereits vorhanden war.

Mit Hilfe von Pyrit erhalten wir die Fähigkeit, tief verwurzelte Muster aus der Kindheit aufzulösen. Er macht uns auf Heimlichkeiten aufmerksam, die lange im Inneren verborgen lagen.

Empfehlungen

Schaut man den stark glänzenden Stein an, erfüllt er uns mit Klarheit, Kraft und der Wärme der Sonne.

Der Pyrit entfaltet während der Meditation Kraft durch das Sonnengeflecht.

Auch in Verbindung mit anderen Farbsteinen ist der Pyrit ein zusätzlicher Energiebringer, welcher auch das Vordringen der Kräfte anderer Steine beschleunigt.

Chakra

Solarplexus

Planet

Jupiter
Der Jupiterimpuls lässt uns denken und fokussiert unseren Geist auf das Wesentliche. Er bringt uns Erfolge und Selbstvertrauen.

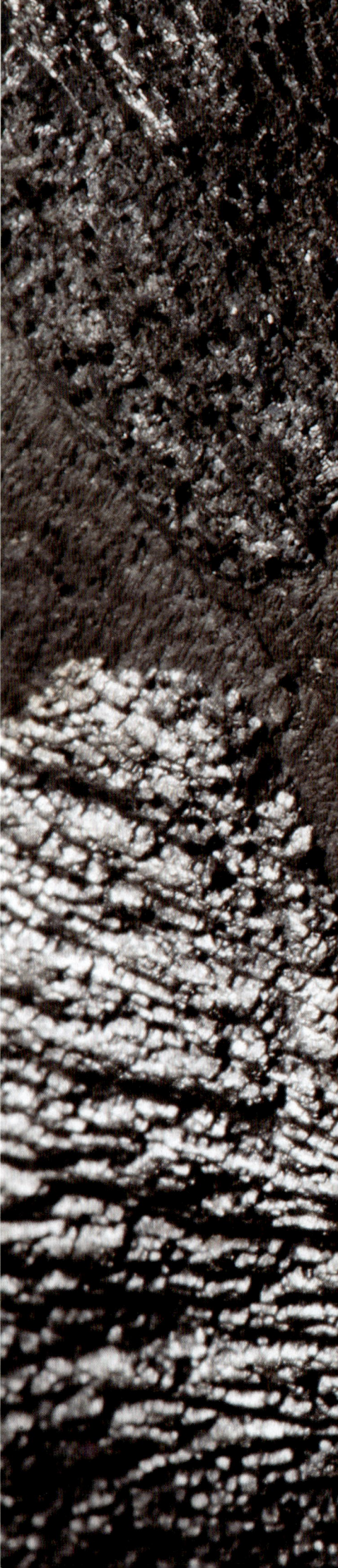

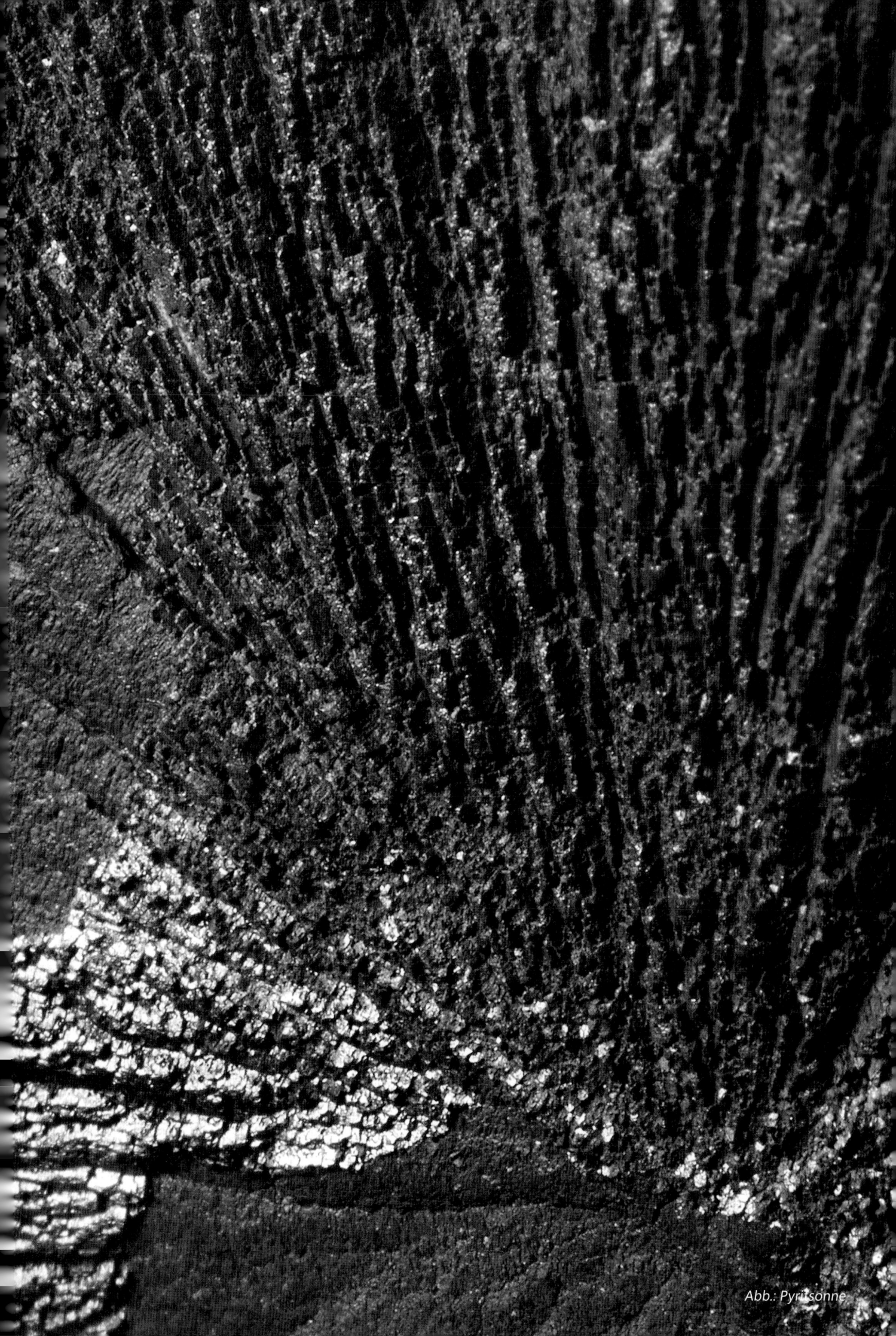

Abb.: Pyritsonne

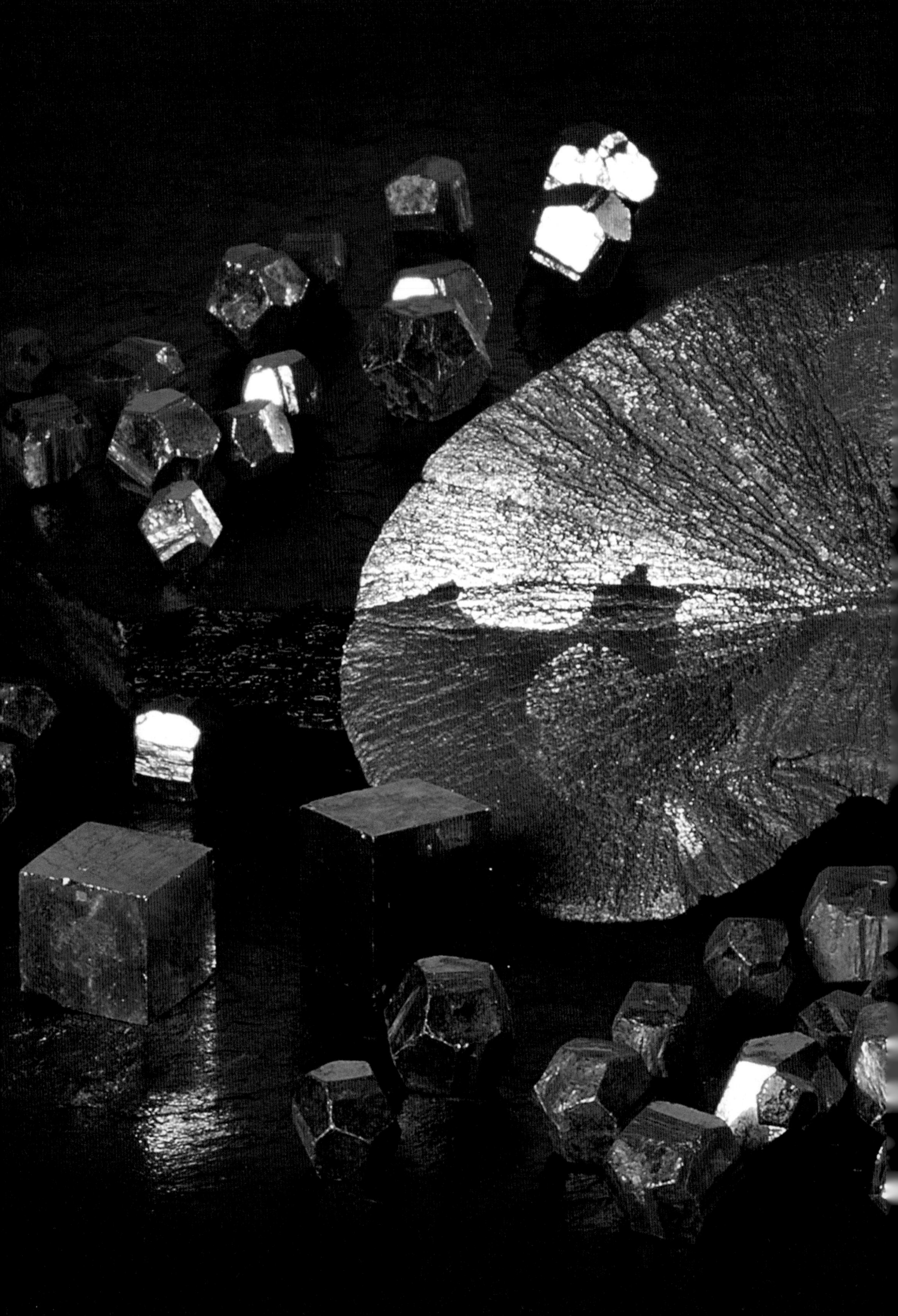

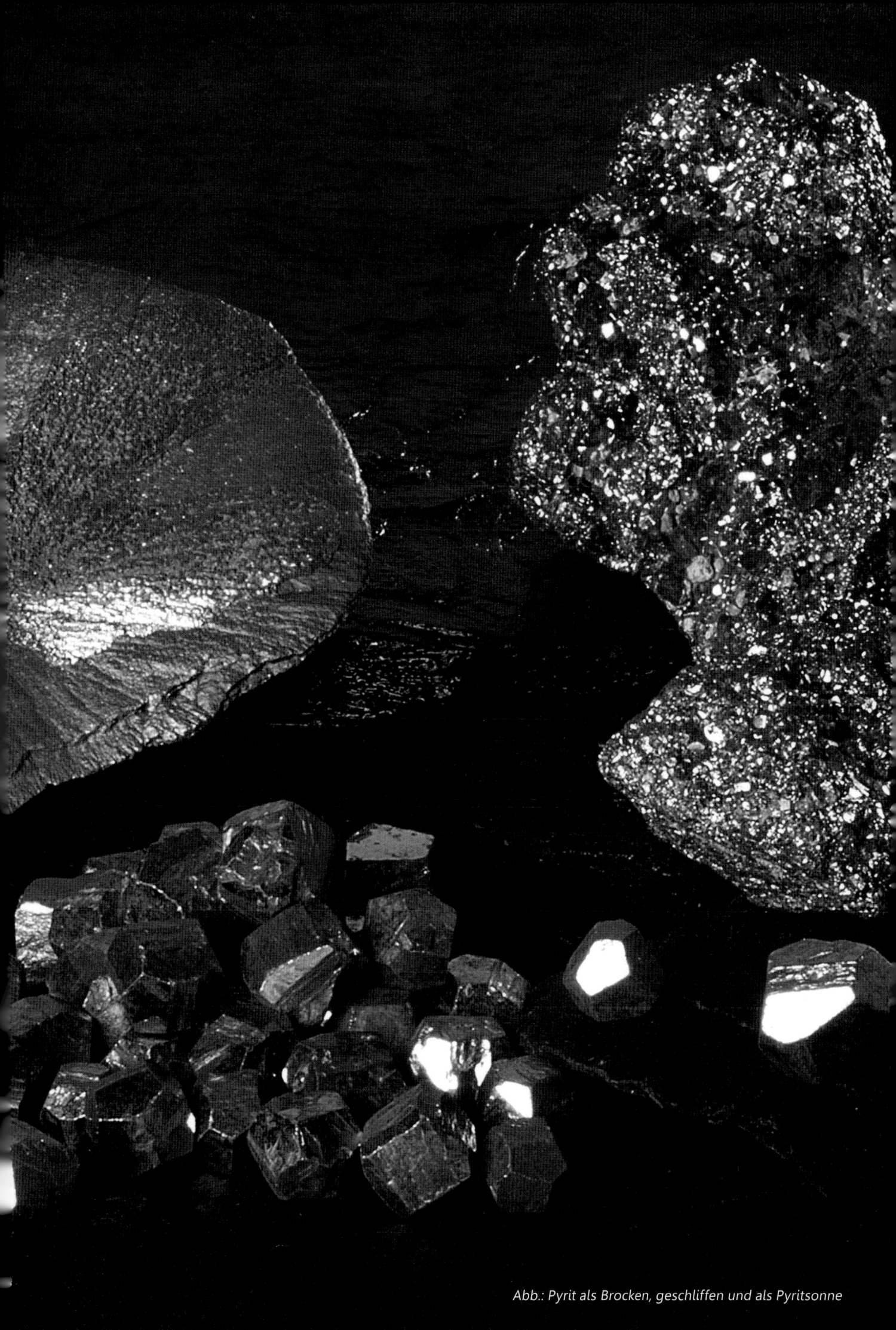
Abb.: Pyrit als Brocken, geschliffen und als Pyritsonne

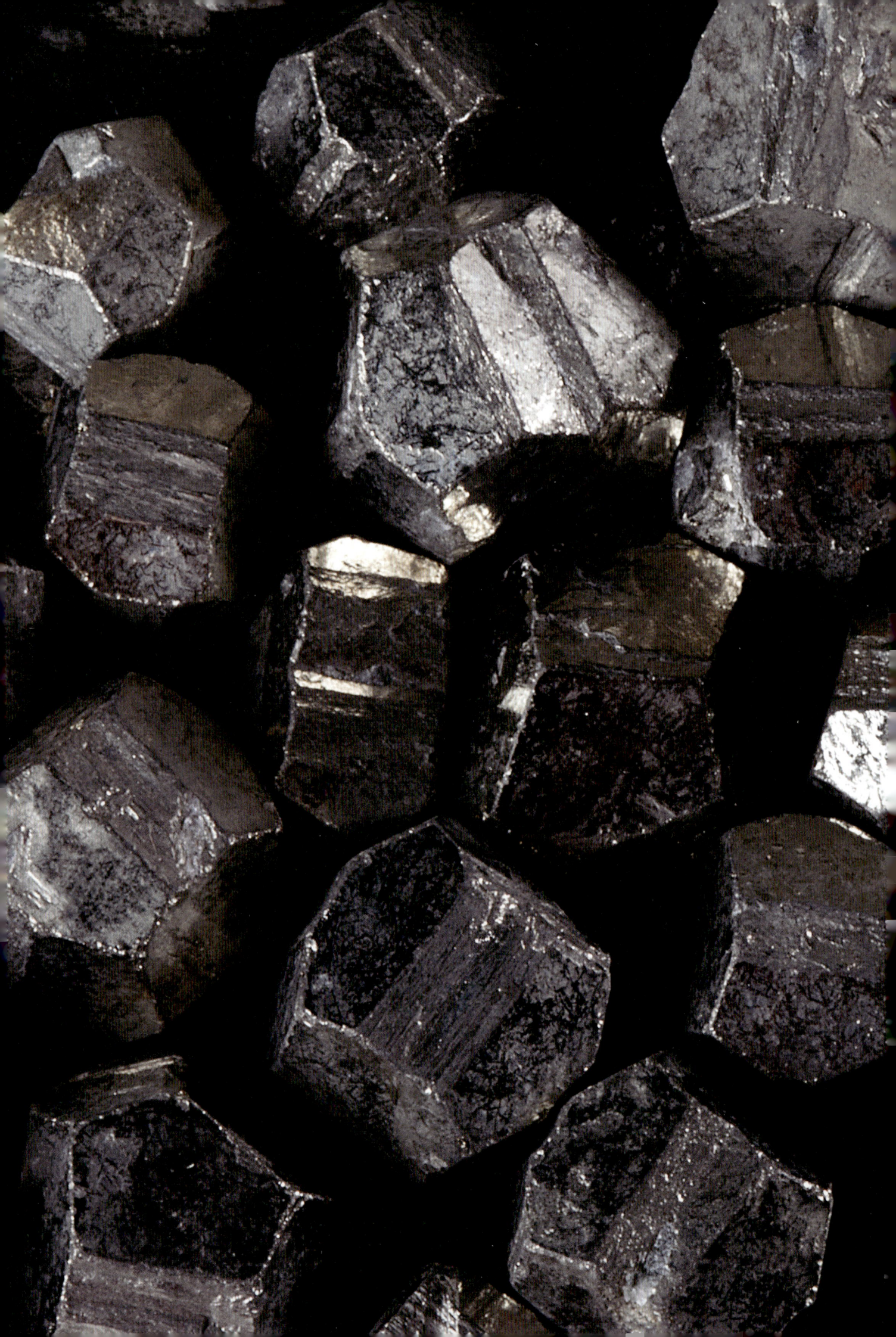

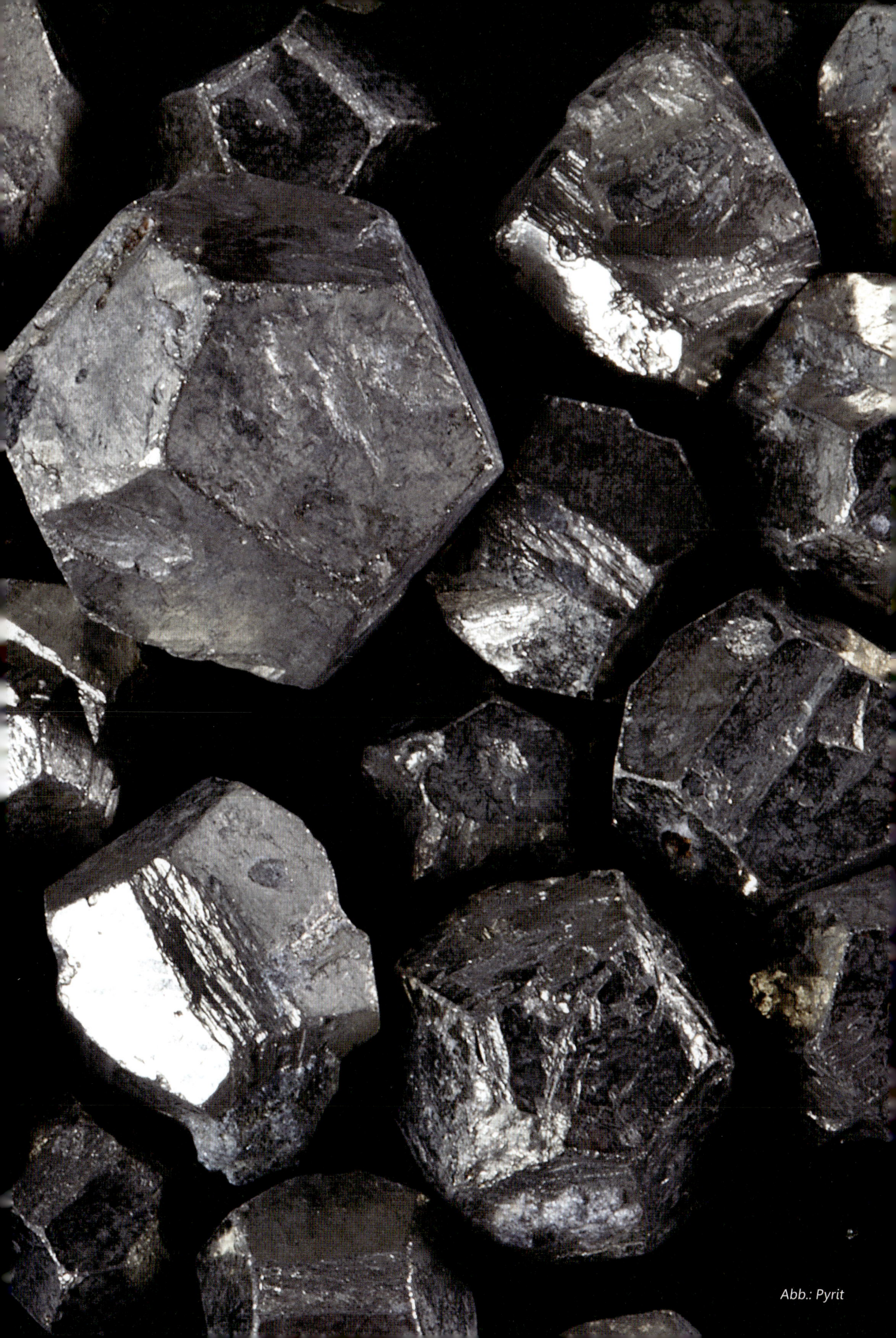
Abb.: Pyrit

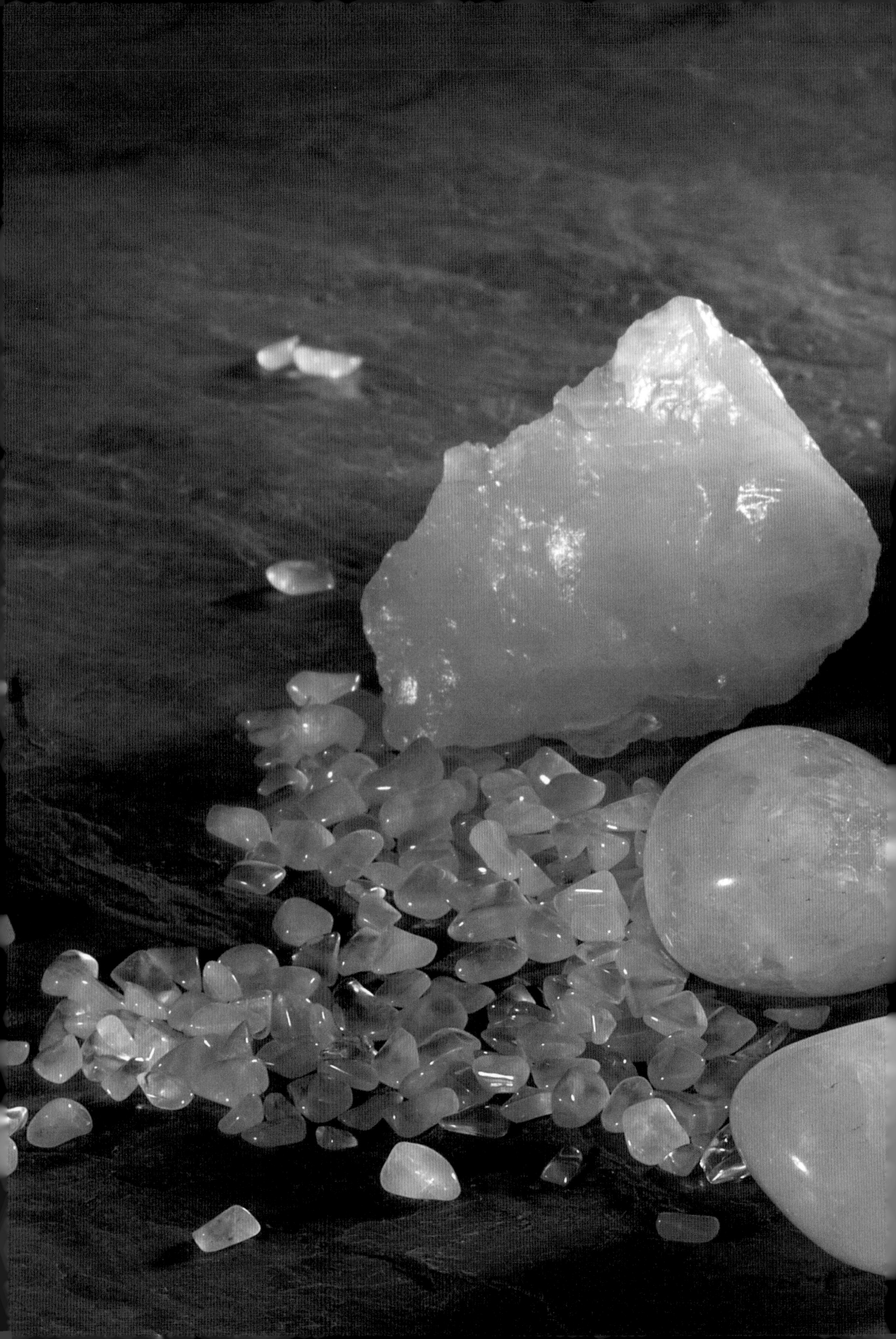

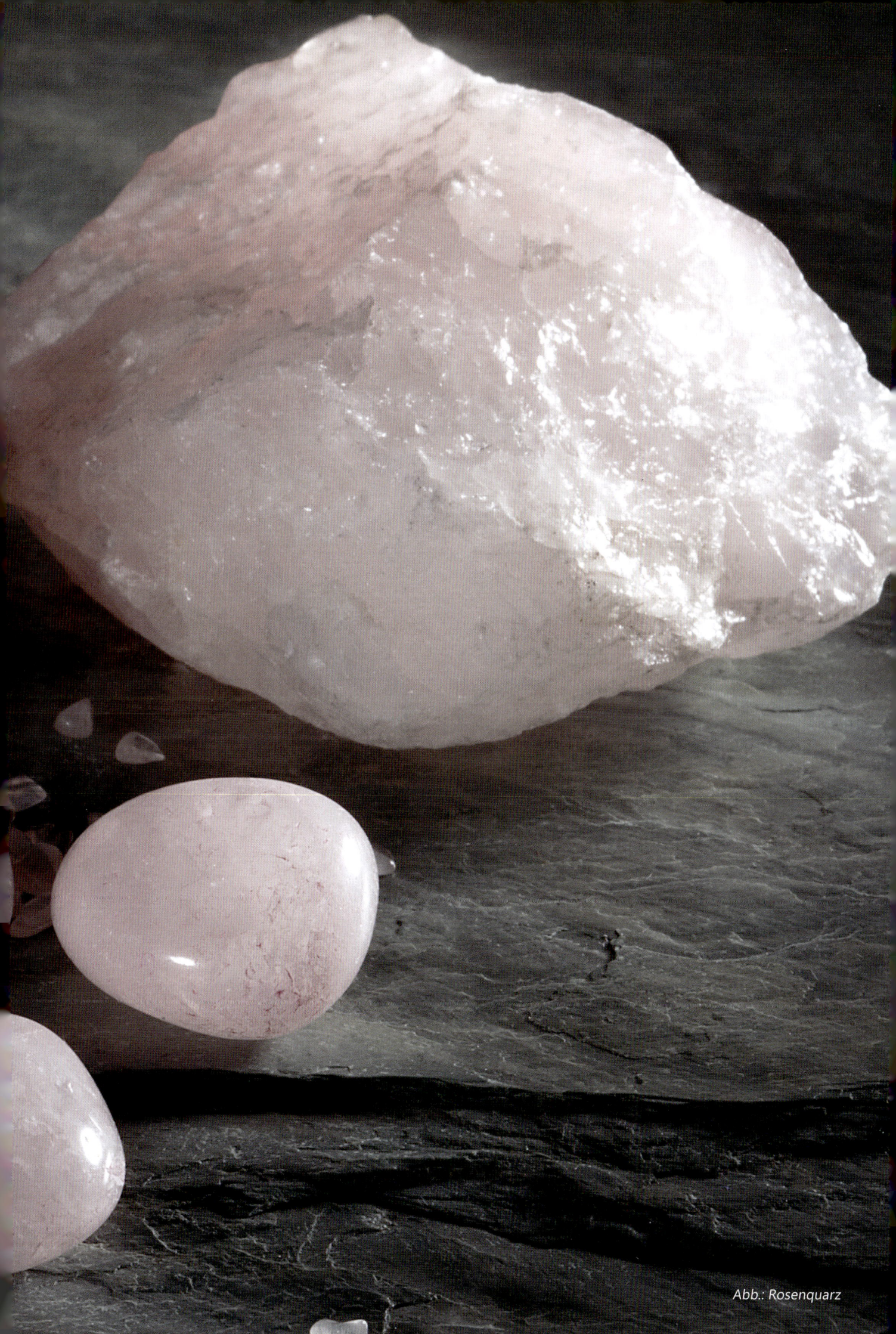

Abb.: Rosenquarz

Rosenquarz

Die rosa durchscheinenden Steine kennt jeder. Der Stein der Liebe und des Schutzes ist ein Vertreter der Quarze. Seinen Namen besitzt der Rosenquarz seit dem 18. Jahrhundert.

Bis dahin war er als Milchquarz bekannt. In der Antike benutzten die Römer den Rosenquarz um Siegel herzustellen.

Venus, die Göttin der Liebe, hat ihre gesamte Kraft in diesen Stein gelegt. Von diesem Tag an war er von den Kräften der Liebe, der Harmonie und dem Wunsch nach Schönheit erfüllt.

Einer Legende nach soll Amor diesen Stein zu den Menschen gebracht haben, damit sie die Fähigkeit erlangen, wahre und innige Liebe zu finden.

Abb.: Rosenquarz

Wirkung

Der Rosenquarz wirkt auf das Herzchakra. Er reinigt das Blut und regt den Stoffwechsel an. Der Rosenquarz nimmt Strahlung weg, entgiftet den Körper und zeigt auch eine sehr schützende Wirkung auf fast alle Organe.

Rosenquarz wirkt sehr gut im Schlafzimmer: Rechts und links vom Bett sorgt er für Vertrauen, Geborgenheit und einen ruhigen Schlaf. Er löst auch Verletzungen aus der Kindheit auf.

So sanft wie die Energie der Rose ist, so ist es auch beim Rosenquarz. Dieser Stein hilft uns, die wahren Bedürfnisse zu fühlen, diese zu erkennen und umsetzen zu können.

Mangan und Titan verleihen dem Rosenquarz die zartrosa Farbe. Sehr gut wirken die Schwingungen des Rosenquarzes auf Kinder. Sie fühlen sich geborgen und geschützt.

Empfehlungen

Der Rosenquarz wirkt sich harmonisierend auf ältere Menschen und Tiere aus. Bei Schlafstörungen kann man einen faustgroßen Rosenquarz neben oder unter das Bett auslegen.

Als Amulettstein sorgt er in der Partnerschaft für Verständnis. So kommen weniger Streitigkeiten auf und das Familienleben läuft harmonischer ab.

Die Selbstwahrnehmung wird gestärkt. Alte Wunden des Herzens werden geheilt, man öffnet sich auch für neue Wege. Der Stein hilft bei Selbstliebe-Problemen und lässt uns das Vertrauen in das Leben finden.

Übung, um die weibliche Seite zu stärken:
Nehmen Sie einen Rosenquarz zwischen beide Hände. Legen Sie sich auf den Rücken und platzieren den Stein auf den Bauchnabel. Stellen Sie sich nun vor, wie der Rosenquarz ihre weibliche Seite mehr und mehr stärkt. Stellen Sie sich die Energie der Weiblichkeit als Rosa-Lichtstahl vor, der sich vom Bauchnabel aus durch den ganzen Körper ausbreitet. Bleiben Sie ca. 5 Minuten liegen. Danach nehmen Sie den Stein weg und tragen ihn bei sich.

Chakra

Alle Chakren, besonders Herzchakra

Planet

Venus
Die Venusimpulse dienen unserer Seele als Schutz vor Verletzungen. Sie bringen uns zum Erfolg und lassen uns im Alltag siegen.

Rubin oder Karfunkel

Wirkung

Der Rubin unterstützt die Abwehrkräfte und das Immunsystem. Er gilt auch als Stein gegen die Wechseljahre. Auch bei Übergewicht hilft der Stein enorm. Er verleiht Kraft und gilt als Seelenstein.

Empfehlungen

Man verwendet zu oben genannten Zwecken meistens das Rubinwasser. Dazu benötigen Sie einen Edelstein (Rubin oder Karfunkel). Dieser sollte ca. 30 Gramm wiegen. Legen Sie den Stein in eine Karaffe mit 1 Liter Wasser uns lassen ihn 10 Stunden wirken. Nun ist das Wasser fertig zum Einnehmen.

Als Amulett bringt dieser Stein Ruhe und Gelassenheit.

Chakra

Alle Chakren

Planeten

Mars und Sonne
Der Mars-Sonnenimpuls lässt uns handeln und aufblühen.

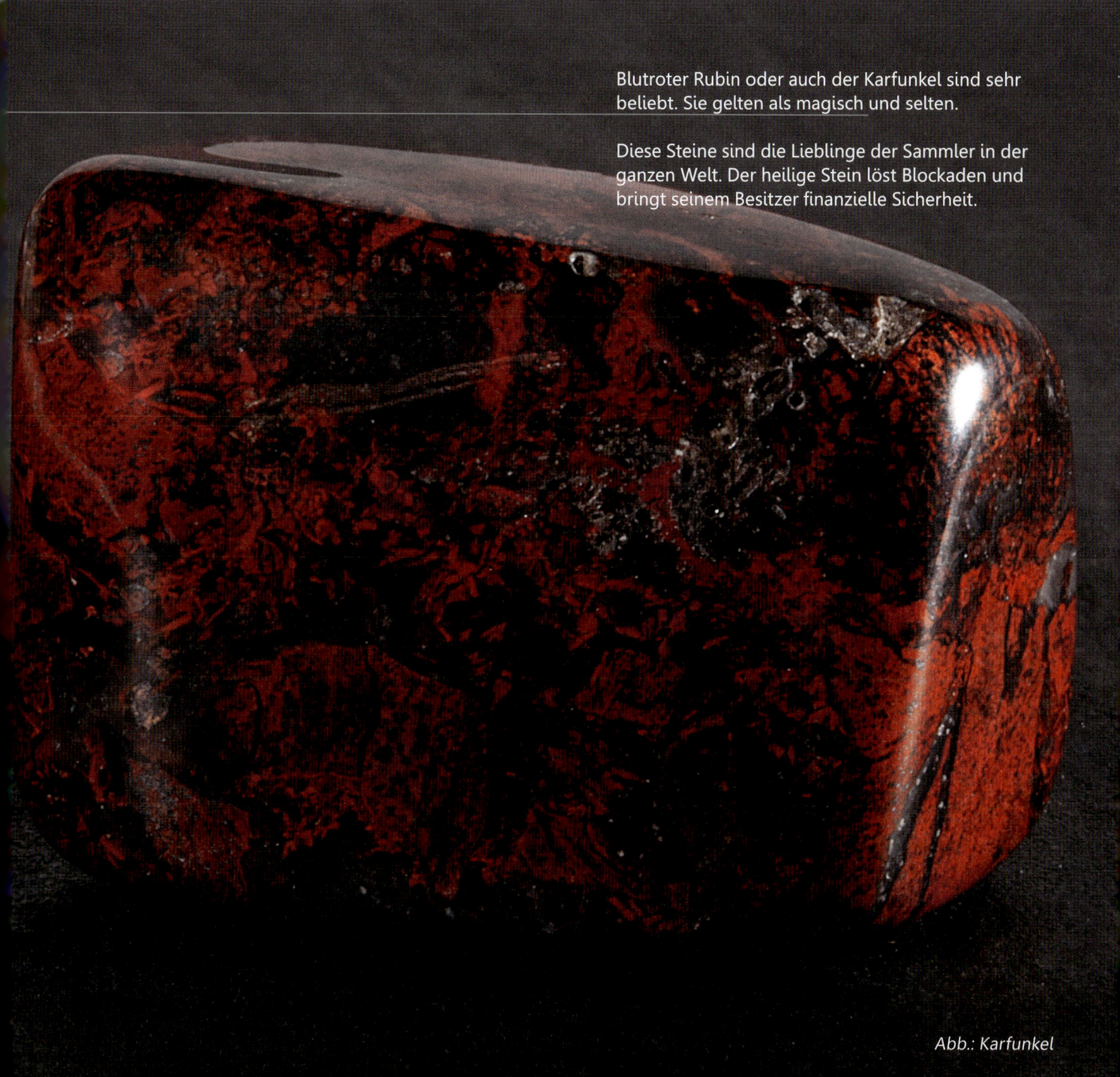

Blutroter Rubin oder auch der Karfunkel sind sehr beliebt. Sie gelten als magisch und selten.

Diese Steine sind die Lieblinge der Sammler in der ganzen Welt. Der heilige Stein löst Blockaden und bringt seinem Besitzer finanzielle Sicherheit.

Abb.: Karfunkel

Schungit und Edelschungit

Schwarz oder gräulich – der Stein der Neuzeit aus Russland ist in aller Munde! Schungit ist ein Mineral mit einem besonderen Kristallgitter (Matrix), basierend auf Kohlenstoff.

Kohlenstoff ist bekanntlich die Grundlage des Lebens auf der Erde. Die Schungitgeschichte geht mehr als 2 Mrd. Jahre zurück. So wird sein geologisches Alter geschätzt.

Die geheimnisvolle Quintessenz des Steines sind seine Milliarden Jahre alten Energien und die sog. Fullerene, die nach Diamant und Graphit die dritte Form des Kohlenstoffs bilden. Schungit gilt gleichzeitig als ein Stein der Gegenwart und der Zukunft. Er wirkt auf jedes Lebewesen wohltuend durch seine starke Energetik und holt die für uns nötige Energie aus dem Universum ins Hier und Jetzt.

Menschen, die mit Schungit arbeiten, merken, dass einige Wünsche schneller in Erfüllung gehen. Die Heilenergie des Schungits ist seit mindestens 300 Jahren bekannt.

Schon Zar Peter der I. errichtete das erste Sanatorium mit Schungitquellen. Der Edelschungit ist sehr teuer. Dieser wird nur selten gefunden. Pro Jahr baut man ca. 20 kg Edelschungit ab.

Wirkung

Ein einzigartiges Mineral, das weltweit nur im Nordosten Russlands (in Karelien) gefunden wird, besteht aus einer Sonderform des Kohlenstoffs.

Da dieses Material sonst nur im Kosmos vorkommt, vermutet man, dass es einen kosmischen Ursprung hat, zumal es nur am Westufer des Onega-Sees gefunden wird.

Russische Forscher sind der Meinung, dass der Schungit den Rest des ehemaligen Planeten Phaeton bildet, der einstmals anstelle des Asteroidengürtels zu unserem Sonnensystem gehört haben soll.

Nach der griechischen Sage ist der Phaeton unweit der Bernsteinküste (Ostsee) ins Gewässer gestürzt. Der Schungit weist unvergleichbare Heileigenschaften auf. Er ist in erster Linie ein Antioxidant.

Der Körper wird entgiftet, die freien Radikale werden bekämpft. Er reinigt von Schwermetallen, und zwar ohne sich dabei zu verbrauchen. Er erzeugt ein pulsierendes Feld von Lebensenergie und ist auch darin unerschöpflich.

Empfehlungen

Nimmt man den Schungit in die Hand, fühlt man einen in sich lebendigen Stein. Schungit gilt als der Stein der Weisen, er ist der Grundbaustein der gesamten organischen Chemie. Angewandt werden kann er sehr vielfältig: Das Pulver kann als Naturheilmittel direkt eingenommen werden.

Das Granulat dient zur Herstellung von Schungitwasser. Sie brauchen für 2 Liter Wasser 500 Gramm Granulat. Lassen Sie die Steine 24 Stunden wirken. Das Wasser ist fertig zum Einnehmen.

Chakra

Alle Chakren

Planet

Jupiter und Merkur
Der Jupiter-Merkur-Impuls erweitert unsere Spiritualität. Er erschafft Selbstvertrauen, lässt uns an uns selbst glauben und hilft bei Ehe- oder Beziehungsproblemen.

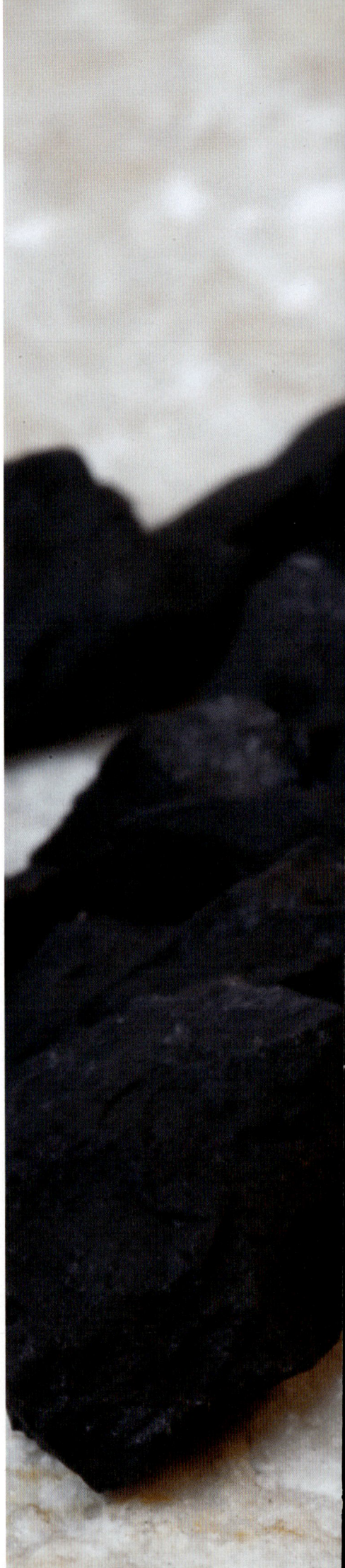

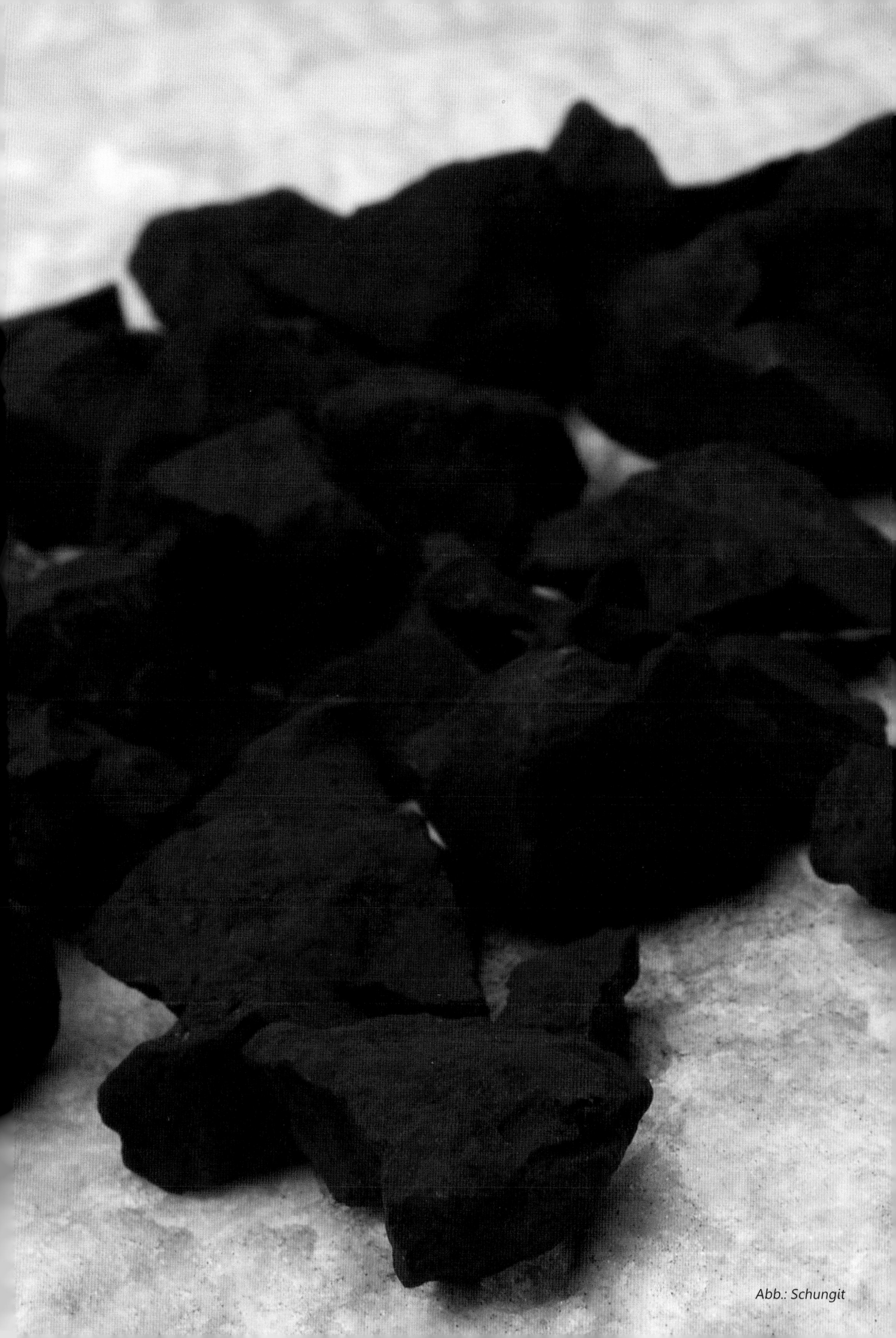

Abb.: Schungit

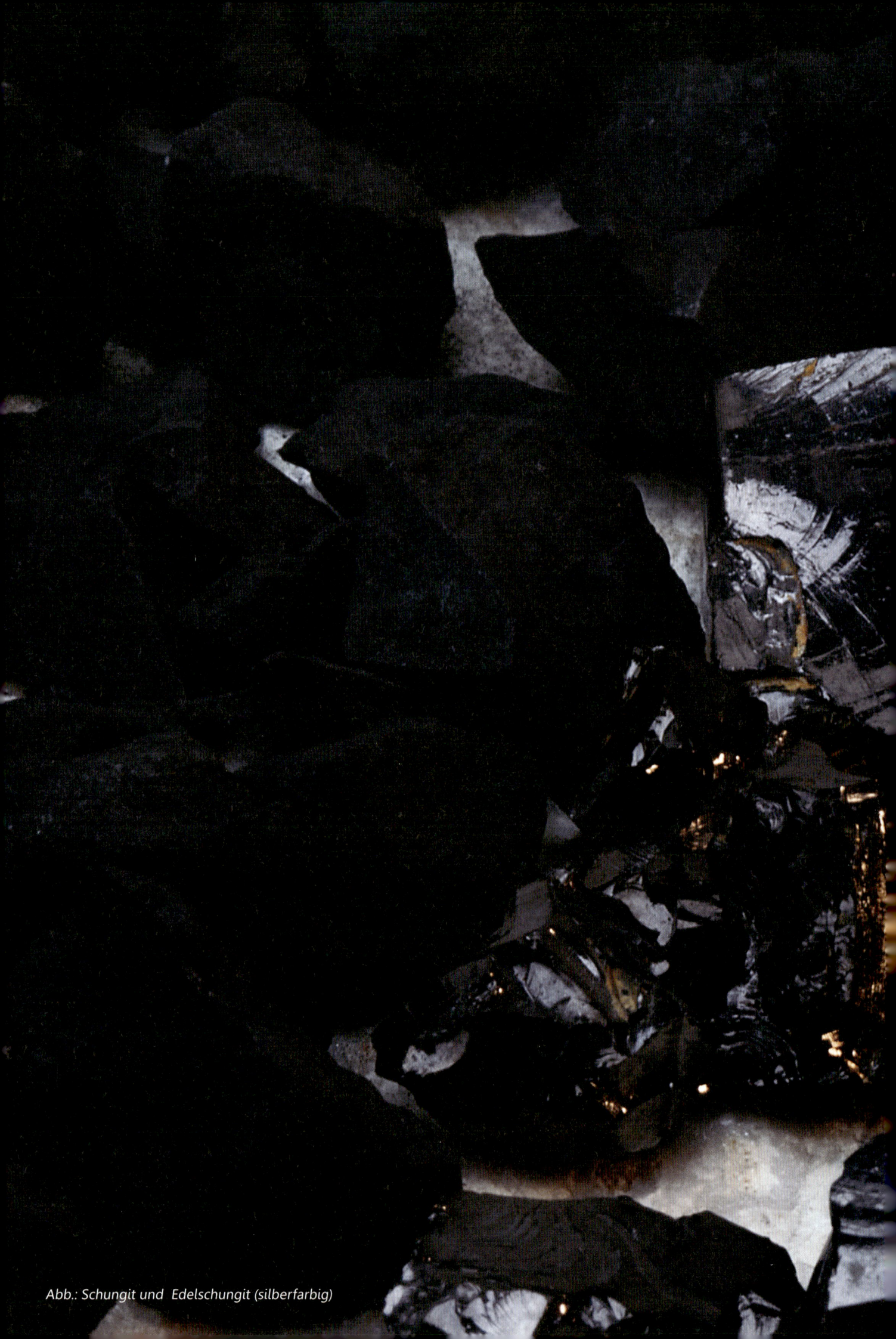
Abb.: Schungit und Edelschungit (silberfarbig)

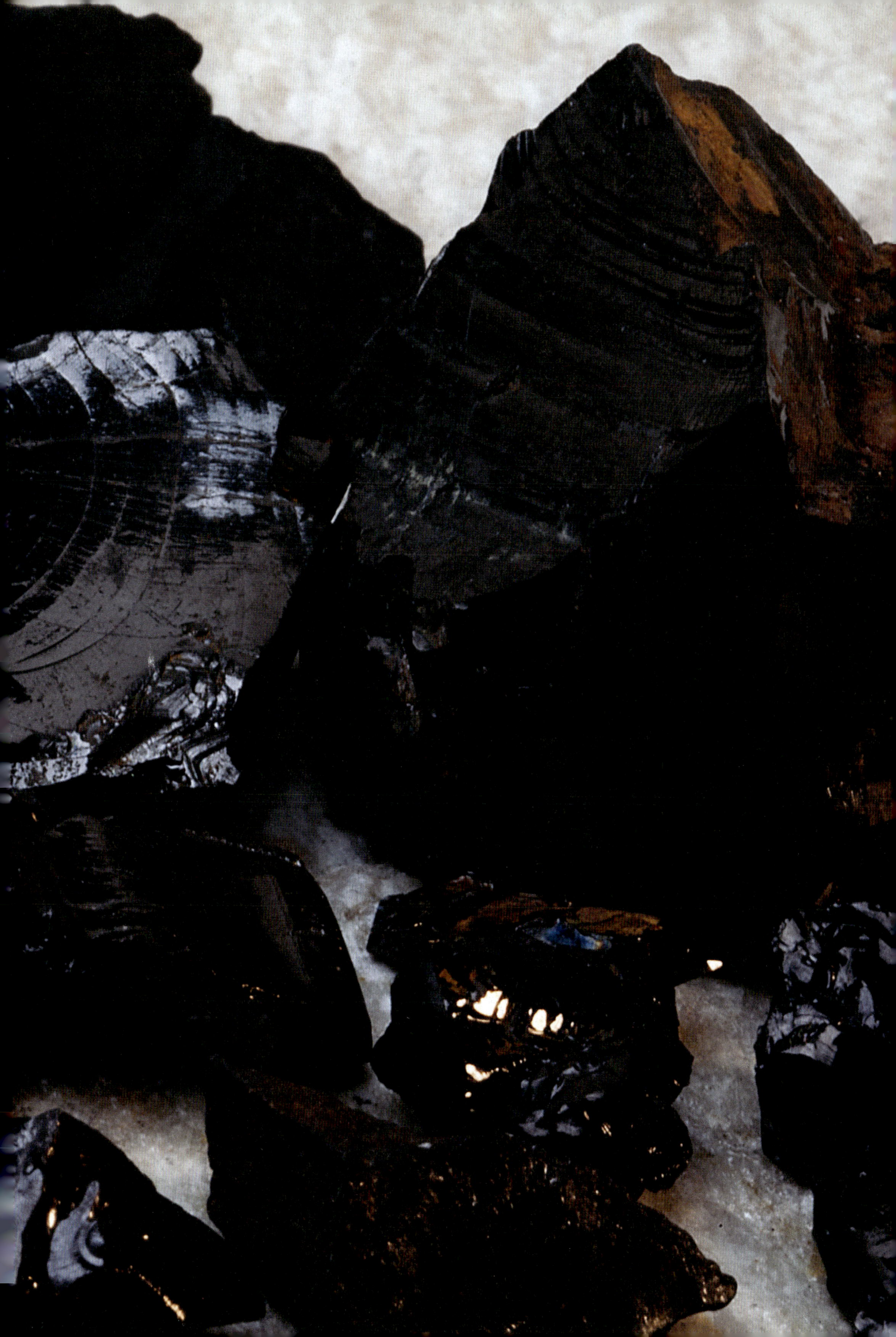

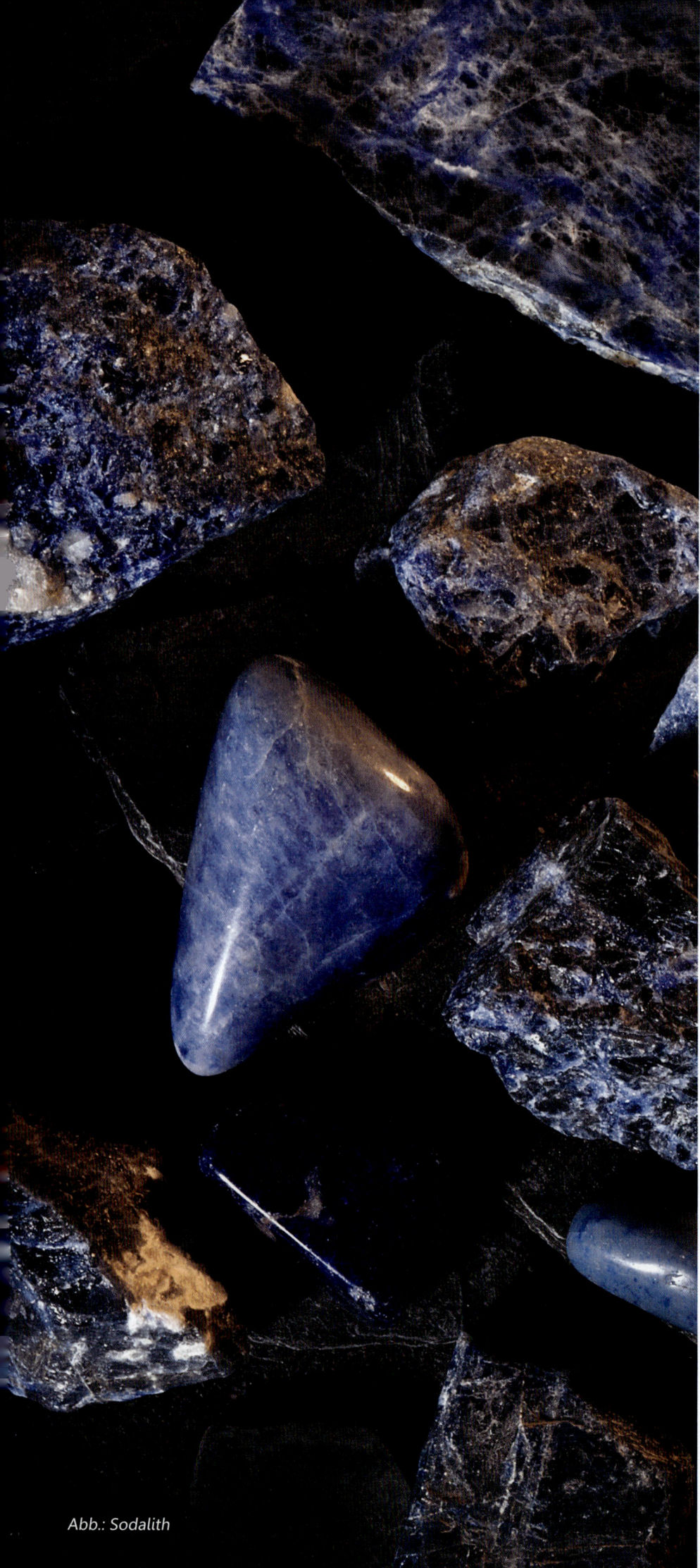

Abb.: Sodalith

Sodalith

Dunkelblau mit Einschlüssen ist der Stein nicht nur schön, sondern auch sehr heilend. Er besteht aus Natrium und Kalzium, so wirkt er gut auf das gesamte Skelett.

Wirkung

Der Sodalith ist ein wichtiger Edelstein, der auch Salz, Zink und Mangan beinhaltet.

Diese Elemente haben eine sehr harmonisierende Wirkung auf die Drüsen. Durch die Einnahme des Steinwassers wird der Stoffwechsel gesteuert.

Empfehlungen

Stellen Sie Sodalith-Wasser selbst her! Sie brauchen für 2 Liter Wasser 200 Gramm Edelsteine. Lassen Sie die Steine 24 Stunden wirken. Das Wasser ist fertig zum Einnehmen.

Chakra

Alle Chakren, besonders Halschakra

Planet

Venus
Der Venusimpuls bringt Licht in unser Liebesleben.

Er lässt kleine Erfolge passieren und gibt uns eine Möglichkeit, künstlerisch zu handeln.

Sugilith

Wirkung

Sugilith wurde 1944 in Japan entdeckt und nach seinem Finder Dr. Kenichi Sugi benannt. Er ist sehr selten, bisher sind nur zwei Fundstellen bekannt.

Die Fundstelle in Japan ist bereits erschöpft und in der zweiten, in Südafrika, wird nur noch sehr wenig Sugilith gefunden.

Man sagt, dieser Stein ist aus der Tiefe der Erde zu uns gekommen, um uns bei den typischen Erkrankungen in diesem Jahrhundert zu helfen.

Er wirkt harmonisierend auf Nerven und Gehirn und lindert starke Schmerzen, kräftigt das Immunsystem und stärkt die Sinne wie Sehen, Hören und Fühlen. Auch Ängste wie Zwangsvorstellungen, Platzangst oder Flugangst sowie Sucht können gelindert werden.

Empfehlungen

Wir empfehlen, den Sugilith direkt auf der Haut zu tragen. So kann dieser Edelstein seine Kräfte direkt an Sie weiterleiten

Auch Sugilith-Scheiben verwendet man zum Auflegen, um Chakren auszubalancieren. Man benötigt 2 Scheiben, die auf das 3. Auge und den Nabelbereich für 5 Minuten täglich aufgelegt werden.

Chakra

Alle Chakren

Planet

Uranus
Der Uranusimpuls befreit uns von alten Mustern, gibt uns Kraft und ermöglicht das Erkennen der kleinen Details.

Rotbraun, lila bis schwarz – ein sehr schöner und kräftiger Stein der Neuzeit! Er gilt als Stein gegen karmische Untugenden (alle schleichenden Erkrankungen).

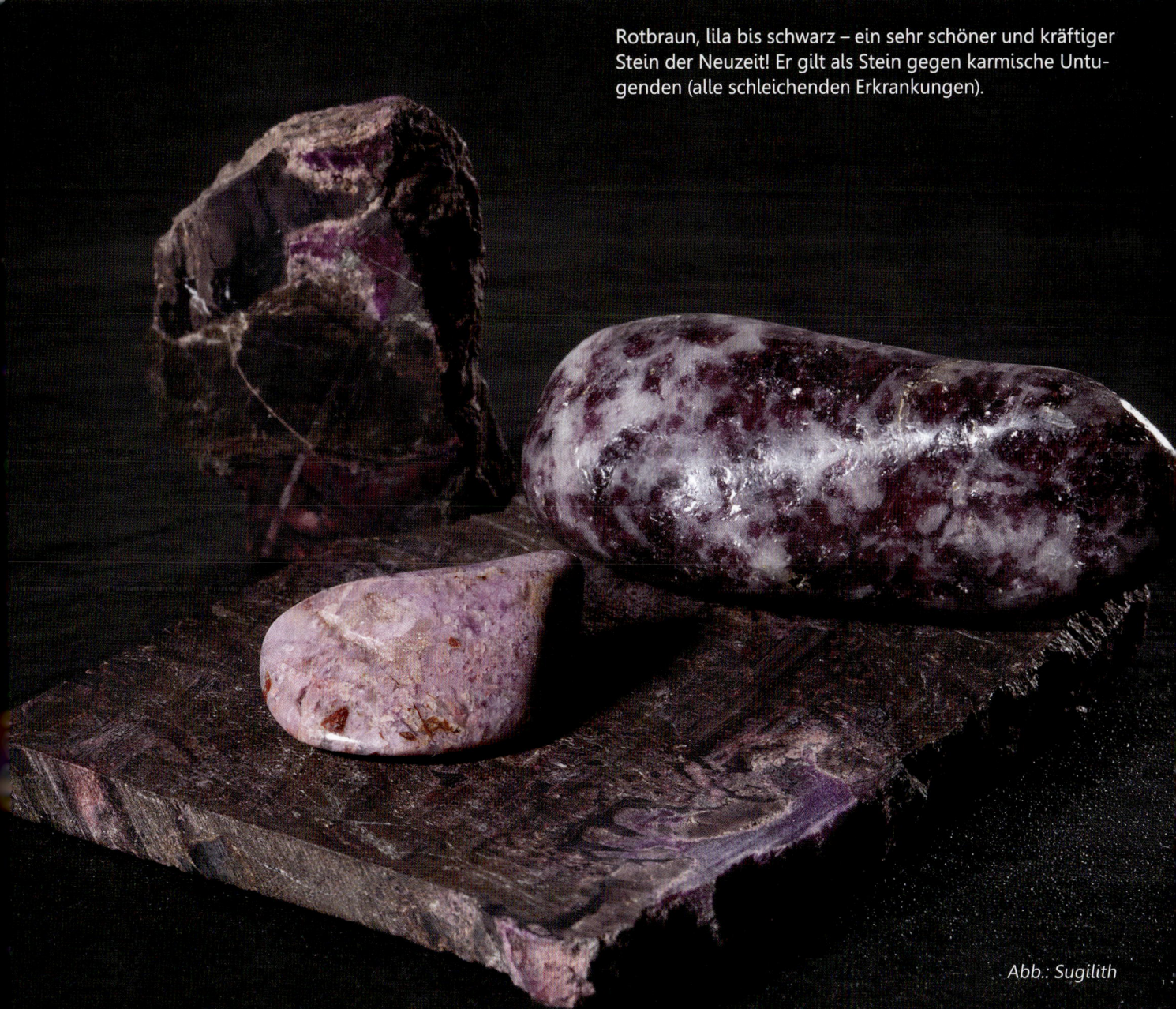

Abb.: Sugilith

Türkis

Türkisblaue Steine faszinieren Menschen durch ihre Schönheit seit tausenden von Jahren.

Sie bringen Glück und gelten als heilig. Der Türkis hilft, das eigene Schicksal in die Hand zu nehmen und sich vor fremder Manipulation und Beeinflussung zu schützen.

Wirkung

Der Türkis versorgt die Organe mit Mineralien. Von Heilern wird er bei Muskeln- sowie Nervenschwäche empfohlen.

Empfehlungen

Meistens wird Türkis als Schmuck getragen. So können sich die Steine direkt mit Ihrem Körper in Verbindung setzen und ihre Kräfte entfalten.

Chakra

Alle Chakren

Planet

Jupiter
Jupiterimpuls macht hellsichtig und hellhörig. Er hilft, das eigene Schicksal in die Hand zu nehmen.

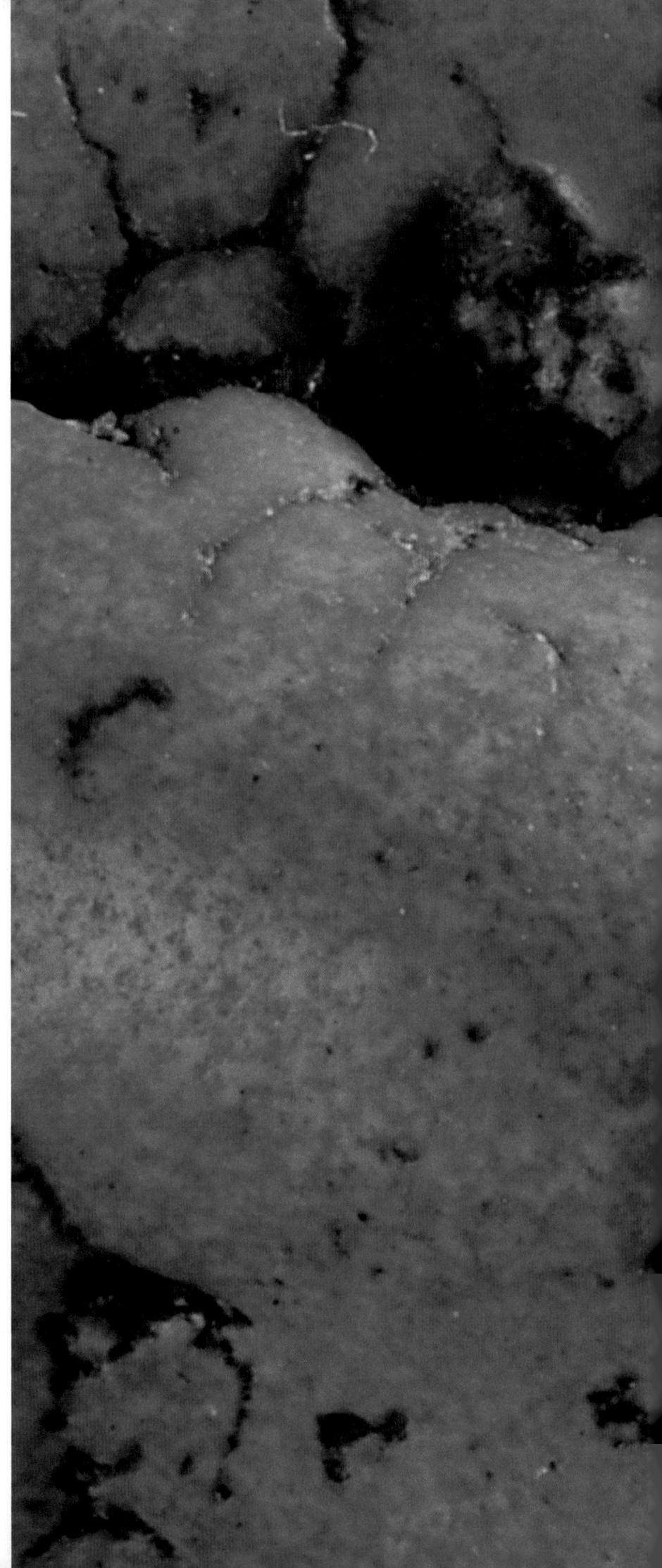

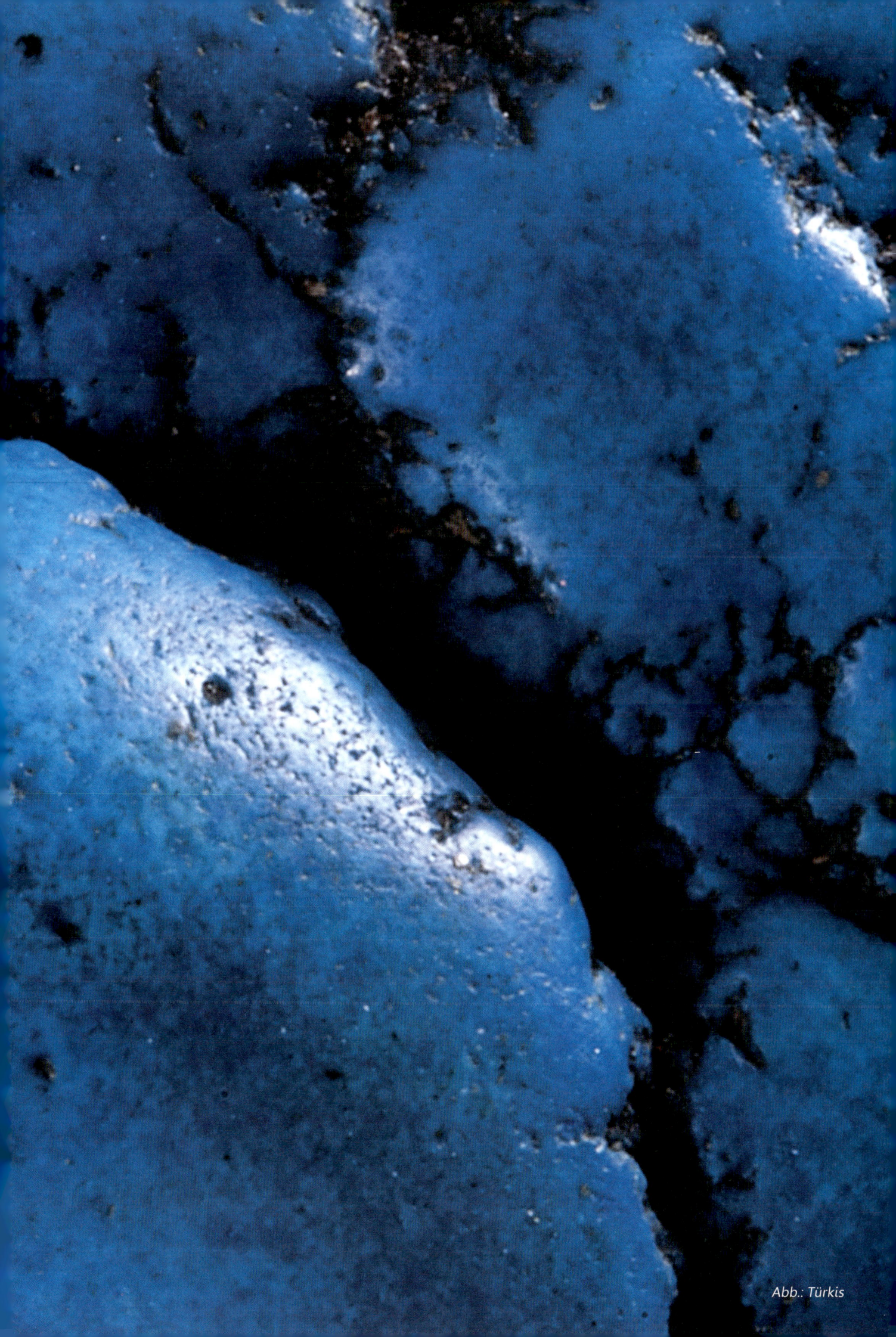

Abb.: Türkis

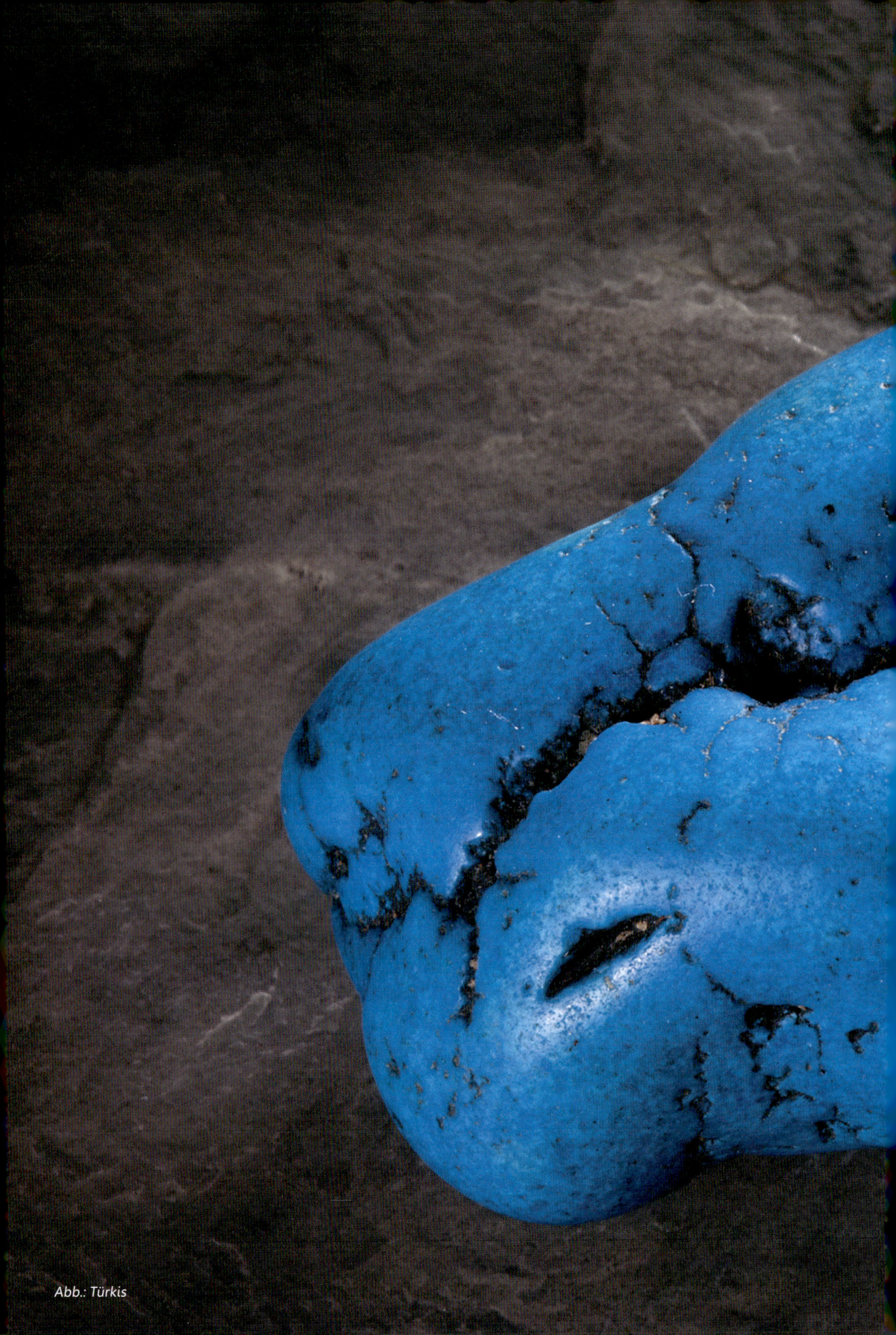

Abb.: Türkis

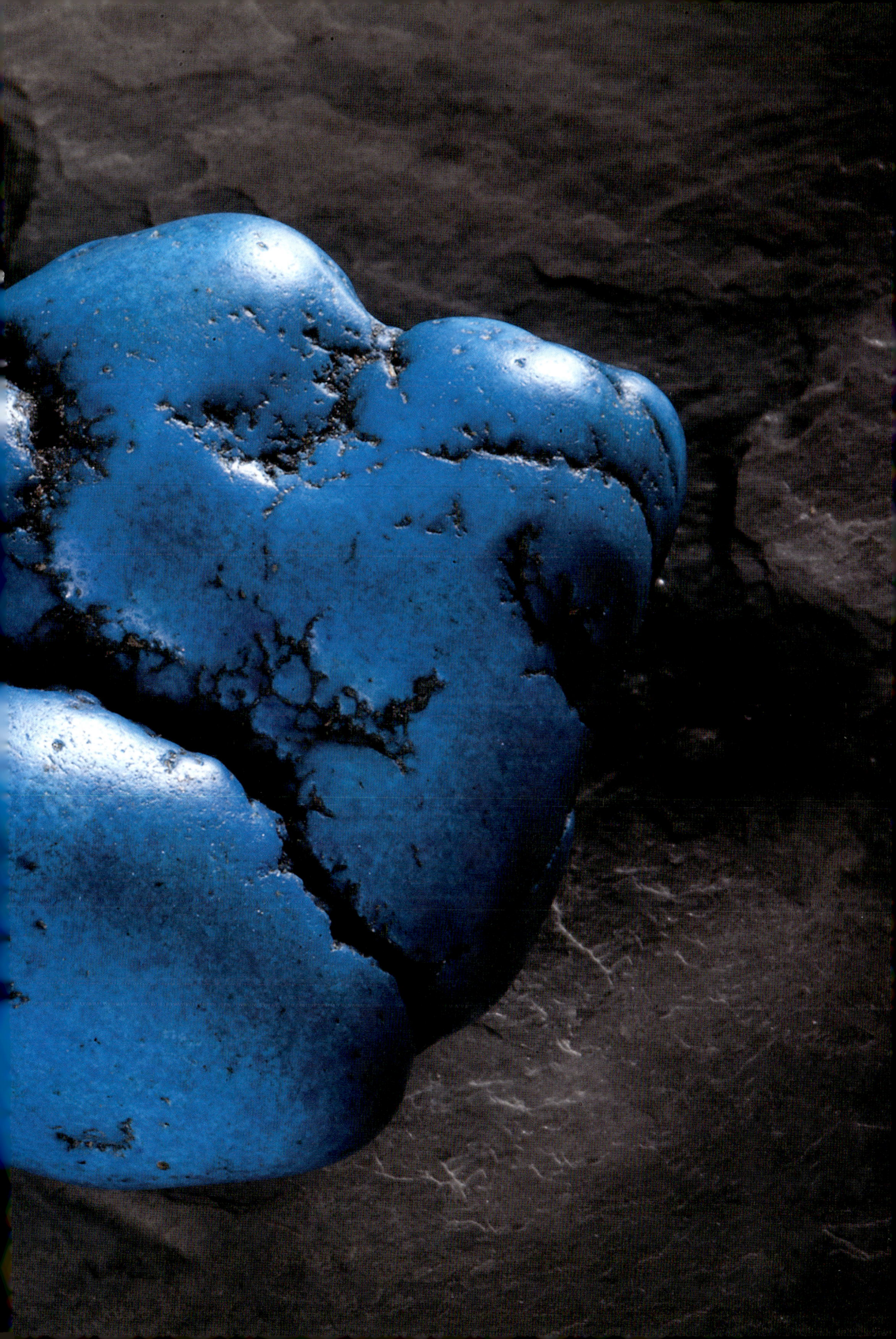

Schwarzer Turmalin, Schörl

Es gibt verschiedene Farben bei Turmalin. Der Bekannteste ist jedoch der schwarze Turmalin, auch Schörl genannt.

Der schwarzer Turmalin war bereits im alten Ägypten und Griechenland ein beliebter Edelstein. Er war der Stein des Selbstvertrauens und Durchhaltevermögens, schützte vor schwarzer Magie.

In Ritualen alter indischer Kultur wurde Turmalin verwendet, um die Richtung zu bestimmen, aus der Gutes kommen würde.

Er wurde von afrikanischen, russischen und amerikanischen Schamanen benutzt. Die afrikanischen Schamanen benutzten Turmalin, um das Erwachen aus dem Traum der Illusionen herbeizuführen.

Die alten Griechen erkannten schon, dass es sich bei Turmalin um ein pyroelektrisches Kristall handelt, welches durch Erwärmen oder Reiben magnetische Pole aufbaut.

Im alten Ägypten glaubte man, der in der Erde verborgene Turmalin nehme über den Regenbogen Kontakt mit der Sonne auf und bringe diese zum Leuchten. Man sprach ihm diese Fähigkeit zu, weil es Turmalin in vielen verschiedenen Farben gibt.

Wirkung

Der schwarze Turmalin entgiftet und entstrahlt/entstört negative Energien. Er löst Blockaden auf, kräftigt Muskulatur, Knochen und Bindegewebe.

Der Stein gilt sogar als Hexenstein zum Schutz gegen das Böse. Schwarzer Turmalin ist der Stein des Schutzes.

Eine ganz besonders starke Heileigenschaft haben Turmalinstäbe. Die Eigenschaften des Turmalins werden durch die Stabkonfiguration verstärkt. Man verwendet sie dazu, die Aura zu reinigen und die betreffenden Chakren anzuregen und die Meridiane des Körpers auszubalancieren.

Das optimale Gleichgewicht des Ätherkörpers wird hergestellt. Der Stab richtet die Energie auf die Aktivierung positiver Muster und verankert die Ernte positiver Affirmationen.

Turmalin gleicht zudem die linke und rechte Gehirnhälfte aus, verstärkt die Kreativität und die Heilkraft.

Empfehlungen

Als Amulett wird der schwarze Turmalin gern getragen. Eines der wichtigsten Eigenschaften des schwarzen Turmalins ist, seine Fähigkeit vor negativer Energie zu schützen. Dabei spielt es keine Rolle, ob diese von Mitmenschen oder von Computern und Erdstrahlen kommt.

Negative Gedankenmuster werden aufgelöst und es wird uns eine ruhige, gelassene Haltung geschenkt.

Durch seine magnetische Kraft wirkt der Stein hervorragend beim Auflösen von Blockaden und harmonisiert den Energiefluss.

Hat man Probleme mit dem Tinitus, sollte man einen kleinen schwarzen Turmalin hinter das Ohr kleben.

Bei regelmäßiger Benutzung kann uns der schwarze Turmalin in höhere Bewusstseinsebenen führen. Zur Stärkung der Konzentration oder bei einer Meditation legt man einen größeren Turmalin unter den Sessel oder zu den Füßen.

In der Nacht ist man gut geschützt mit einem schwarzen Turmalin, wenn man ihn ans Fußende, also außerhalb des Bettes legt.

Für Heiler und Therapeuten ist ein großer schwarzer Turmalin fast unentbehrlich. Man legt ihn unter den Behandlungstisch, am besten unter das Steißbein oder bei den Füßen des Klienten. Er zieht negative Energie ab und ist der am besten geeignete Erdungsstein, der die neue Energiefrequenz, die bei der Heilung entsteht, im Körper verankert.

Eine Turmalinspitze auf die Knie oder an die Füße gelegt (Spitze nach unten) leitet negative Energie ab.

Bestens geeignet ist er auch für Kinder als Lern- und Konzentrationsstein. Er gleicht Hyperaktivität und Müdigkeit aus. Die Aufmerksamkeit wird gestärkt. Ein Trommelstein reicht dafür aus.

Chakra

Alle Chakren

Planet

Pluto
Plutoimpulse sind sehr tiefgründig. Sie aktivieren verborgene Fähigkeiten.

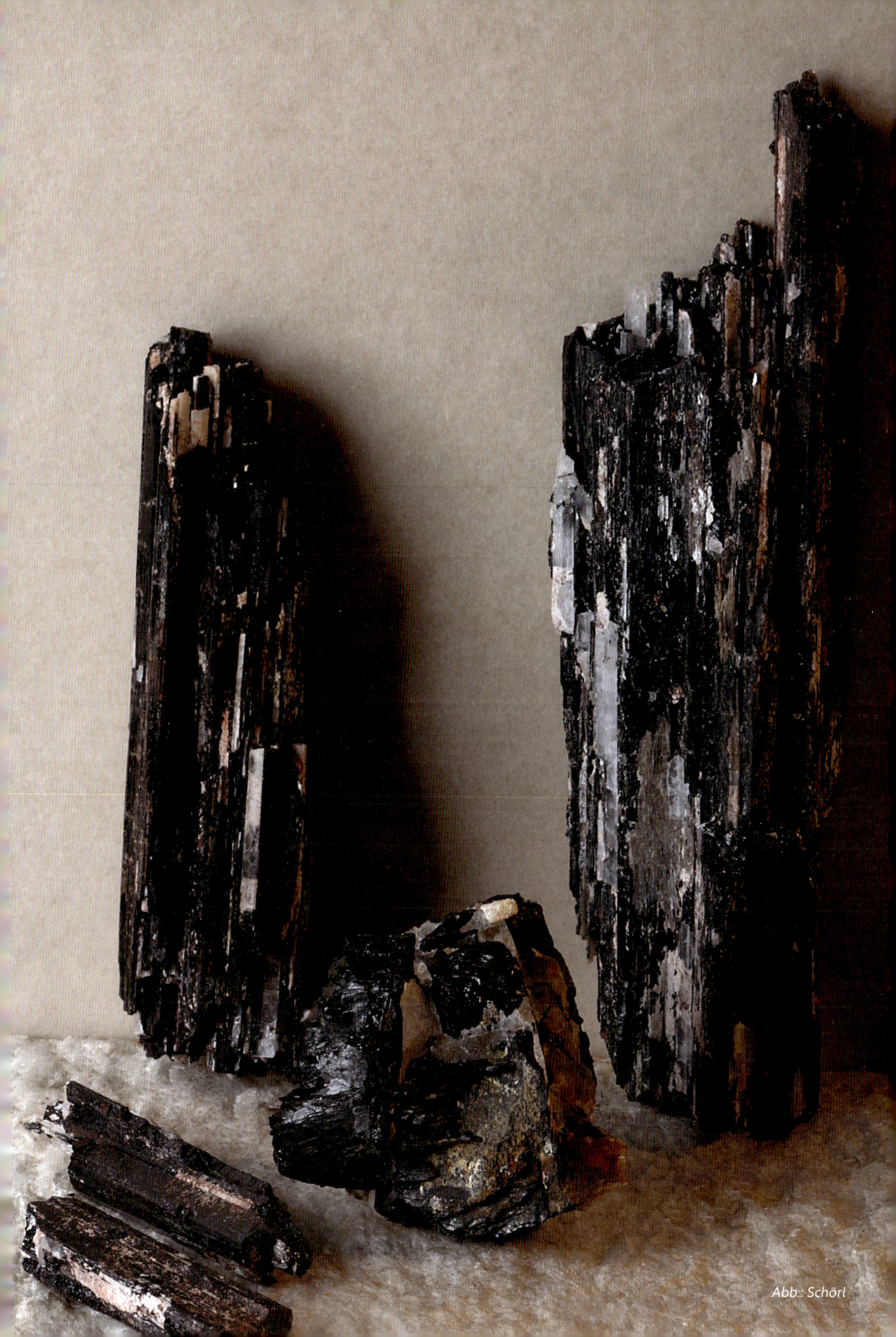

Abb.: Schörl

Zirkon

Wirkung

Zirkon hilft bei Darmleiden und Schlafstörungen.

Man sagt, er kann gegen Neider wirken und Klarheit schaffen.

Empfehlungen

Der Stein wird meistens als Schmuck getragen. Man kann jedoch auch Zirkon-Wasser zum Einnehmen herstellen.

Dazu brauchen Sie 1 kleinen Zirkon und 1 Liter Wasser. Lassen Sie den Stein 10 Stunden im Wasser liegen. Danach kann das Wasser eingenommen werden.

Chakra

Alle Chakren

Planet

Merkur und Mond
Der Merkurimpuls bringt Sie zum Planen. Die Mondfrequenz lässt Sie überlegen.

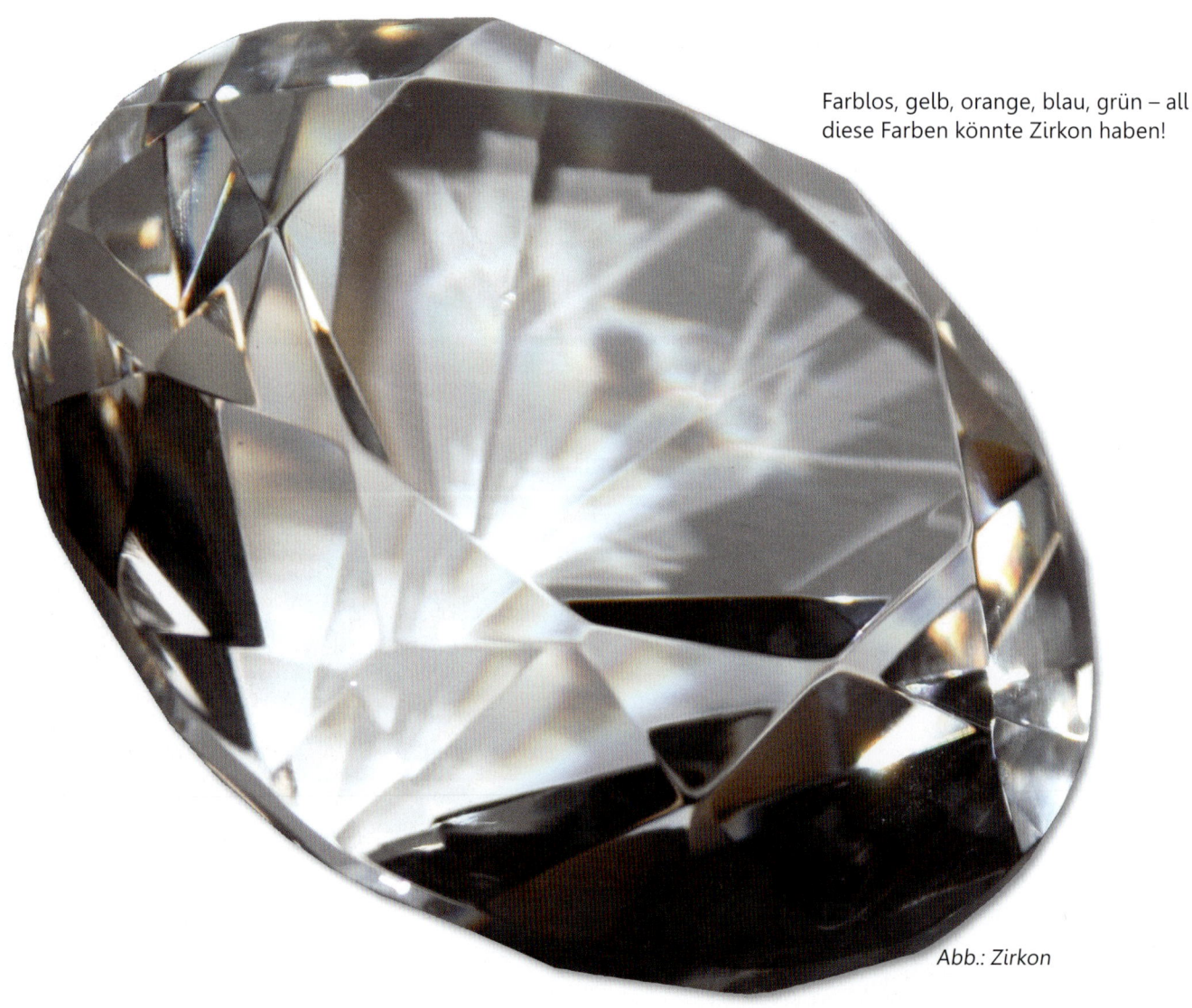

Farblos, gelb, orange, blau, grün – all diese Farben könnte Zirkon haben!

Abb.: Zirkon

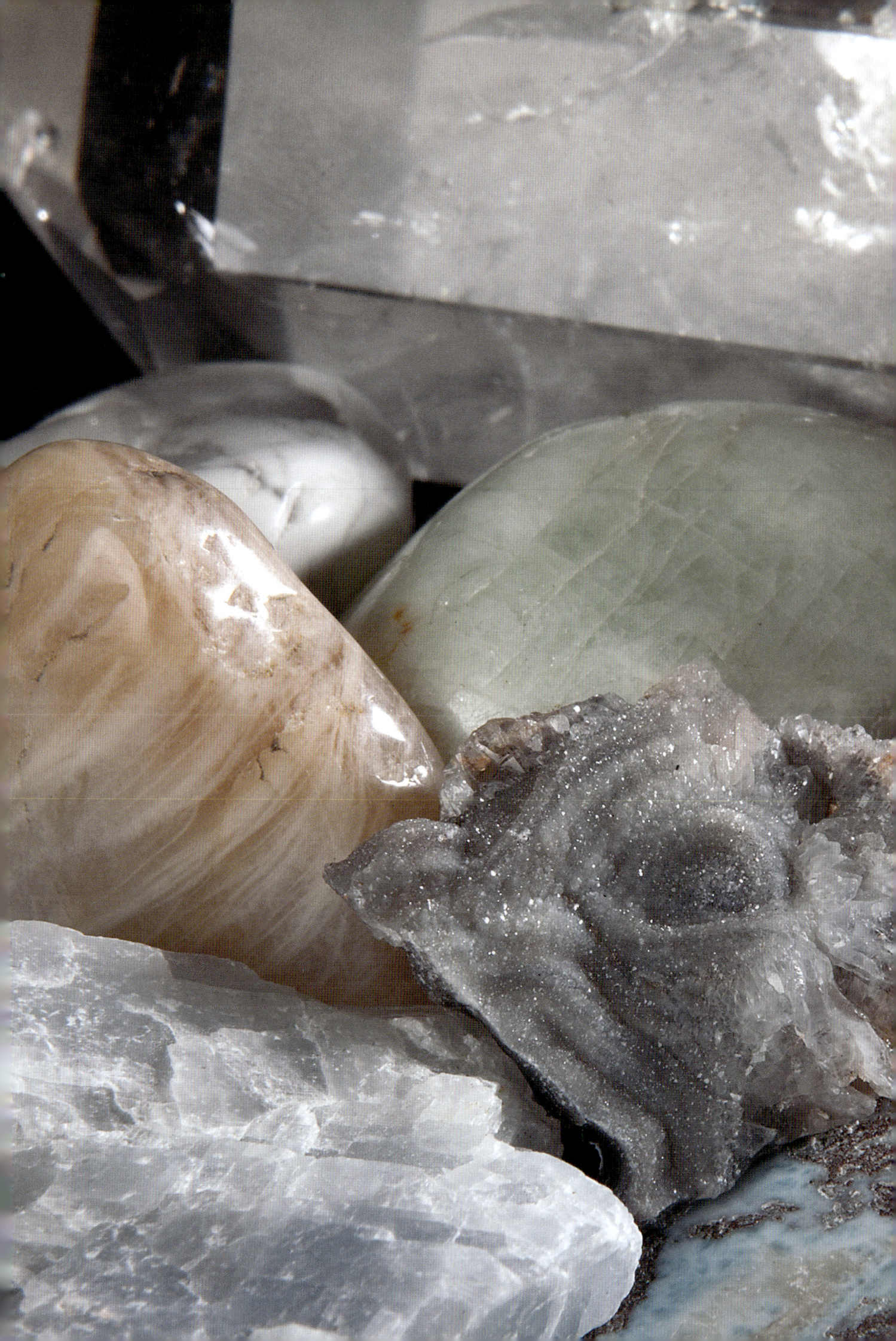

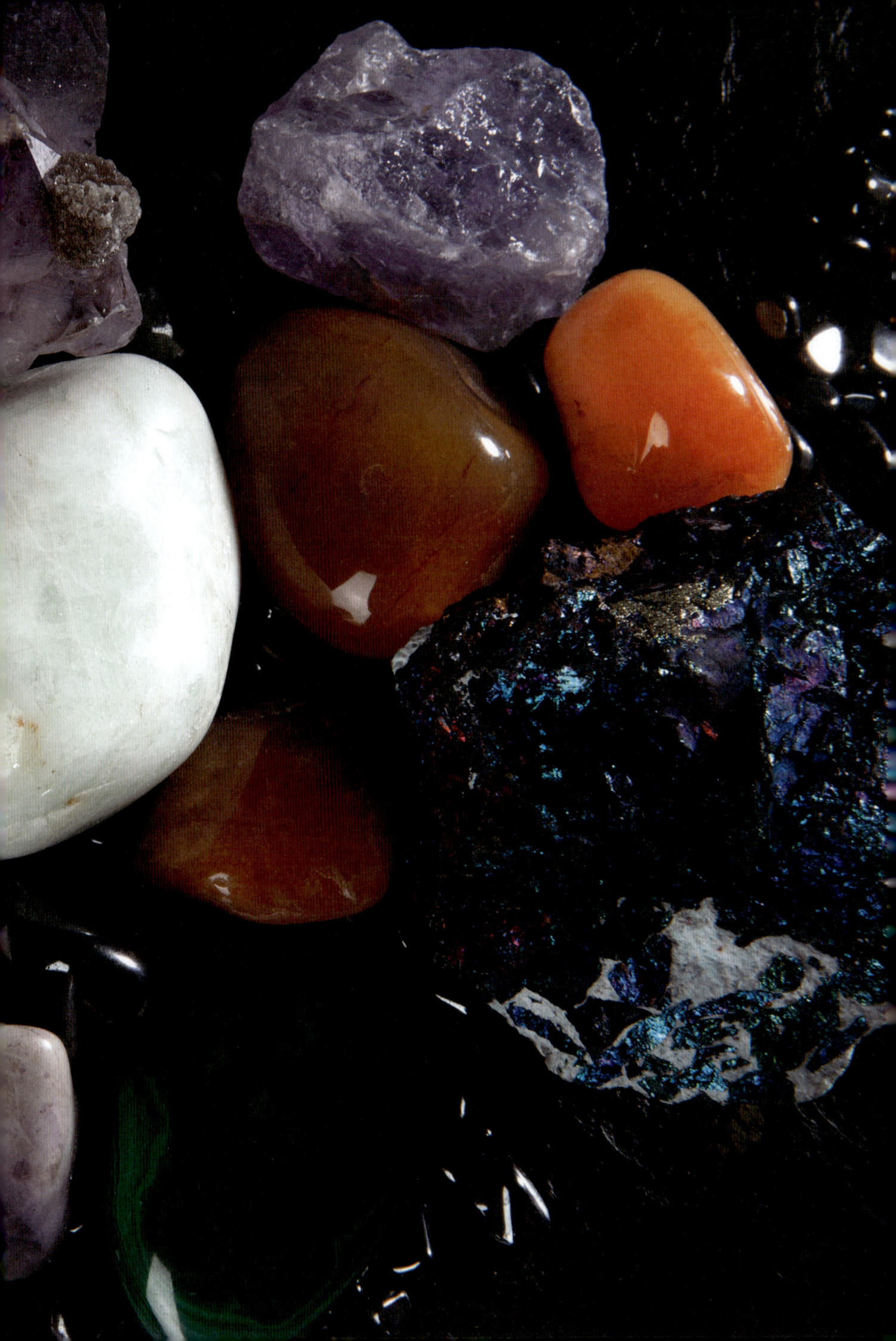

Einzigartige Anwendungsmöglichkeiten der Edelsteine
Steine aufladen, reinigen, anwenden

Die Therapiesteine müssen permanent entladen und aufgeladen werden. Die erste Methode bietet das Eingraben der Edelsteine in die Mutter Erde über einige Nächte.

Eine Alternative ist die Kombination Hämatit – Bergkristall. Legen Sie einfach diese beiden Steine in eine Schatulle zu den Edelsteinen dazu. Hämatit entlädt und der Bergkristall lädt die Steine wieder auf.
Als dritte Methode hat sich das Halten der Steine unter fließendem Wasser bewährt.

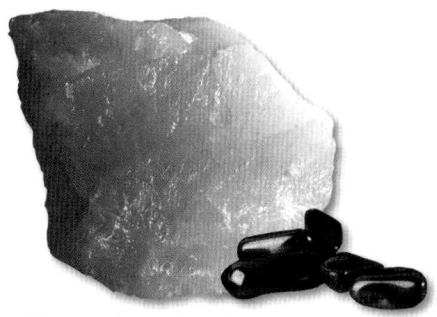

Abb.: Bergkristall und Hämatit

Sollten Sie eine Druse besitzen, kann diese Ihre Steine auch reinigen. Legen Sie die Steine einfach in die Druse hinein. Wenn Ihre Steine über einen längeren Zeitraum benutzt worden sind, lassen Sie sie 6 Stunden bis zu 1 Tag in der Druse liegen.

Wurden die Steine nur kurze Zeit benutzt, reicht schon 1 Stunde völlig aus. Genauso können die Drusen benutzt werden, um Edelsteine aufzuladen.

Die Druse selbst sollte 1 bis 2 mal im Jahr mit Wasser gewaschen und danach 1 Tag ins Freie gestellt werden, damit sie sich wieder aufladen kann.

Reinigung der Steine

Der Hämatit ist für die Reinigung der Steine bestens geeignet. Legen Sie einfach den Hämatit zusammen mit den von Ihnen gebrauchten Edelsteinen. Der Hämatit entlädt die Steine.
Als Alternative hat sich das Halten der Steine unter fließendem Wasser bewährt. Halten Sie die Steine einfach 5 Minuten lang unter fließendes Wasser und lassen Sie sie danach trocknen. Einmal in der Woche sollte man alle Steine unter fließendem, lauwarmem Wasser 2 Minuten lang reinigen und entladen.

Ketten sollten über Nacht in einer trockenen Schale mit Hämatit-Trommelsteinen entladen werden und anschließend für ca. 2 Stunden an der Sonne aufgeladen werden.

Steine durch die liegende Acht aufladen

Eine besonders wirksame Methode ist die liegende Acht-Aufladung. Dazu wird ein Edelstein (Bergkristallspitze) wie ein Stift in der Hand gehalten. Mit einer Seite zeichnet man leicht und fließend mehrere liegende Achter in der Luft. Anschließend nimmt man ein A4 Blatt Papier und zeichnet eine Acht darauf. Die Edelsteine werden in dieses Papier eingewickelt und 1 Stunde lang liegen gelassen.

Als Alternative können Sie die Steine ins Wasser legen und mit der Hand eine liegende Acht im Wasser zeichnen. Lassen Sie die Steine einige Stunden darin ruhen.

Entladen der Steine durch das Einfrieren

Edelsteine können ebenso durch Kälte gereinigt und entladen werden. Wickeln Sie die gebrauchten Steine in einen weißen Baumwollstoff und legen Sie sie für ein paar Stunden in den Kühlschrank. Danach können die Edelsteine wieder verwendet werden.

Steine begraben

Auch diese Methode ist bei vielen Energetikern populär. Um die gebrauchten Steine wieder energetisch zu reinigen, können Sie diese über einige Zeit in die Mutter Erde eingraben. Achten Sie darauf, dass dies im Garten oder in einem Wald geschieht. Der beste Zeitpunkt hierfür ist bei abnehmendem Mond. Danach können die Edelsteine wieder verwendet werden.

Steine durch eine Flamme ziehen, um zu entladen

Noch eine begehrte Methode der Edelstein-Reinigung ist das Durchziehen der Steine durch eine Flamme. Hierfür kann die Flamme einer Kerze verwendet werden. Das Durchziehen passiert dreimal in einer sehr kurzen Zeit. Bei dieser Methode ist wichtig, dass der Heiler dazu in die Flamme sieht und ein Gebet spricht. Diese Methode ist sehr beliebt, da sie die Steinreinigung innerhalb von ein paar Minuten ermöglicht.

Aufladen der Steine zwischen den Händen mit Information

Nehmen Sie einen Stein oder einen Kristall zwischen beide Hände und halten Sie ihn 2 Minuten lang, bis sich der Stein erwärmt hat. Geben Sie dann eine geistige Information in den Stein hinein: Der Stein soll seine heilenden Eigenschaften entfalten und dies einem Gewebe oder Organ verleihen. Man kann Steine auch mit Gedanken aufladen. Nehmen Sie z.B. einen Kristall und geben Sie eine Information in ihn hinein. Stellen Sie sich z.B. ein Licht vor, das der Stein aus der Umgebung aufnimmt und speichert. Programmieren Sie den Stein darauf, dass er dieses Licht einem bestimmten Organ oder Gewebe abgeben soll und legen Sie ihn auf den Körper des Klienten.

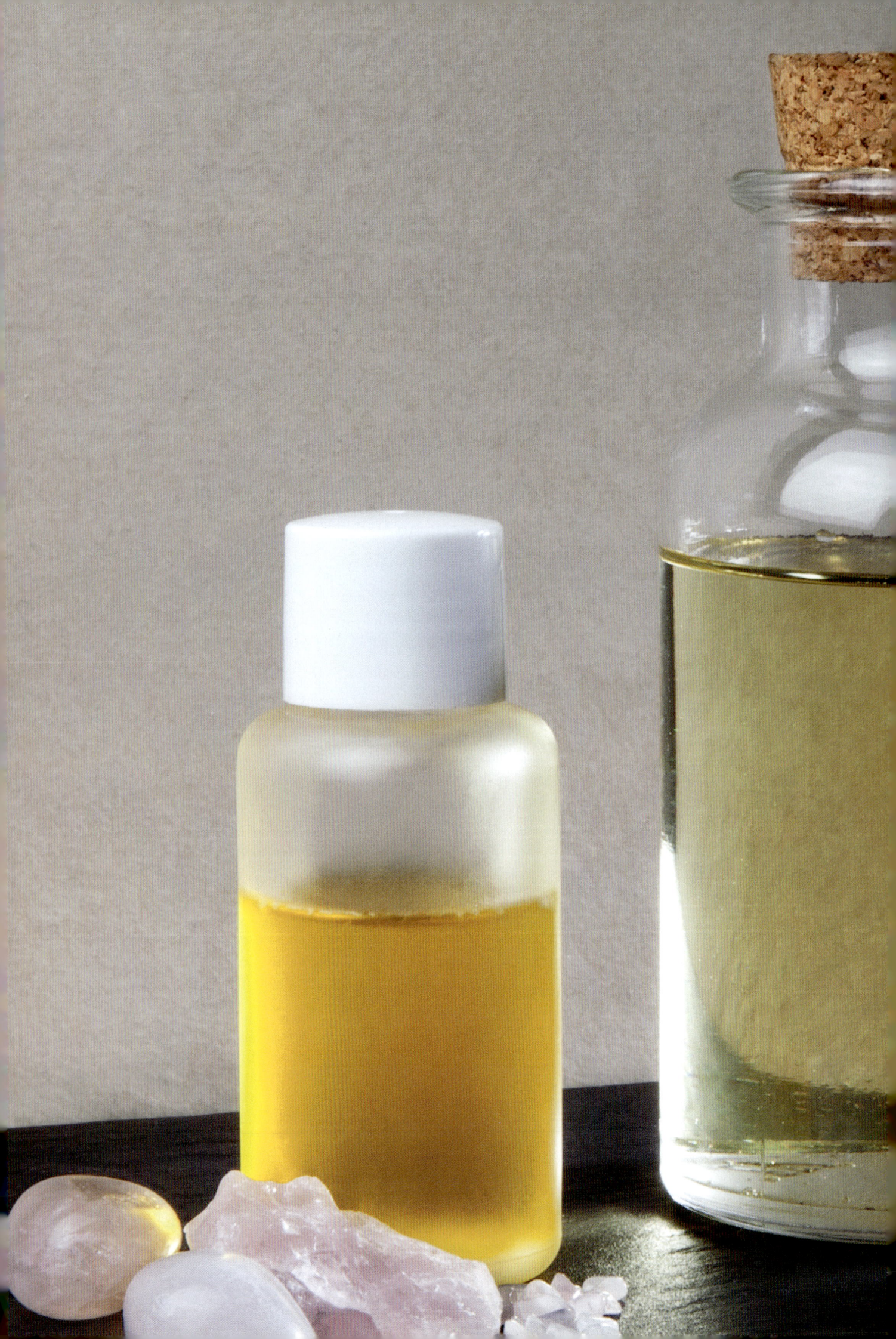

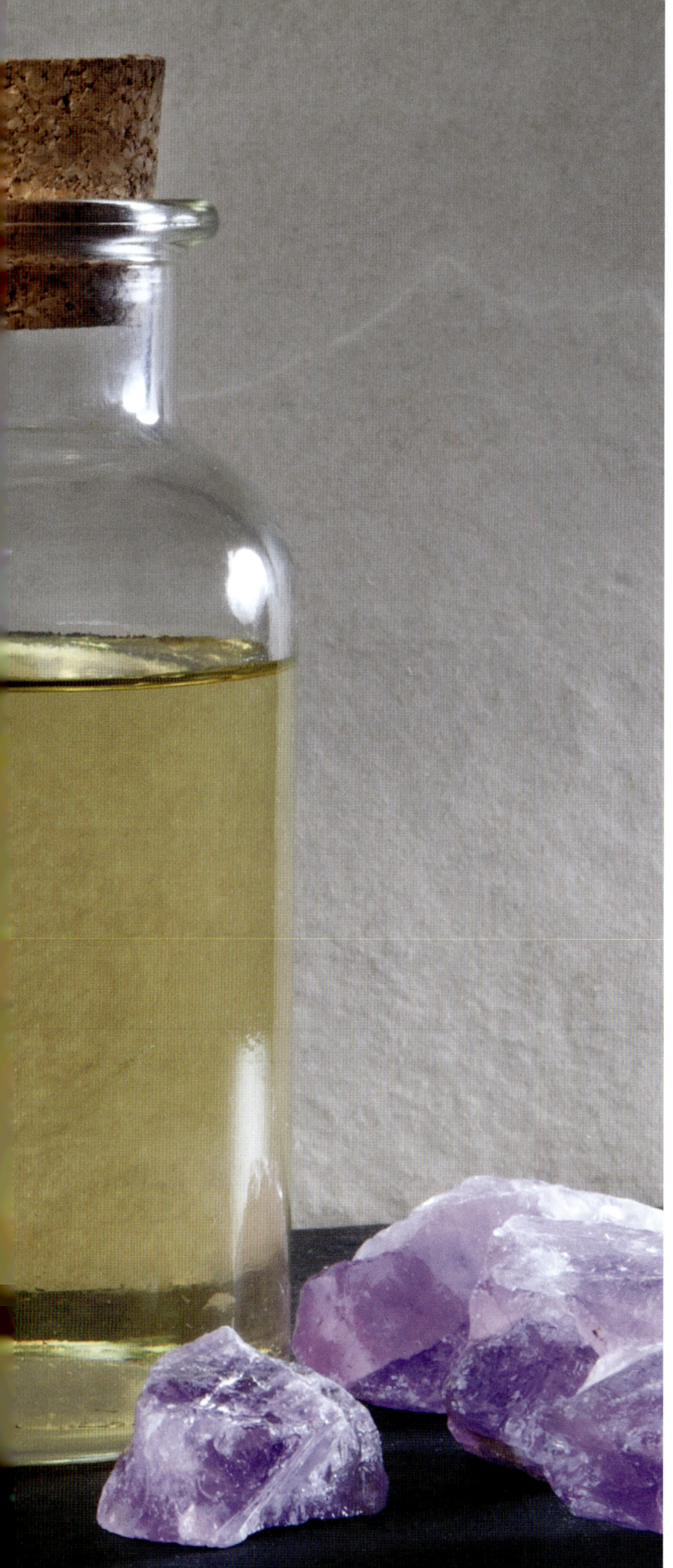

Steinessenzen

Edelstein-Essenz herstellen ist ganz einfach! Man braucht ein gutes Leitungs- oder stilles Wasser aus dem Handel, ein Schraubglas (Marmeladenglas) ohne Aufkleber und Muster sowie gereinigte Steine. Legen Sie die Steine ins Wasser und lassen Sie das Glas 3 bis 4 Tage geschlossen in der Sonne stehen. Wenn Sie möchten, können Sie es mit etwas Alkohol konservieren.

Die Essenzen kann man pur oder patentiert, also verdünnt, morgens auf nüchternen Magen einnehmen. Man kann es zusammen mit jeder Kosmetik wie Shampoo, Creme, Öl etc. oder als Tinktur äußerlich anwenden.

Alternative Kochmethode, um Essenzen selbst herzustellen:

Legen Sie gereinigte Steine bei Sonnenaufgang, in der Mittagszeit oder bei Sonnenuntergang in ein steriles, kochfestes Glas mit destilliertem Wasser und kochen Sie sie ca. 10 bis 15 Minuten. Die so erhaltene Uressenz füllt man zu je 7 Tropfen in stilles Wasser ab.

Die Essenzen können auch zur Persönlichkeitsentwicklung eingesetzt werden. Dabei wird stets jene Essenz verwendet. Stellen Sie 7 Essenzen her und benutzen Sie täglich eine davon.

Montag:	Perle
Dienstag:	Topas
Mittwoch:	Smaragd
Donnerstag:	Saphir
Freitag:	Diamant
Samstag:	Amethyst
Sonntag:	Rubin

Auf diese Weise wird das gesamte rhythmische System des Menschen wieder besser an die natürlichen Rhythmen angeschlossen, wodurch eine Vielzahl von Befindlichkeitsstörungen und Stresserkrankungen behoben werden können.

Die neun Edelstein-Essenzen von Alchemie und Ayurveda

Zirkon-Essenz:

Für: Erkenntnis des Lebenssinns, Entwicklung neuer Ideen und Ziele.
Gegen: Seelische Tiefs und Negativität
Energiesystem: 8. Chakra (Ich-Bewusstsein)
Planeten-Energie: Mond und Merkur

Topas-Essenz:

Für: Gesundes Selbstwertgefühl, Integration des Unbewussten
Gegen: Begierden und Opferhaltung
Energiesystem: Solarplexus-Chakra
Planeten-Energie: Mars

Amethyst-Essenz:

Für: Geistige Klarheit und spirituelle Wachheit
Gegen: Geistige Überlastung
Energiesystem: Kronenchakra
Planeten-Energie: Saturn und Sonne

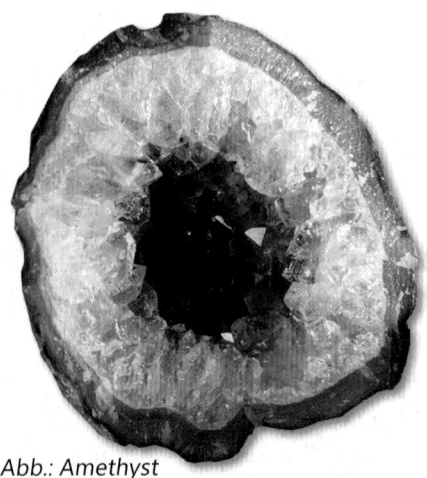

Abb.: Amethyst

Perle-Essenz:

Für: Verfeinertes Gefühl, sexuelle Anziehungskraft
Gegen: Besitzgier und Wutausbrüche
Energiesystem: Sexual-Chakra
Planeten-Energie: Mond und Mars

Diamant-Essenz:

Für: Das Entdecken der eigenen Berufung
Gegen: Verstrickungen
Energiesystem: Stirn-Chakra
Planeten-Energie: Venus und Sonne

Rubin-Essenz:

Für: Vitalität und Liebe
Gegen: Mutlosigkeit
Energiesystem: Wurzel-Chakra
Planeten-Energie: Sonne und Mars

Saphir-Essenz:

Für: Kreativität, Sprachkraft, Selbstverwirklichung, natürliche Autorität
Gegen: Hilflosigkeit, Einfallslosigkeit, Intoleranz
Energiesystem: Kehlkopf-Chakra
Planeten-Energie: Jupiter

Chrysoberyll-Essenz:

Für: Erdung und Kontakt mit archetypischen Kräften
Gegen: Energie-Blockaden
Energiesystem: Fuß-Chakren
Planeten-Energie: Mond

Smaragd-Essenz:

Für: Liebe, Kraft und Weisheit
Gegen: Pessimismus, Neid und Hass
Energiesystem: Herz-Chakra
Planeten-Energie: Merkur und Mond

Rescue-Essenz:

Notfalltropfen aus den neun Edelstein-Essenzen (jeweils zu gleichen Teilen mischen)
Für: Energetische Hilfe bei Schock und Energiestaus, bei seelisch-emotionalen, geistigen und spirituellen Notlagen
Gegen: Alles was chronisch ist.

Essenzen mit Öl und Alkohol

Man braucht ein gutes kalt gepresstes Öl aus dem Handel und Alkohol (38-40%) sowie ein Schraubglas (Marmeladenglas) ohne Aufkleber und Muster sowie gereinigte Steine.

Legen Sie die Steine ins Öl und in den Alkohol (1:1) und lassen Sie das Glas 3 bis 4 Tage geschlossen im Schatten oder an einem dunklen Ort stehen.

Die Essenzen kann man verdünnt morgens auf nüchternen Magen einnehmen. Man kann es zusammen mit jeder Kosmetik wie Shampoo, Creme, Öl etc. oder als Tinktur äußerlich anwenden.

Saphir und Perle:
Bei Ängsten

Amethyst und Smaragd:
Bei Kommunikationsschwierigkeiten

Perle und Amethyst:
Bei zu übertriebener Opferbereitschaft

Topas und Chrysoberyll:
Bei Schlaflosigkeit und Unbeweglichkeit

Rubin und Chrysoberyll:
Bei Stress

Smaragd und Chrysoberyll:
Bei zu viel Druck

Saphir und Topas:
Bei depressiven Verstimmungen

Rubin, Amethyst und Chrysoberyll:
Bei Nervosität

Essenzen nur mit Alkohol

Man braucht Alkohol (38-40%) sowie ein Schraubglas (Marmeladenglas) ohne Aufkleber und Muster sowie gereinigte Steine. Legen Sie die Steine in den Alkohol und lassen Sie sie 5 Tage geschlossen an einem dunklen Ort stehen.

Die Essenzen kann man verdünnt morgens auf nüchternen Magen einnehmen. Die Meister-Edelsteinessenzen nach Vadims Technik wirken auf mentaler und emotionaler Ebene.

Zubereitung:

Die Meisteressenzen gibt es mit Alkohol. Sie brauchen 30 ml Alkohol und einen besonderen Stein. Dieser wird in ein Glas gelegt und mit Alkohol begossen. Das Glas wird mit einem bestimmten farbigen Papier umgewickelt und stehen gelassen. Nach 12 Stunden ist die Essenz fertig und kann verwendet werden. Lassen Sie das Papier stets am Glas.

Die Energie der Essenz verbindet mit der Weisheit, Sie müssen das Glas immer wieder ansehen, berühren und die Essenz immer wieder in die Hände einreiben.

1 Weisheit
Diese Essenz hilft, die innere Weisheit zu finden.
Stein: Bergkristall
Papierfarbe: Gelb

2 Akzeptieren
Diese Essenz hilft, Urteile und Wertungen zu erkennen
Stein: Aquamarin
Papierfarbe: Weiß

3 Vertrauen
Diese Essenz hilft, Vertrauen zu sich selbst zu finden
Stein: Malachit
Papierfarbe: Blau

4 Hingabe
Diese Essenz hilft, die göttliche Ordnung zu beschaffen.
Stein: Marmor
Papierfarbe: Grün

5 Wahrheit und bedingungslose Liebe
Diese Essenz hilft, die eigene Wahrheit zu erkennen und zu leben
Stein: Citrin
Papierfarbe: Lila

6 Die eigene Kraft annehmen
Diese Essenz hilft, sich zu zentrieren
Stein: Aquamarin
Papierfarbe: Magenta

7 Das Universum verstehen
Diese Essenz hilft, den Zugang zum Göttlichen zu finden
Stein: Turmalin
Papierfarbe: Weiß

8 Transformation und das Loslassen
Diese Essenz hilft, die Vergangenheit zu heilen
Stein: Roter Jaspis
Papierfarbe: Rot

9 Visionen leben
Diese Essenz hilft, den eigenen Lebensweg zu finden
Stein: Bernstein
Papierfarbe: Orange

10 Handeln und bewegen
Diese Essenz hilft, die Ideen umzusetzen
Stein: Aquamarin
Papierfarbe: Olivgrün

11 Familienkarma loslassen
Diese Essenz hilft, Familienkarma loszulassen und die Geduld zu üben
Stein: Kreuzstein
Papierfarbe: Schwarz

12 Sich annehmen
Diese Essenz hilft, sich selbst zu lieben
Stein: Rosenquarz
Papierfarbe: Blau

13 Die Kraft
Diese Essenz hilft, den eigenen Körper anzunehmen
Stein: Versteinertes Holz
Papierfarbe: Braun

14 Wachstum
Diese Essenz hilft, Fähigkeiten zu bündeln
Stein: Perlen oder Perlmutt
Papierfarbe: Gelb

15 Freiheit
Diese Essenz hilft, sich frei zu machen und zu verwirklichen
Stein: Goldfluss
Papierfarbe: Grün

16 Freude und Fülle
Diese Essenz hilft, Intuition und den kreativen Selbstausdruck zu leben
Stein: Biotit
Papierfarbe: Hellblau

17 Gleichgewicht
Diese Essenz hilft, die innere Balance zu halten
Stein: Howlith
Papierfarbe: Rot

18 Den Schöpfer in sich erkennen
Diese Essenz hilft, das eigene Schöpfersein zu erkennen
Stein: Bergkristall
Papierfarbe: Orange

19 Relax
Diese Essenz bietet Hilfe in Krisensituationen
Stein: Achat
Papierfarbe: Schwarz

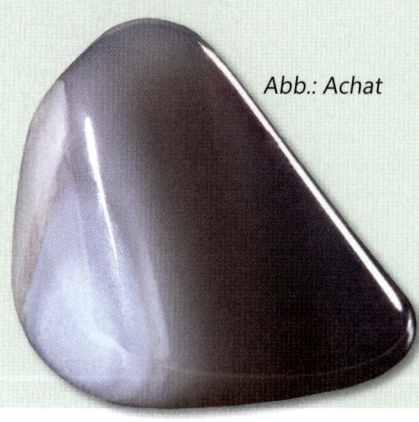

Abb.: Achat

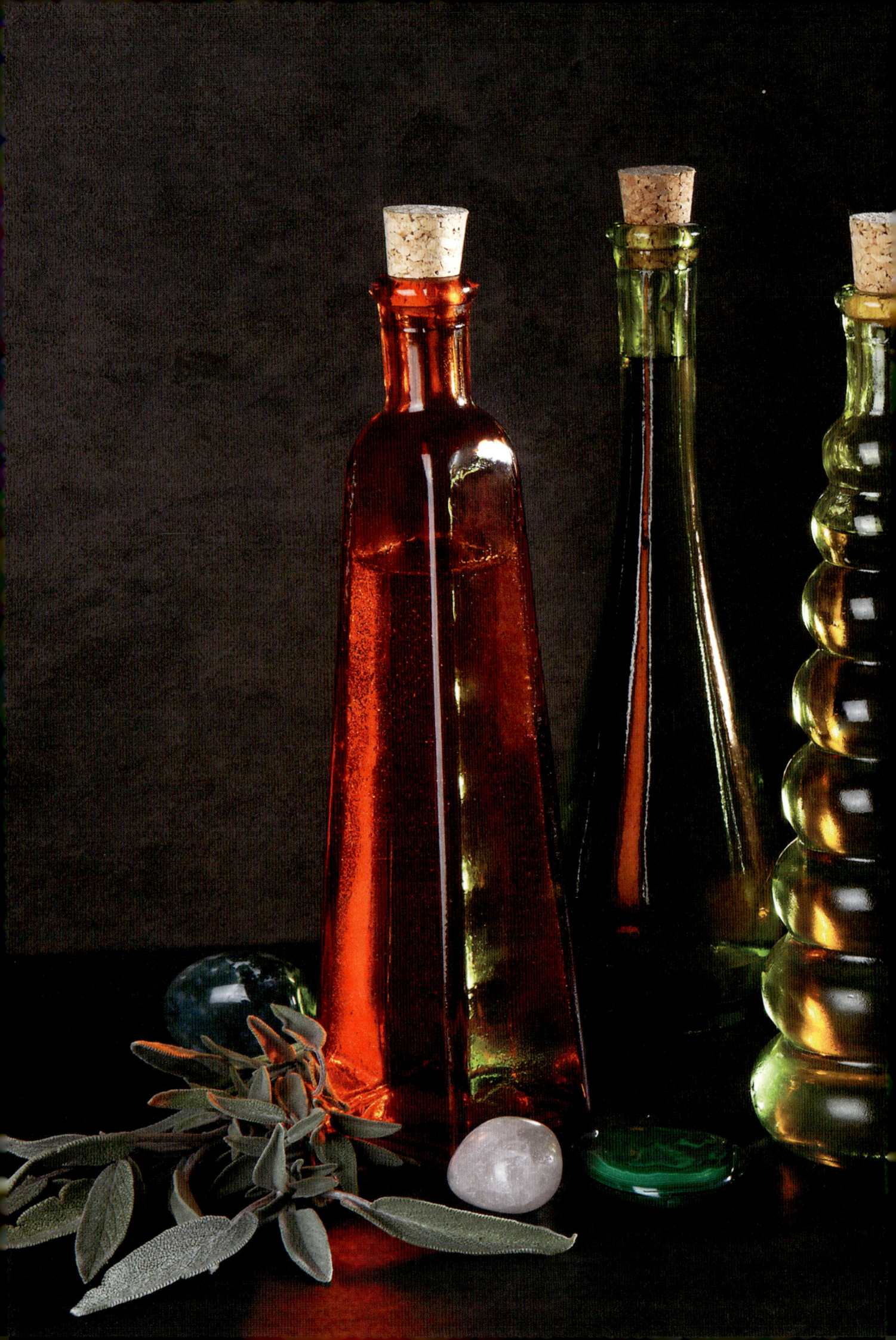

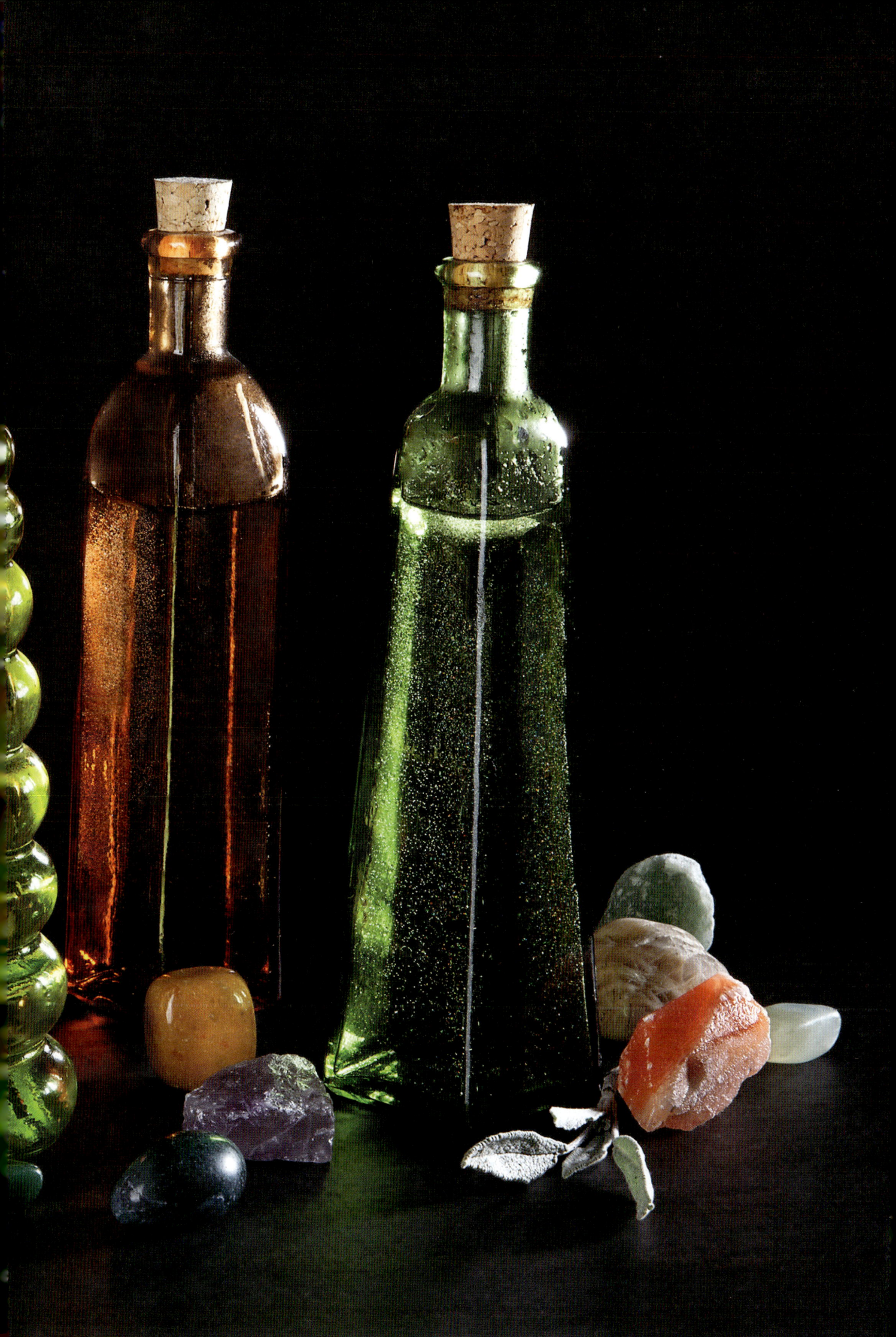

22 Lichtwesenessenzen je mit 3 Edelsteinen und Öl

Man braucht ein gutes kalt gepresstes Öl aus dem Handel sowie ein Schraubglas ohne Aufkleber und 3 verschiedene gereinigte Steine. Einer davon ist immer der Bergkristall.

Legen Sie die Steine ins Öl und lassen Sie das Glas 10 Tage auf einer hellen Lichtstelle geschlossen stehen.

Die Essenzen kann man unverdünnt auf die Haut und die Chakren / das 3. Auge aufbringen. Man kann es zu jeder Kosmetik wie Shampoo, Creme, Öl für die äußere Anwendung dazu mischen.

2 Wesen der Ruhe

Zutaten:

- Öl
- Bergkristall
- Rosenquarz
- Malachit

Themen:

- Sich und andere akzeptieren
- Innere Ruhe finden
- Gelassen sein
- Urteile erkennen
- Meditation lernen
- Entspannung und Ruhe finden
- Sich nicht über Geschehenes aufzuregen
- Situationen und Menschen so zu sehen, wie sie sind

- Männliche sowie weibliche Seiten gleichmäßig entfalten
- Mitgefühl entfalten
- Göttliche Ordnung annehmen
- Im Einklang mit der Natur zu sein
- Stärkt Mitgefühl und Toleranz

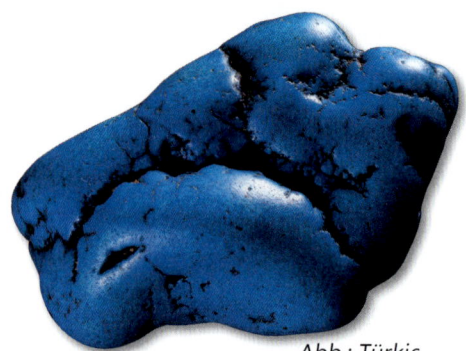

Abb.: Türkis

1 Wesen der Weisheit

Zutaten:

- Öl
- Bergkristall
- Achat
- Obsidian

Themen:

- In Kontakt sein mit der inneren Stimme
- Sich nicht in andere Menschen oder Situationen verlieren
- Sich abgrenzen können
- Das Nehmen und Geben lernen
- Einen Schritt zurücktreten aus den Verstrickungen des Alltags
- Situationen neutral zu beobachten
- Das höhere Bewusstsein kennen lernen

3 Wesen des Vertrauens

Zutaten:

- Öl
- Bergkristall
- Moldavit oder Meteorit
- Jaspis

Themen:

- Vertrauen zu sich selbst finden
- Ängste überwinden
- Urvertrauen finden
- Sich lieben lernen
- Neue Schritte ins Leben gehen
- Verunsicherungen verlieren
- Vertrauen in die Existenz erwerben

4 Wesen der Hingabe

Zutaten:

- Öl
- Bergkristall
- Schwarzer Turmalin
- Aragonit

Themen:

- Mit dem Fluss des Lebens gehen
- Kontrolle loslassen
- Gefühle fließen lassen

5 Energie der Heil-Ikonen

Zutaten:

- Öl
- Bergkristall
- Rubin oder Jaspis
- Türkis

Themen:

- Eigene Wahrheit erkennen
- Bedingungslose Liebe kennen lernen
- Selbstfindung
- Umgang mit Autoritäten meistern
- Familienkarmathemen heilen
- Eigene Autorität entfalten
- Führungsqualitäten entfalten
- Liebe erfahren
- Eigene Energie und Energie von Christus erkennen
- Sich vor Verletzungen schützen
- Erkennen, wer man wirklich ist

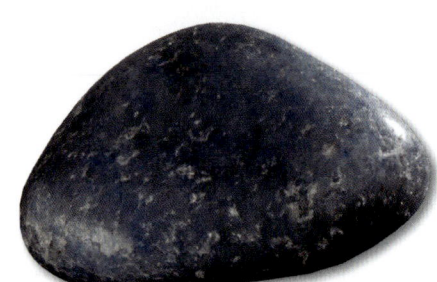

Abb.: Chalcedon

Abb.: Bergkristall

6 Wesen der eigenen Kraft

Zutaten:

- Öl
- Bergkristall
- Azurit
- Chalcedon

Themen:

- Zentriert sein
- Eigene Stärke und Kraft erkennen und ausgleichen
- Das Leben selbst in die Hand nehmen
- Schicksal meistern
- Selbstvertrauen finden
- Aura stärken
- „Ich will und ich kann- Gefühl" bekommen
- Kraft annehmen
- Kraft sichern, so dass keiner uns berauben kann

7 Wesen der 4 Himmelsrichtungen

Zutaten:

- Öl
- Bergkristall
- Feueropal
- Mondstein

Themen:

- Zugang zu eigenen Fähigkeiten
- Potential verwirklichen
- Die Energie spüren
- Das Göttliche erkennen
- Den Sinn des Lebens verstehen
- Zum höheren Selbst und irdischen Bewusstsein finden
- Ausgleich zwischen weiblicher und männlicher Seite schaffen

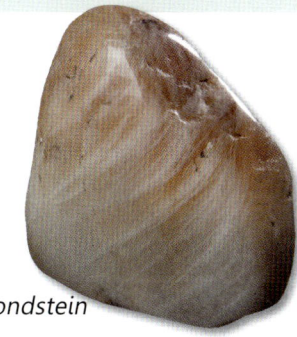

Abb.: Mondstein

8 Wesen der Transformation

Zutaten:

- Öl
- Bergkristall
- Citrin
- Granat

Themen:

- Transformation der Vergangenheit
- Loslassen von alten Mustern
- Die Vergangenheit heilen
- Die Erfahrung nutzen
- Transformation lernen
- Die noch nicht beendeten Lernschritte abschließen

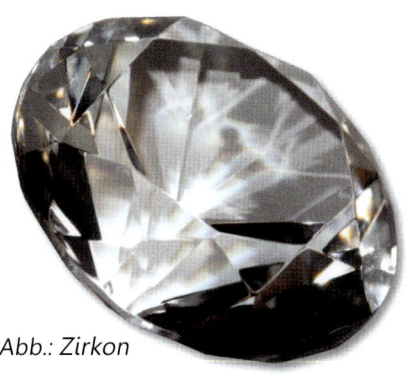

Abb.: Zirkon

9 Wesen der Vision

Zutaten:

- Öl
- Bergkristall
- Jade
- Zirkon

Themen:

- Visionen klar erkennen
- Erkennen, wo man steht
- Erkennen, wo man hin will
- Verbindung zum höheren Selbst finden
- Den eigenen Lebensweg bestimmen
- Die Möglichkeiten erkennen
- Entscheiden lernen
- Das 3. Auge aktivieren

10 Wesen des Tuns

Zutaten:

- Öl
- Bergkristall
- Carneol
- Amethyst

Themen:

- Ideen in die Tat umsetzen
- Visionen realisieren
- Gezielt handeln lernen
- Ruhig handeln
- Widerstände lösen

11 Wesen der Erde

Zutaten:

- Öl
- Bergkristall
- Lapislazuli
- Tigerauge

Themen:

- Verbindung zur Erde finden
- Geduld lernen
- Sich erden
- Sich im eigenen Körper wohl fühlen
- Energie von Pflanzen, Steinen und Tieren fühlen
- In Einklang mit unserem Körper zu kommen
- Sich festigen und lernen, mit beiden Beinen auf dem Boden zu stehen

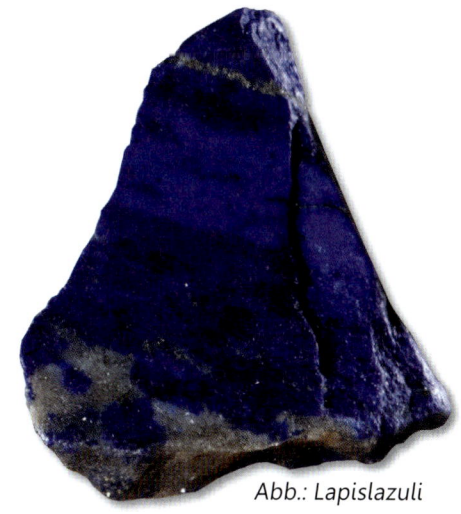

Abb.: Lapislazuli

12 Wesen der Liebe

Zutaten:

- Öl
- Bergkristall
- Heliotrop
- Onyx

Themen:

- Sich angenommen fühlen
- Das Leben genießen
- Den Körper annehmen
- Das Leben mit allen Sinnen genießen
- Defizite von Liebe verlieren
- Sexualität leben
- Schönheit erkennen

13 Wesen des Ichs

Zutaten:

- Öl
- Bergkristall
- Achat
- Sonnenstein

Themen:

- Sich anerkennen
- Die körperliche Kraft annehmen
- Sich reinigen
- Wurzelchakra kräftigen
- Andere Menschen reinigen
- Verdrängte Ängste verarbeiten

14 Wesen des Wachstums

Zutaten:

- Öl
- Bergkristall
- Mondstein
- Hämatit

Themen:

- Erfahrungen und Fähigkeiten bündeln
- Erkenntnisse in das Leben integrieren
- Harmonie finden
- Einklang zwischen Körper, Geist und Seele schaffen
- Zugang zu den eigenen Fähigkeiten finden
- Potential erkennen
- Seelisch wachsen

15 Wesen der Freiheit

Zutaten:

- Öl
- Bergkristall
- Karneol
- Malachit

Themen:

- Emotionen leben
- Freiheit nutzen
- Alte Verhaltensmuster erkennen
- An sich glauben lernen
- Eine neue Sichtweise schaffen
- Situationen aus einem anderen Blickwinkel zu sehen

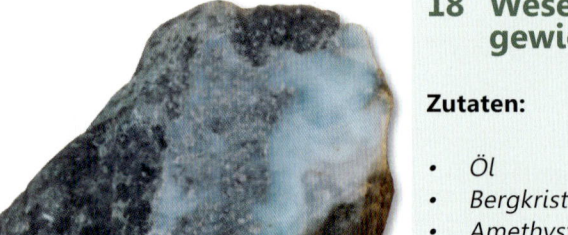

Abb.: Larimar

16 Wesen der Wahrheit

Zutaten:

- Öl
- Bergkristall
- Amethyst
- Larimar

Themen:

- Eigene Lebensaufgaben erkennen
- Seinen Platz finden
- Seinen Platz einnehmen
- Karmische Aufgaben erkennen
- Verbindung zum höheren Bewusstsein finden

17 Wesen der Fülle

Zutaten:

- Öl
- Bergkristall
- Jaspis
- Achat

Themen:

- Verstand und Intuition verbinden
- Yin und Yang in Einklang bringen
- Eigene Gefühle spontan ausdrücken
- Die Welt mit den Augen eines Kindes zu sehen
- Sich freuen lernen
- Inneres Kind heilen

18 Wesen des Gleichgewichts

Zutaten:

- Öl
- Bergkristall
- Amethyst
- Bernstein

Themen:

- Die innere Balance halten
- Entscheidungen treffen
- Goldene Mitte finden
- Inneren Frieden finden
- Sich entscheiden lernen
- Im Gleichgewicht zu bleiben

19 Wesen der Sonne

Zutaten:

- Öl
- Bergkristall
- Amazonit
- Tigerauge

Themen:

- Sich groß machen
- Charisma zeigen
- Charisma leben
- Mehr Ausstrahlung bekommen
- Selbstliebe aktivieren
- Das eigene innere Licht entdecken

20 Wesen der Schöpfung

Zutaten:

- Öl
- Bergkristall
- Schwarzer Turmalin
- Mondstein

Themen:

- Den Schöpfer in sich erkennen
- Die Energie lenken
- Das eigene Schöpfersein erkennen
- Den Zusammenhang zwischen verschiedenen Welten sehen
- Die Gesetzmäßigkeiten erkennen

21 Wesen der Einheit

Zutaten:

- Öl
- Bergkristall
- Jaspis
- Granat

Themen:

- Liebe erkennen
- Für sich sorgen
- Die Illusion aufzulösen

22 Wesen des Relaxens

Zutaten:

- Öl
- Bergkristall
- Aventurin
- Jade

Themen:

- Hilfe in Krisensituationen anziehen
- Sich zu entspannen lernen
- Schock verarbeiten

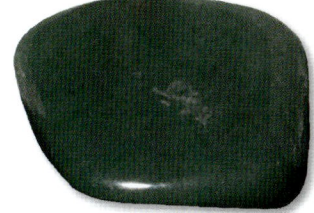

Abb.: Grüner Aventurin

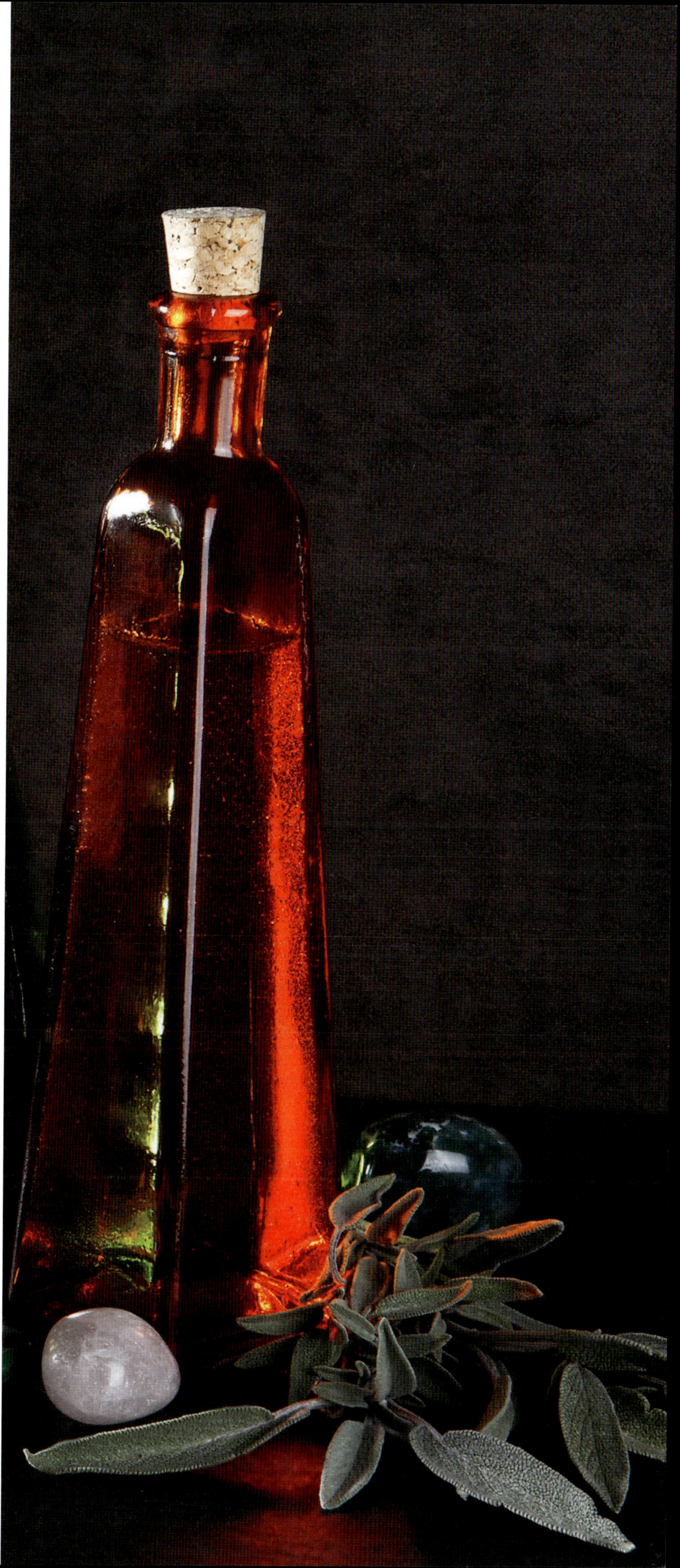

Steinöle

Sie brauchen 50 ml Öl. Werden Edelsteine, Kräuter und Blumen längere Zeit in Öl angesetzt, nimmt das Öl die Informationen dieser Gegenstände an. Wir empfehlen, die Zutaten unter besonderen Bedingungen in Jojoba-Öl oder Sonnenblumenöl anzusetzen.

Durch die Kombination von mehreren Steinen werden verschiedene Aspekte des gleichen Themas aufgegriffen und die Wirkung verstärkt sich harmonisch. Anwendbar sind diese Öle als Massageöl oder zur Gesichts- und Körperpflege. Es werden auch ein Paar Tropfen ätherisches Öl dazu gegeben.

Diese Edelsteinöle haben eine gänzlich neue Anwendungsform, als bisher bei Ölen üblich war: Man kann sie auch zur Aurakorrektur anwenden. Die Edelsteinöle sind eine Verbindung von Ölen, Edelsteinen und Kräutern sowie Blumen, die den Speichereffekt der Edelsteine auf doppelte Weise nutzen.

Das Ziel hinter allen Edelsteinölen ist folgendes: Die Verbindung mit unserem göttlichen Anteil zu erreichen, der voll Licht und Freude ist und der diese Qualität gerne hier auf der Erde zum Ausdruck bringen möchte - und das ist Liebe.

Eine besondere Gabe der Edelstein-Energie ist es, unerwünschte Energien zu binden, damit sie fassbar werden. Sie können die Öle zu diesen Zwecken am **Handgelenk** auftragen. Das Öl zieht in kürzester Zeit die Negativ-Energien an, saugt sie auf und bindet sie.
Diese Öle werden mit allen **7 Farben** durchwirkt.

Steinöle haben die größte Bandbreite in ihrer Wirkung. Diese besonderen Öle sind mit feinem Edelsteinpulver oder Trommelsteinen versetzt.

Ein Edelstein wirkt hauptsächlich über seine Oberfläche. Je mehr Oberfläche eines Edelsteines mit dem Körper in Berührung kommt, umso wirksamer hilft er. Die steinheilkundliche Forschung veröffentlichte, dass zerkleinerte Mineralien ihre Eigenschaften wie Schwingungen, Strahlungen oder deren Absorption nicht verlieren. So schließen die Steinöle eine Lücke bei der Anwendung von Edelsteinen.

Die Aufnahme des Minerals im Öl über die Haut kann bis zu 100-fach verstärkt werden.

Öle mit Steinen, Kräutern und Blumen

Geborgenheit und Ruhe

Edelsteine:
Achat, Nephrit, Serpentin
Ätherische Öle:
Eukalyptus
Kraut/Blume:
Vanille

Stärkt das Selbstvertrauen und vermittelt Schutz und Geborgenheit. Fördert Ausgeglichenheit und Kreativität. Führt zur Mitte.

Lebensfreude

Edelsteine:
Granat, Rubin, Rosenquarz
Ätherische Öle:
Rose, Sandelholz
Kraut/Blume:
Rosengeranie, Bergamotte

Liebevolle Massagen mit diesem Öl helfen, das Leben mutig, sinnlich und freudig zu gestalten, allen Widrigkeiten zum Trotz.

Jung und vital

Edelsteine:
Fluorit, Chrysopras, Peridot
Ätherische Öle:
Wacholderbeere
Kraut/Blume:
Fenchel, Zitrone

Hilft der Haut, sich von Schlacken zu befreien und sich auf psychischer Ebene von Frust, Sorgen und negativen Einstellungen zu entledigen. Man fühlt sich vital und wieder wohl in seiner Haut.

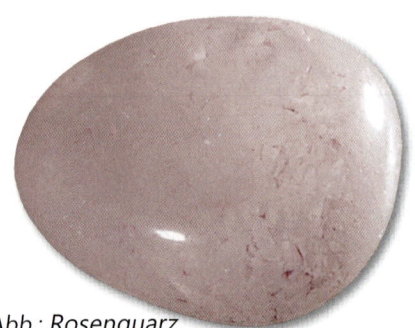

Abb.: Rosenquarz

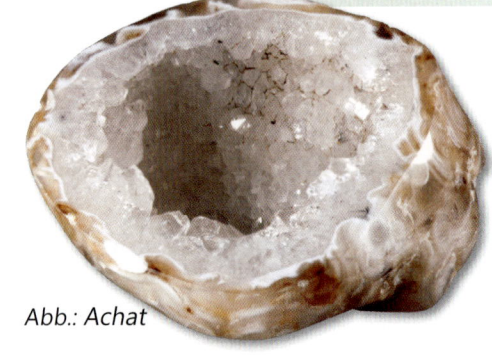

Abb.: Achat

Los- und Zulassen

Edelsteine:
Sodalith, Chalcedon, Bernstein
Ätherische Öle:
Geranium
Kraut/Blume:
Rose

Bringt Energien zum Fließen und löst Blockaden auf. Hilfreich bei entstauenden Massagen. Macht leicht und beweglich und offen für Kontakte.

Gelassen sein

Edelsteine:
Magnesit, Bergkristall
Ätherische Öle:
Lavendel, Mandarine
Kraut/Blume:
Kamille

Verhilft zu tiefer Entspannung und rastlosen Gemütern zu Abstand und innerer Ruhe. Ein wunderbares Öl nach einem anstrengenden Tag. Das Leben zeigt sich wieder von seiner positiven Seite.

Anti-Stress-Öl

Edelsteine:
Aventurin, Rauchquarz
Ätherische Öle:
Orange, Lavendel
Kraut/Blume:
Lavendel und Rosmarin

Dieses Öl hilft, den unausweichlichen Alltags-Stress mit Ruhe und Stärke zu meistern und steigert die Belastbarkeit.

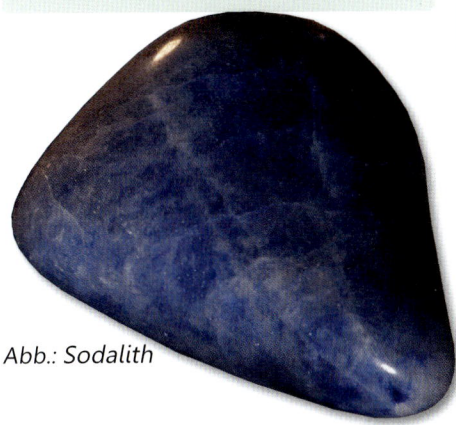

Abb.: Sodalith

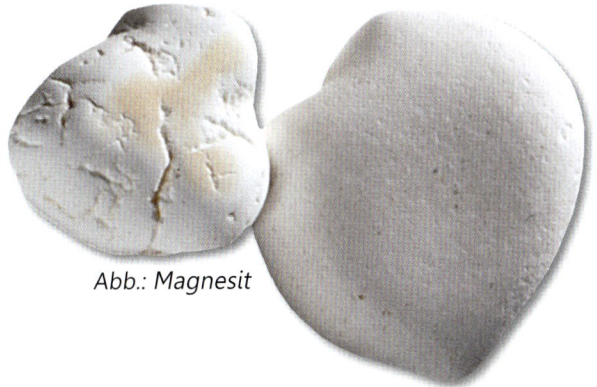

Abb.: Magnesit

Schamanenöl mit Edelsteinpulver, Blattgold und ätherischen Ölen zur Wunscherfüllung

Edelsteine:
Epidot, Achat, Rubin sowie Blattgold

Ätherische Öle:
Myrte, Eukalyptus, Jojoba oder Arnika

Das Öl stärkt die Regeneration, macht leistungsfähig und bringt neue Energie.
Schamanen verwenden diese Rezeptur zur Wunscherfüllung.
Das Öl ist gut einsetzbar, um Krisen zu überwinden und wieder freudig das Leben zu meistern.

Das Edelsteinöl kann als Körperöl, Massageöl, Gesichtsöl oder Badeöl verwendet werden.

Rescue–Öl

Dazu brauchen Sie eine kleine Glasflasche, verschiedene Steinsplitter und etwas Sonnenblumenöl. Vermischen Sie alles im Verhältnis 1:1 und lassen das Gemisch 5 Tage stehen.
Nun können Sie das Öl bei Aufregungen und Stress verwenden.

Es reicht, einen Tropfen Öl unter die Zunge zu geben, um wieder in sein Element zu kommen und sich zu beruhigen.

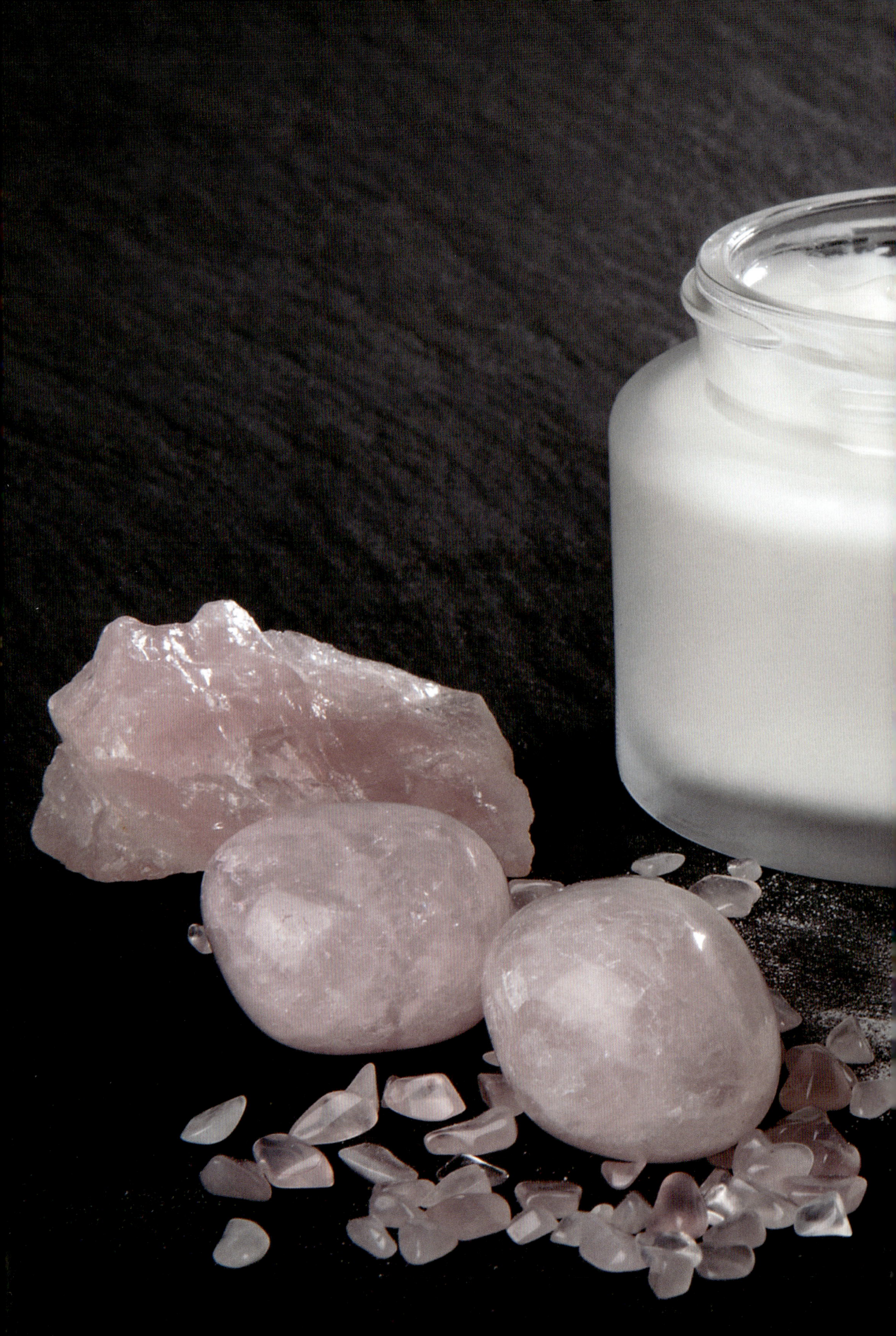

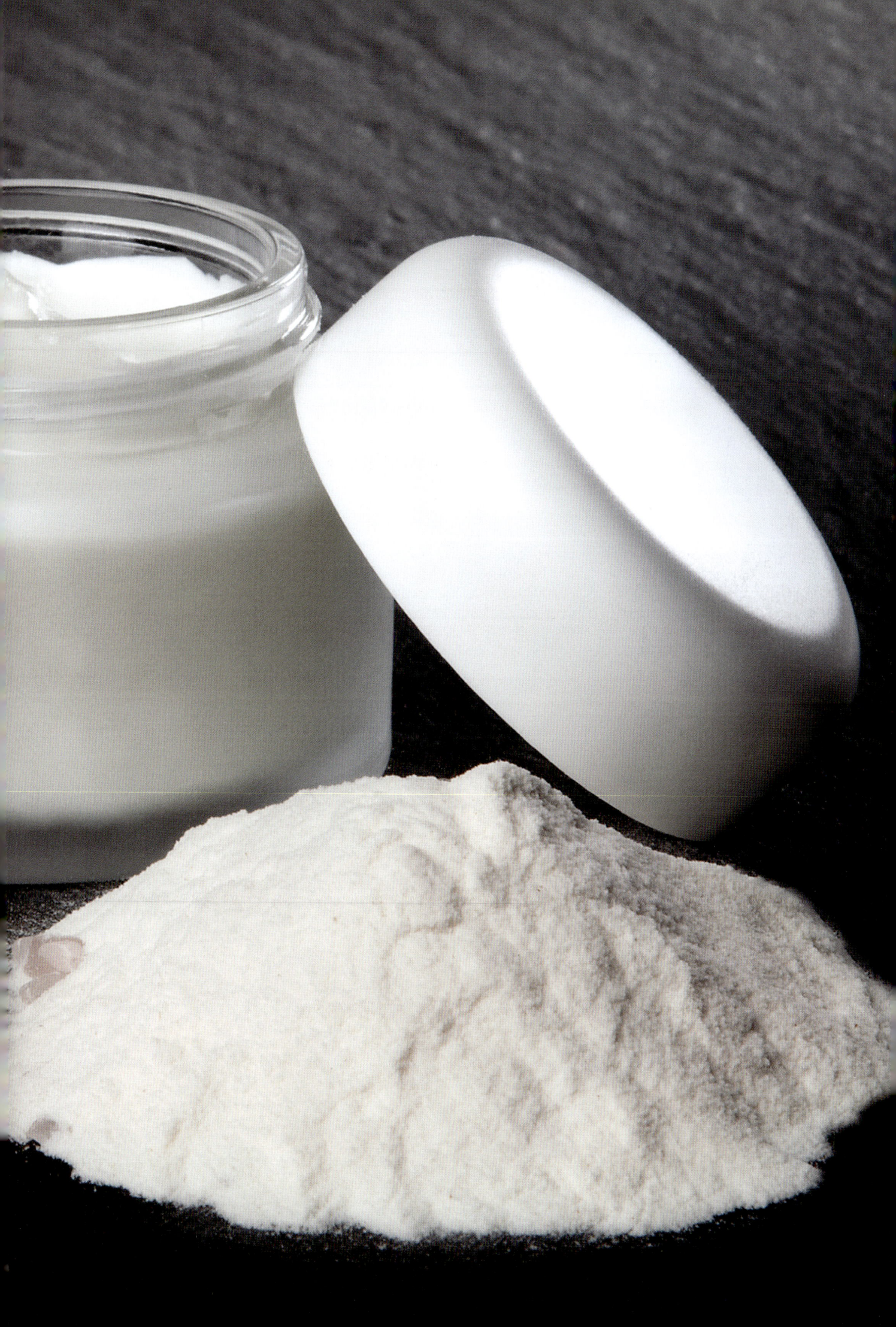

Edelsteincreme mit Edelsteinpulver

„Ewige Jugend"

Magische Salben sind echte Energiekonzentrate.

Nehmen Sie eine neutrale, hautverträgliche Creme und geben Sie folgende Zutaten dazu:

- *ein Tropfen ätherisches Öl*
- *ein paar Tropfen Olivenöl*
- *evtl. etwas pulverisiertes Wachs*
- *ein paar Kräuter oder Saft einer Aloe Pflanze*
- *ein paar Tropfen Orangensaft und ein Nelkengewürz*
- *Edelsteinpulver*

Öffnen Sie die Cremedose und lassen Sie die Creme an der Sonne erwärmen. Somit nimmt die Creme die Sonnenenergie auf.

Geben Sie oben stehende Zutaten dazu und lassen Sie die Mischung weiterhin eine Stunde in der Sonne stehen.

Mischen Sie nun die Creme mit Ihrem Zeigefinger nochmals um. Verwenden Sie die Creme jeden Tag.

Steinpulververwendung

Besonders gut geeignet ist Edelsteinpulver für den Kosmetik-Bereich. Bei Salben und Cremes unterstützen die Steine die hautregenerierende und straffende Wirkung der Haut. Außerdem wird die Haut durch die Mineralien natürlich belebt und gestärkt. Die Hautdurchfeuchtung und der Zellstoffwechsel werden angeregt und die Haut wirkt jünger.

Edelsteinpulver ist sehr leicht zu verwenden als Sonnenschutzfilter in Körperlotionen, aber auch immer mehr findet es Anwendung bei Make-ups und Gesichtspuder. Es schafft einen ebenmäßigen Teint, als sei es eins mit der Haut. Die enthaltenen Mineralien bringen müde Haut zum Strahlen und mildern Rötungen und Unebenheiten.

Sie sind bestens geeignet bei Problemhaut, es besteht ein sehr geringes Allergierisiko, da sie frei von Konservierungsmittel und Farbstoffen sind.

Des Weiteren können Sie es einfach in ihre vorhandene Kosmetik wie Shampoo, Gesichtswasser, Duschgel, flüssige Seife u.s.w. hineingeben. Oder stellen Sie ganz einfach Seife selbst her.

Eine weitere gute Möglichkeit ist, Sie nehmen basisches Badesalz und mischen etwas Edelsteinpulver hinein. Es ist auch als Fußbad ideal zu verwenden.
Steinpulver sind sehr gut für Energiemassagen zu verwenden.

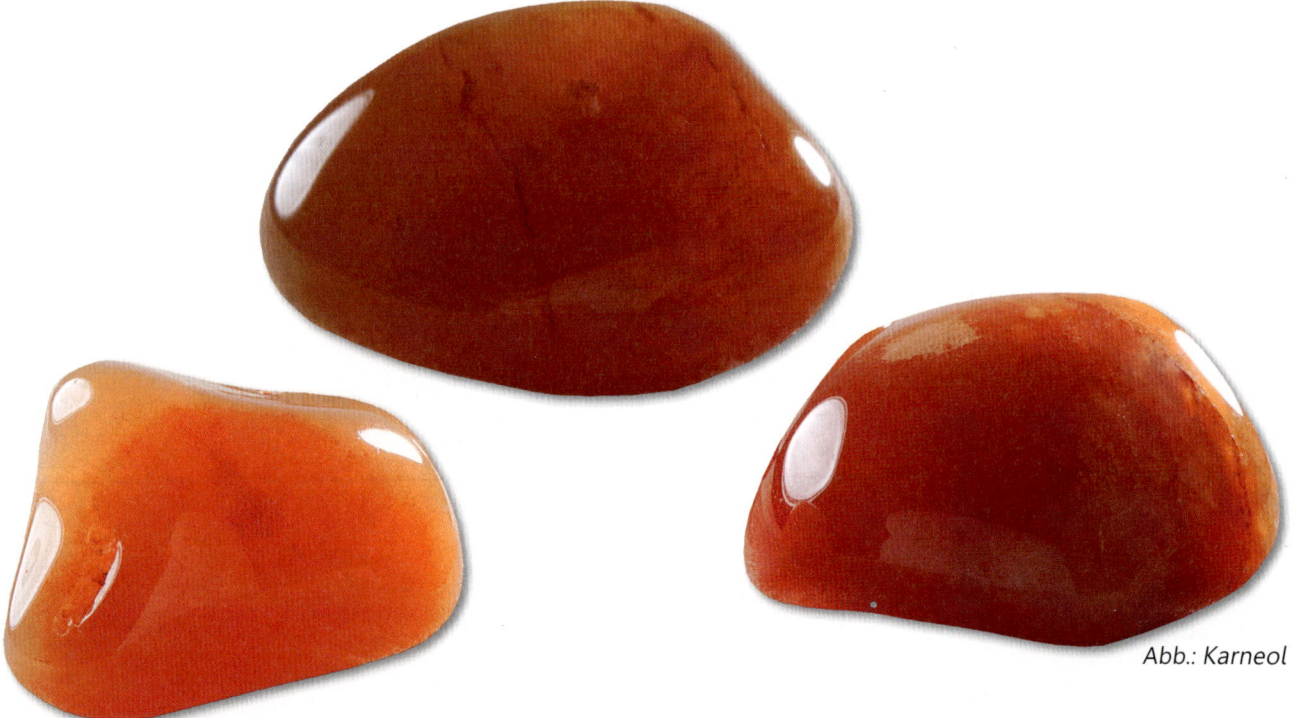

Abb.: Karneol

Edelsteine auf einen Blick

Edelstein	Wirkung	Bedeutung
Rubin	Gibt Kraft	Leidenschaft
Jaspis	Gibt Reichtum	Stein der Achtung
Türkis	Liebesglück	Stein des Glücks
Onyx	Hellfühlen	Stein der Magier
Achat	Gegen Krankheiten	Stein der Gesundheit
Aquamarin	Stein der Schönheit	Schönheitsstein
Lapis	Gegen Unruhe	Stein der Ruhe
Malachit	Rheuma	Stein der Heiler
Tigerauge	Gibt Erfolg	Liebesstein
Blutstein	Schafft Treue	Stein der Versöhnung
Bergkristall	Gegen Täuschung	Stein der Meditation
Amethyst	Gegen Genusssucht	Enthaltsamkeit
Karneol / Carneol	vor Unfällen	Lebensfreude
Rosenquarz	Gegen Angst	Stein der Liebe
Citrin	Überempfindlichkeit	Selbstbewusstseins
Aventurin	Nerven, Unlust	Unsicherheit
Azurit	Gibt Hoffnung	Kraftstein
Chalcedon	Gegen Aggressivität	Stein gegen Kummer
Amazonit	Gegen Kummer	Lebenslustein
Feueropal	Gibt Mut	Stein der Heiligen
Granat	Gegen Depressionen	Stein der Seele
Heliotrop	Gegen Alpträume	Sonnenstein
Jade	Gegen Traurigkeit	Lendenstein
Mondstein	Gegen Gefühlskälte	Fruchtbarkeit
Bernstein	Gegen Depressionen	Entscheidung
Zirkon	Gegen Melancholie	Stein der Träume

Anhang

Das System der Chakren und der Aura

Sie kennen bestimmt den Begriff „Chakren", die Energiezentren im menschlichen Körper. Sie wissen auch, dass jedes Chakra eine zugeordnete Farbe, einen Geruch sowie eine eigene Energiefrequenz besitzt. Die Farbentsprechung der Chakren gilt jedoch nicht für jeden. Die Welt verändert sich und die Energie um uns herum verändert sich mit. Auch unsere Chakren verändern ihre Farben und Frequenzen. Spirituell entwickelte Menschen haben heute andere Chakrenfarben und andere Frequenzen. Auch Sie können sich weiterentwickeln und Ihr Chakrasystem verändern und anpassen. So werden Sie in der Lage sein, das was auf dem Planeten geschieht, zu verstehen. So werden Sie mit der kosmischen Energie Eins sein.

Die neuen Impulse der Planeten verankern sich in den Chakren immer stärker und verändern unser Energievolumen. Das betrifft sowohl entwickelte als auch nicht entwickelte Menschen. Da wir uns energetisch kaum entwickelt haben und neue Energien immer weiter auf die Erde gelangen, verändert sich unser Chakra-Energievolumen automatisch.

Alle Menschen haben weibliche und männliche Energien in sich. Also, wir bestehen sozusagen immer aus 2 Energie-Polen. Diese Energieanteile befinden sich in unseren Chakren und kommunizieren miteinander. In einem Idealfall sollten diese Anteile gleich sein, doch die Realität ist anders. Unsere Anteile sind meistens gar nicht ausgewogen. Also gibt es kaum Menschen, die gut ausbalanciert sind. Das verhindert die Energieaufnahme aus dem Kosmos.

Wenn Sie zu wenige weibliche Energieanteile haben, sind Sie oft körperlich ausgelaugt. Wenn zu wenig männliche Anteile an Energie vorhanden sind, dann sind Sie eher seelisch ausgelaugt. Sie bekommen somit eine veränderte Information aus dem Kosmos und sind nicht ausbalanciert.

Man kann sich diese Anteile auch als Elemente vorstellen: Feuer- und Wasserelemente. Ein Mann ist dabei das Feuer und eine Frau ist das Wasser. Wenn Sie männliche und weibliche Figuren ansehen, merken Sie die visuellen Unterschiede: Ein Mann ist oben breit und steht für Geist (Feuer), eine Frau dagegen ist unten breit und steht für Erde (Wasser). So sind Frauen im Leben meistens mehr geerdet und kopfklarer als Männer. In Japan werden deswegen Frauen verehrt, die kleinere Füße haben. Je kleiner der Fuß, sagen die Japaner, desto weniger Erdung und desto mehr kosmische Verbindung. Das ist die Sicht des platonischen Körpers.

Unser Astralkörper funktioniert jedoch umgekehrt. Dort nimmt die Frau höhere Energien aus dem Kosmos auf, und der Mann nimmt die niederen irdischen Energien von der Erde auf.

Unsere 7 Hauptchakren müssten theoretisch die Frequenzen von allen 10 Planeten beinhalten. In der Praxis ist das jedoch nicht so. Dazu gibt es noch weitere 49 Unterchakren, die auch im Chakrensystem angeschlossen bleiben.

Die Umwelt verändert sich von Tag zu Tag. Wir verändern uns von Jahr zu Jahr. Immer mehr neue Energie kommt auf die Erde. Diese verändert unsere Energiebestandteile und somit die Gesamt-Energiefrequenz. Auch die Energieaustauschgesetze verändern sich rasanter als wir denken. Die Chakren ermöglichen unser Leben. Sie verteilen Energien im Körper und lassen sie zu allen Organen gelangen. Die unteren Chakren haben allerdings mittlerweile viel zu tun. Diese Energiezentren waren bis vor kurzem die wichtigsten Schaltstellen in unserem Körper für die Lebensenergie der Erde. Sie dienten dem Weiterleiten dieser Lebensenergie aus dem Wurzelchakra in das komplette Gewebe. Nun sind unsere Chakren zusätzlich auch die Empfangsstellen für kosmische Energien, die sowohl im platonischen als auch im ätherischen Körper verteilt werden.

Kundalini – Energiesäule der Wirbelsäule, die starke Kraft, die in uns versteckt ist, bediente unseren Körper durch die Energie der Erde und floss bis vor kurzem bis zu dem Kronenchakra.

Heute geht sie durch die Fußchakren (Fußsohlen) über das Wurzelchakra bis zu dem Herzchakra. Dann bleibt sie stehen.

Da im Moment auf der Erde eine Energie-Neuverteilung stattfindet und neue Energien aus dem Kosmos auf die Erde gelangen, werden diese neuen Energien durch das Kronenchakra getankt. Diese gelangen ebenso bis zum Herzchakra hinunter. Beide Energien: Kundalini und die kosmische Energie treffen sich in der Mitte (Herzgegend).

So entsteht eine **Mischung aus Kundalini und neuer Energie**. Somit haben wir eine neue Energie bereits in uns – eine Mischung aus Kundalini- und Kosmosenergie.

Das System der Energie kann man sich heute folgendermaßen vorstellen:

Das 1. Chakra, oder Wurzel genannt, ist die Stelle der Kundalinikraft. Also, Kundalini entspringt der Wurzel. Die Füße dienen als zusätzliche Aufnahmestellen dieser Kraft. Diese Energie verteilt sich im Körper. Bei vielen Menschen schläft die Kundalini in der Wurzel, bei anderen ist sie aktiv. In der Wurzel befindet sich auch das irdische Denken, hier entsteht die Verbindung mit der Erde. Das **Wurzelchakra** ist normalweise rot. Hier sind Marsenergien verankert. Die Marsenergie gibt uns Kraft für den platonischen Körper. Menschen, die diese Energie bei der Geburt erhalten haben (haben in ihrem Geburtsdatum eine 3), sind energisch und powervoll. Die Anderen bekommen die Marsimpulse aus dem Kosmos. Wenn diese Energie am stärksten wirkt, denkt der Mensch nach folgendem Muster: „Ich bin stark und muss nicht denken". Die Wurzel ist also eine Erdung (Verankerung) und steht für das Tun.

Das 2. Chakra, oder unser **Sexualbereich**, steht als Lebensenergie-Tresor für Instinkte und Zellgedächtnis. Hierdurch werden Energien nach oben zu anderen Chakren weitergeleitet. Das Sexualchakra ist orange. Hier werden Sexualität und Kreativität geboren. Das **Sexualchakra** steht in erster Linie für die Lebensenergie-Anlage, die aus der Wurzel kommt.

Diese beiden Chakren gehören zu unserem platonischen Körper. Gesetz dieses Körpers ist die Ökonomie. Wir nähren unseren platonischen Körper durch die Elemente Wasser, Luft, Erde. Im Prozess der Selbstwerdung verändern wir unsere zellulären Strukturen. So nähren wir uns immer mehr mit dem Element Feuer (Licht).

Im 3. Chakra, also im **Solarplexus**, sind unsere karmischen Aufgaben zum Teil gespeichert. Die Kundalini fließt in dieses Chakra, um verschiedene Gefühle zu aktivieren. Der Solarplexus steht also in erster Linie für das Karma und die Gefühlswelt.

Im 4. Chakra, also im **Herzen**, das die Mitte des Körpers darstellt, geschieht die Energieverarbeitung. Man kann sich das Herz als eine Art Fabrik vorstellen, die Lebensenergie aufnimmt oder abgibt. Die wichtigsten menschlichen Energien sind also im Herzen. Wenn das Herz zu ist, können Sie nicht lieben. Liebe ist eine irdische Substanz und das Herz steht für die Liebe. Das Herzchakra verbindet Energien von oben, die aus dem Kosmos gelangen und von unten, die von der Erde kommen. Das ist eine Schaltstelle, eine Mischstation der Energien. Wenn das Herz zu ist, bekommen Sie kaum Impulse und Strahlen von außen. Also keine Informationen. Ein offenes Herz empfängt alle nötigsten Strahlen. Bei einem offenen Herz sind sie von Sex, Essen etc. unabhängig. Das Gesagte muss immer aus dem Herzen heraus kommen, so kommt das Gesagte überhaupt bei den anderen Menschen an. Eine HERZ – HALS-Verbindung ist die Voraussetzung zur Aufnahme von kosmischen Informationen.

Kosmische Energien gelangen durch die Scheitel (das **Kronenchakra**) und werden in das **3. Auge** weitergeleitet. Dort, im Gehirn werden diese Frequenzen verarbeitet und durch das **Halschakra** in das **Herz** geleitet. Das Halschakra steht für Kunst und innere Welt.

Solarplexus, Herzchakra und Halschakra gehören zu unserem Ätherkörper.

Das 3. Auge steht für das Gelernte und die Teamarbeit und wird durch Wissen genährt.
Das Kronenchakra steht für kosmisches Denken.

Diese 2 Zentren gehören zum Geist.

Die Energieveränderung geschieht seit Jahren auf unserem Planeten. Spirituelle Menschen merken dies bereits seit 1990. Was geschieht dadurch? Unser Chakrensystem verändert sich mit. Bei „normalen" Menschen sind alle diese Chakren unterentwickelt. Sie sind kaum offen. So bekommen die „normalen" Menschen erst heute eine Veränderung des Chakrassystems am eigenem Leib in Form eines Druckes, Schmerzen oder depressiver Verstimmung mit.

Diese Energieerweiterung dient der Weiterentwicklung aller Lebewesen auf der Erde. Warum ist das so, dass auch solche Reaktionen wie Kopfschmerzen oder Alpträume auftreten? Die Erklärung dazu ist kinderleicht. Wenn die Planetenstrahlen in Resonanz mit den vorhandenen Energien stehen, welche die Menschen haben, (die Wellenlänge der Strahlen ist gleich), so werden sie aufgenommen und ergänzen sich. Andernfalls ist die Kommunikation der Strahlen nicht im Takt, so ergibt sich ein Energie-Defizit. Dann sollte man eigene Energien durch eigene Handlungen und Arbeit anpassen. Tun wir das nicht, erleben wir oft das blaue Wunder, wie Schmerz oder Erkrankung. Es liegt jedoch an jedem selbst, ob er sich der Planeten-Hierarchie anpasst oder nicht.

Es gibt 7 Hauptchakren. 5 davon bilden Paare. In überlieferten Schriften werden bis zu 88'000 Chakren erwähnt. Die meisten davon sind aber sehr klein und von untergeordneter Bedeutung.

Chakra, Farbe und Edelsteine

Chakra	Farbe	Edelsteine
1. Chakra (muladhara) Basis- oder Wurzel-Chakra	Rot	Achat, Granat, Hämatit, Jaspis, Obsidian, Rhodonit, Rubin
2. Chakra (svadhisthana) Sakral- oder Milz-Chakra	Orange	Feueropal, oranger Jaspis, Carneol (Karneol)
3. Chakra (manipura) Nabel-Chakra	Gelb	Bernstein, Calcit, Tigerauge, Topas
4. Chakra (anahata) Herz-Chakra	Grün/Rosa	Aventurin, Chrysopras, Jade, Malachit, Moosachat, Rosenquarz, Rhodonit, Peridot, Turmalin
5. Chakra (visuddha) Hals- oder Kehlkopf-Chakra	Blau	Amazonit, Aquamarin, blauer Edeltopas, Chalcedon, Opal, Perle, Türkis, Sodalith
6. Chakra (ajan) »Drittes Auge« Stirn-Chakra	Indigo	Lapislazuli, Saphir, Amethyst
7. Chakra (sahasrara) Scheitel- oder Kronen-Chakra	Violett	Amethyst, Bergkristall, Diamant, Heliodor

Übung „Visualisierung von Steinen"

Um die Edelsteine besser zu fühlen, empfehlen wir Ihnen eine Übung. Setzen Sie sich auf einen Stuhl und machen Sie Ihre Augen zu. Versuchen Sie, sich verschiedene Objekte vorzustellen und vor Ihrem inneren Auge einige Zeit zu behalten:

- ein rotes Jaspis-Quadrat
- eine Onyx-Pyramide
- eine Bergkristallkugel
- eine Rosenquarzpyramide
- eine Orange, die Sie anbeißen

Immer wieder, wenn Sie sich das Objekt vorgestellt haben, halten Sie es sich 1 Minute lang vor dem inneren Auge.
Versuchen Sie, diese Vision so lange vor dem geistigen Auge zu halten, wie es geht, jedoch nie länger als 5 Minuten.

Nach der Visualisierung versuchen Sie, das Objekt auch mit geöffneten Augen zu sehen.

Welche psychische Bedeutung haben Chakren?

Die Fehlfunktionen jedes einzelnen Chakras kann man mit psychologischen Störungen in Beziehung setzen. Jede Störung in einem Chakra zeigt sich als Störung des psychischen Bereichs, mit dem das jeweilige Chakra in Beziehung steht.
Man kann jedoch die Arbeit jedes Chakras korrigieren, indem man ein Paar Edelsteine in Verbindung mit einem Getreide in einem kleinen Beutelchen mit sich trägt.

* indische Bezeichnung

1. Wurzel-Chakra

auch Muladhara*-Chakra, Basis-Chakra, Steißbein-Zentrum
Symbolisiert die Basis des Lebens

Funktion:

Im Wurzel-Chakra befindet sich der Sitz unserer physischen Lebensenergie. Man kann sie auch als Lebenswille bezeichnen. Es sorgt für die körperliche Potenz. Ein Mensch, dessen Wurzel-Chakra voll funktionsfähig ist, steht mit beiden Beinen im Leben. Er strahlt Kraft und Vitalität aus.

Fehlfunktion:

Menschen, deren Wurzel-Chakra zu wenig Energie hat, hinterlassen bei anderen keinen bleibenden Eindruck. Wenn dieser Zustand über einen längeren Zeitraum anhält, werden alle anderen Chakren disbalanciert. Durch zu wenig Energiehaushalt wird man müde.

Korrektur:

Achat in Verbindung mit Jaspis und einer kleinen Tüte Mais hilft, fest mit beiden Beinen im Leben zu stehen.

2. Das Sakral-Chakra

oder auch Svadhistana*-Chakra, Sexual-Chakra oder Kreuzzentrum
Symbolisiert die Lebensenergie

Funktion:

Das Sakral-Chakra bezieht sich auf die Qualität der Liebe zum anderen oder gleichen Geschlecht. Ist dieses Chakra offen, kann körperliche und sexuelle Lust gelebt werden.

Fehlfunktion:

Ist das Chakra blockiert, wird die sexuelle Kraft und Potenz schwach. Die Person zeigt kein sexuelles Bedürfnis und ist müde.

Korrektur:

Sehr häufig tritt eine kurzfristige Beeinträchtigung des Chakras auf. Das lässt sich jedoch durch Jaspis in Verbindung mit Opalen oder Karneol und einer kleinen Tüte Reis beheben.

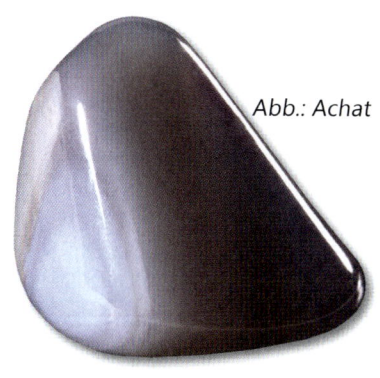

Abb.: Achat

3. Das Nabel-Chakra

oder auch Manipura*-Chakra, Solar-Plexus-Chakra oder Nabelzentrum
Symbolisiert unsere Astralebene

Funktion:

Wenn dieses Chakra voll funktioniert, erleben wir eine echte Lebensfreude. Wir erkennen unsere Einzigartigkeit und fühlen uns geborgen.

Fehlfunktion:

Wenn dieses Zentrum geschlossen ist, sind die Gefühle blockiert. Man kann sie nicht leben.

Das Nabel-Zentrum hat große Bedeutung für die Beziehung zu anderen Menschen.

In jeder Beziehung zwischen zwei Menschen entstehen Bänder zwischen ihren Nabel-Zentren.

Korrektur:

Sehr häufig tritt eine kurzfristige Beeinträchtigung des Chakras auf. Das lässt sich jedoch durch Bernstein in Verbindung mit Tigerauge oder Calcit und einer kleinen Tüte Grüntee beheben.

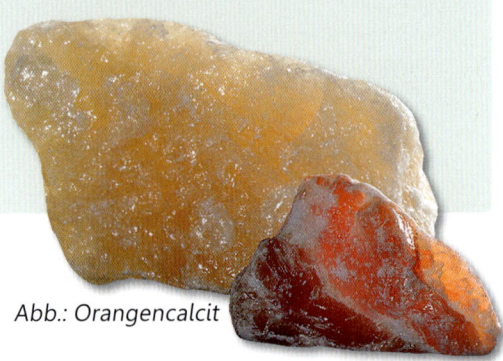

Abb.: Orangencalcit

4. Das Herz-Chakra

auch Anahata*-Chakra oder Herzzentrum
Symbolisiert die Verbindung zum Kosmos

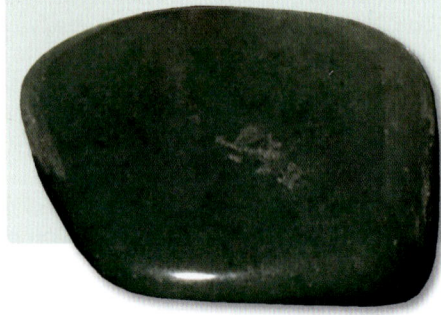

Abb.: Aventurin

Funktion:

Es ist das Chakra, durch welches wir lieben. Seine Energie verbindet uns mit der Natur und wenn dieses Chakra geöffnet ist, kann man die Realität richtig wahrnehmen.

Fehlfunktion:

Wenn das Herz-Zentrum geschlossen ist, kann man nicht lieben. Ist dieses Chakra blockiert, werden wir von anderen Menschen nicht gehört oder nicht ernst genommen.

Korrektur:

Sehr häufig tritt eine kurzfristige Beeinträchtigung des Chakras auf. Das lässt sich jedoch durch Aventurin in Verbindung mit Jade oder Malachit und einer kleinen Tüte Senf beheben.

5. Das Hals-Chakra

oder auch Vishuddha*-Chakra, Kehlkopf-Chakra oder Kommunikationszentrum
Symbolisiert die untere Mentalebene

Funktion:

Das Chakra befindet sich an der Kehle und steht in Zusammenhang mit der Verantwortung für unsere Bedürfnisse. Wir empfangen und versenden durch das Chakra Informationen und Energie.

Fehlfunktion:

Sollte das Chakra blockiert sein, gibt es den Mangel an Selbstbewusstsein oder zu viel Stolz oder gar panische Angst. Man vermeidet Kontakte.

Korrektur:

Sehr häufig tritt eine kurzfristige Beeinträchtigung des Chakras auf. Das lässt sich jedoch durch Amazonit in Verbindung mit Türkis oder Perle und einer kleinen Tüte Buchweizen beheben.

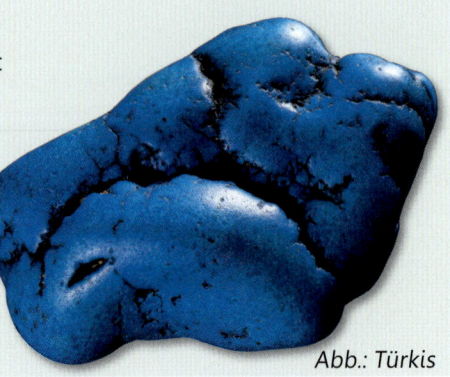

Abb.: Türkis

6. Das Stirn-Chakra

oder Ajna*- Chakra, Drittes Auge, Auge der Weisheit, Inneres Auge
Symbolisiert das 3. Auge und höhere Kräfte

Funktion:

Das Chakra steht in Zusammenhang mit der Fähigkeit zur Vision, zur Phantasie und zum Intellekt.

Fehlfunktion:

Wenn das Chakra geblockt ist, ist man verwirrt und negativ eingestellt. Es mangelt der Person an kreativen Einfällen, weil zu wenig Energie fließt. Ist das Chakra nicht offen, hat die Person große Schwierigkeiten, ihre Ideen zuzulassen.

Korrektur:

Sehr häufig tritt eine kurzfristige Beeinträchtigung des Chakras auf. Das lässt sich jedoch durch Lapislazuli in Verbindung mit Sodalith oder Larimar und einer kleinen Tüte Gries beheben.

Abb.: Lapislazuli

7. Das Kronen-Chakra

oder auch Sahasrara* Chakra, Scheitelzentrum
Symbolisiert die höheren Kräfte

Funktion:

Es ist der Ort des Geistes. Das Chakra verbindet den Menschen mit seiner Spiritualität.

Fehlfunktion:

Ist das Zentrum geschlossen, erlebt der Mensch seine Spiritualität nicht. So ein Mensch kann nicht verstehen, was andere Menschen unter „spirituell" verstehen.

Korrektur:

Sehr häufig tritt eine kurzfristige Beeinträchtigung des Chakras auf.

Das lässt sich jedoch durch Amethyst in Verbindung mit Bergkristall oder Heliodor und einer kleinen Tüte Linsen beheben.

Abb.: Bergkristall

Erneuerung des Chakrensystems

Die Funktion unseres Chakrensystems verändert sich ständig.

Alle unsere Chakren - sieben innerhalb des physischen Körpers und sieben außerhalb - plus das Alpha und Omega-Chakra.

Die meisten Menschen sehen oder fühlen die Chakren als strahlende drehende Energiekreise. Aber Chakren haben auch eine mehr- (6)dimensionale interne Struktur.

Die sieben im Körper eingebetteten Chakren wandeln Energie aus der Astralebene um. Sie sehen eher wie zwei Trichter aus.

Einer der Trichter hat die Öffnung nach vorne, der andere nach hinten. Diese engen Teile werden oft durch mentalen und emotionalen Schutt verstopft.

Dies klemmt das Meridiansystem von der Energie ab und kann Energielosigkeit verursachen. Durch eine Edelsteintherapie ist dieses jedoch veränderbar. Man kann nämlich die Chakren durch Steinessenzen oder Steine selbst erneuern.

Wenn der Prozess aktiviert ist, wird die Versiegelung der Chakren aufgebrochen.

Dies erlaubt dem Chakra, Energie in alle Richtungen auszustrahlen und Frequenzen aus höheren Dimensionen aufzunehmen.

Harmonisieren und Öffnen blockierter Chakren mit Kristallen (Edelsteinen)

Legen Sie den Klienten auf den Rücken oder Bauch. Die entsprechenden Steine müssen nicht auf die nackte Haut aufgelegt werden.

Legen Sie diese direkt im Bereich der Chakren auf. Folgende Steine empfehlen wir Ihnen:

Herz:
Legen Sie einen der folgenden Steine auf: grüner Turmalin, Smaragd, Jade, Aventurin, Malachit

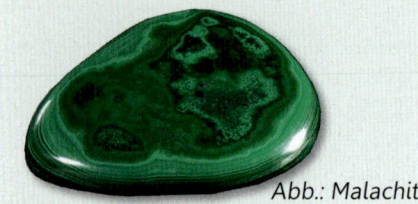
Abb.: Malachit

Nabel:
Legen Sie folgenden Stein auf: Citrin

Krone/Scheitel:
Legen Sie einen der folgenden Steine oberhalb des Kopfes auf: Amethyst, Bergkristall

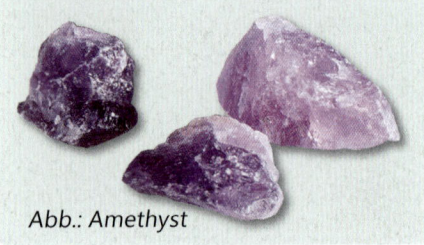
Abb.: Amethyst

Bauch:
Legen Sie einen der folgenden Steine auf: Carneol, Rhodochrosit

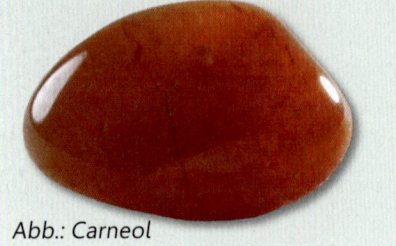
Abb.: Carneol

Stirn:
Legen Sie einen der folgenden Steine auf: Lapislazuli, Amethyst

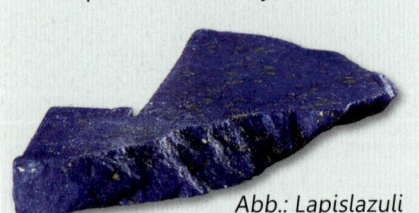
Abb.: Lapislazuli

Schambein:
Legen Sie einen der folgenden Steine auf: Granat, Rubin

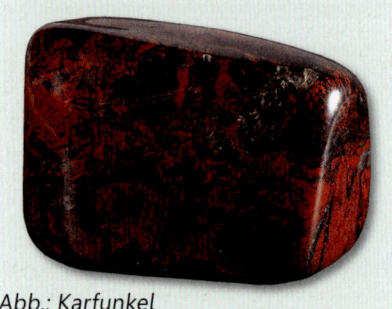
Abb.: Karfunkel

Kehlkopf:
Legen Sie einen der folgenden Steine auf: Aquamarin, Türkis, Saphir

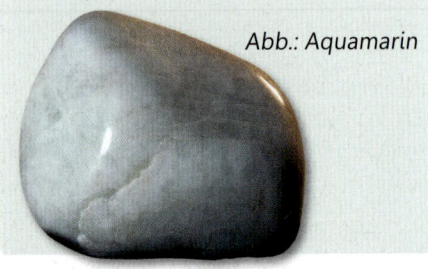
Abb.: Aquamarin

Für alle Chakren:
Für alle Energiezentren ist ein (Roh)Diamant oder Granat geeignet

Die benutzten Steine sollen anschließend unter fließendem, kaltem Wasser gereinigt werden.

Wenn alle Chakren voll aktiv sind, sind sie geöffnet. So entsteht im Bereich der Wirbelsäule ein stabiler Energiefluss. Man kann diesen Fluss als Energiesäule bezeichnen.

Die Energie-Zentren oder Chakren ernähren sich gegenseitig. Wenn eines der Chakren beeinträchtigt wird, werden alle anderen Zentren in Mitleidenschaft gezogen.

Die Energiesäule wird nicht mehr gerade bleiben, sondern eher im Zick-Zack-Kurs verlaufen - im Extremfall sogar unterbrochen werden. So werden die Chakren irgendwann geschlossen und nicht mehr ernährt.

Im Laufe der Zeit führt das in der Regel zu körperlichen Erkrankungen. Man kann geschlossene Chakren mit Edelsteinen öffnen.

Zuerst sollte man jedoch die Wirbelsäule des Patienten zickzackförmig mit den Augen durchgehen, so dass wir von dem 7. Halswirbel aus zum Steißbein den Rücken ansehen und mit einer Hand eine Zick-Zack-Bewegung von oben nach unten machen.

Die Bewegung der Energie in den Zentren kann mit den Händen gespürt werden. Sollte ein Chakra nicht offen sein, spüren Sie beim Antasten eine Blockade. Die Hände tun weh oder sie kribbeln sehr stark.

Auch mit dem Pendel können solche Blockaden sichtbar gemacht werden. Das Pendel wird zum Schwingen gebracht, es zeigt dann deutlich die Drehung und eventuelle Blockaden der Chakren.

Wenn ein Energiezentrum geöffnet ist, dreht es sich im Uhrzeigersinn und transformiert die universale Energie. Mit der Drehung im Uhrzeigersinn nimmt das Chakra Energie aus dem Universum auf.

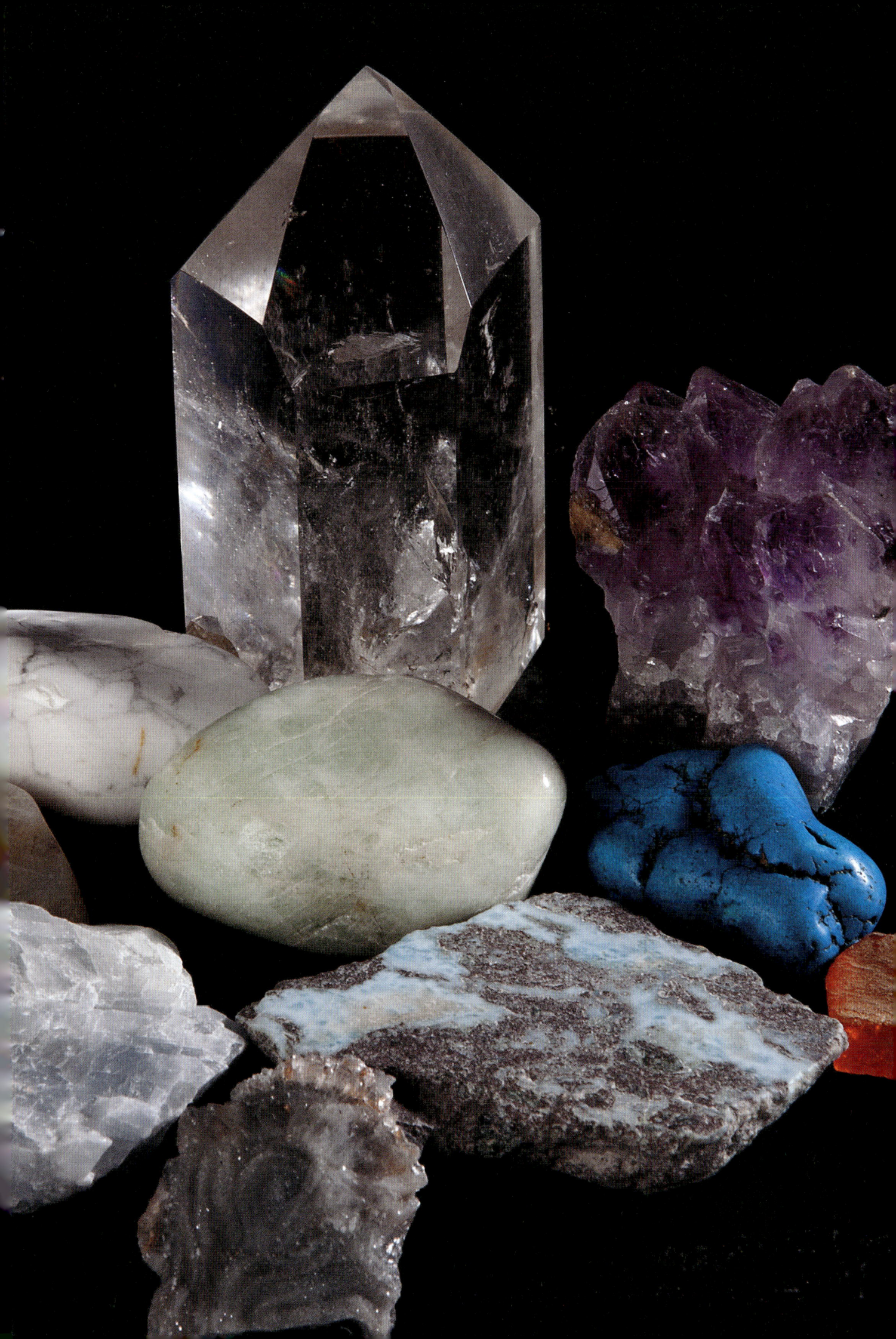

Arbeit mit Farben und Licht (Farbkasten)

Arbeit mit Farbfolie ist eine sehr alte, jedoch nicht sehr verbreitete Methode.

Sie können jeden Edelstein mit beliebigen Farben aufladen. Dazu brauchen Sie einen Holzkasten, eine LED-Leuchte sowie verschiedene Farbfolien. Je nach Wunsch, können Sie verschiedene Farbfolien verwenden, indem Sie sie auf die LED-Leuchte im Kasten auflegen.

Schalten Sie die Leuchte an, legen Sie eine Farbfolie darauf und platzieren Sie Ihre Edelsteine in den Holzkasten. Schließen Sie dann den Kasten zu und lassen Sie die Farbe 5-10 Minuten auf die Steine wirken.

Die Folie könnte auch zwischen die Steine und eine gewöhnliche Lampe gehalten werden. Der Abstand dazwischen sollte ca. 15 cm sein.

Es genügt, die Steine 5-10 Minuten für eine Behandlung zu bestrahlen. Die Edelsteine können dann direkt auf die Haut des Klienten aufgelegt werden.

In den Körperzellen befinden sich Photone. Diese enthalten Licht. Wird das Licht durch ein Prisma geleitet, teilt es sich in die sieben Spektralfarben.

Jede Farbe hat eine eigene Schwingungsfrequenz. Wird durch die Farbfolie eine Schwingung verstärkt, schwingt die entsprechende durch den Edelstein gespeicherte Farbe innerhalb der Körperzelle mit.

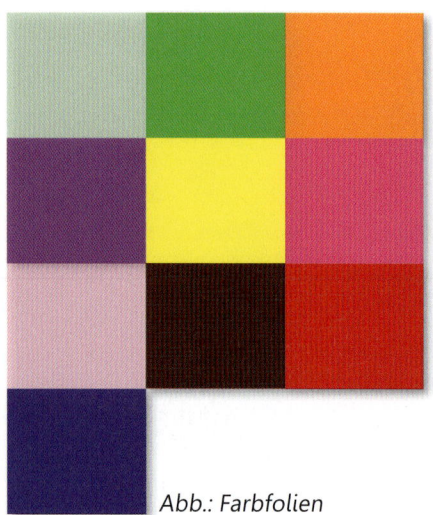

Abb.: Farbfolien

Bestrahlung der Steine mit Farben

Folgende Farben verstärken die Leitfähigkeit der Steine. Sie werden in einem Farbkasten angewendet: Grün, Hellgrün, Rot, Orange, Rosa, Gelb, Lila, Helllila, Braun

Deutung der Farbfolien

Rot

Diese Farbe bringt den Steinen mehr Energie und wirkt reinigend. Sie bringt spirituelle Energie und Stärke und wird bei Trägheit und Energielosigkeit sowie bei ständiger Müdigkeit und großen morgendlichen Anlaufschwierigkeiten angewendet.

Braun

Diese Farbe reduziert die Wirkung des Steines und wirkt homöopathisch. Sie wird zum Bestrahlen der Steine bei Phasen von Traurigkeit und Niedergeschlagenheit angewendet.

Blau

Diese Farbe konzentriert die Energie des Steines zu einem Punkt. Deshalb wird sie zum Bestrahlen der Steine bei Menschen mit großer Ungeduld und Hektik sowie bei starken muskulären Verspannungen eingesetzt.

Gelb

Diese Farbe bringt Licht und wird von den Edelsteinen sofort aufgenommen. Sie wird bei Unzufriedenheit und Kränkung eingesetzt.

Grün

Diese Farbe stellt die Heilenergie dar, sie wird für alle Edelsteine verwendet, um die Steine zu entlasten und zu reinigen sowie mit neuen Energien aufzuladen. Die Steine können dann bei Menschen mit extremen Stimmungsschwankungen angewendet werden.

Hellgrün

Diese Farbe wird bei Menschen mit Arbeitsunlust verwendet, wenn man Aufgaben ständig vor sich herschiebt, hat sich die Bestrahlung mit der Farbe gut bewährt.

Orange

Diese Farbe gibt den Steinen sehr viel Extra-Energie und hilft bei Menschen die Trauer und Angst empfinden.

Lila/Violett

Diese Farbe verstärkt jeden Stein und gibt ihm Lebens- und Wirkungsdauer. Mit ihr können alle Steine bestrahlt werden.

Rosa

Diese Farbe kann nur für helle Steine genommen werden, sie hilft bei starker innerer Anspannung, bei einem Gefühl der inneren Leere.

Edelsteinmassagen

Arbeit mit den Steinstempeln und Griffeln oder Steinen

Edelstein-Massage mit Griffel oder Stein

Die Edelsteinmassage ist eine der schönsten Arten, die Wirkung von Edelsteinen zu erfahren. Das Berühren und die Wirkung von Edelsteinen auf Ihrem Körper, Geist und Seele.

Rollmassage

Setzen sie sich locker auf einen Hocker oder Stuhl. Der Masseur hält den Griffel oder einen Stein mit der Spitze nach unten. Mit der Handfläche rollt man den Griffel oder Stein auf der Wirbelsäule auf und ab. Dabei führt man den Griffel leicht nach unten, so dass die ganze Wirbelsäule massiert wird.

Hilft auch Stress abzuleiten.

Besonders geeignete Griffel oder Steine dafür:
Aventurin: nervenstärkend
Schneeflockenobsidian: löst Verwirrung auf

Besonders geeignet für die nächste Methode sind:
Roter Jaspis: vitalisierend
Carneol: belebend, in die Mitte kommen
Zitronenchrysopas: erfrischend, aufmunternd

Man hält den Griffel horizontal, die Finger weisen nach oben, der Daumen ist am dicken Ende angelegt. Neben der Wirbelsäule rollt man den Griffel auf und ab, wobei man sich insgesamt von oben nach unten bewegt. Jeweils rechts und links der Wirbelsäule auszuführen, gerne mehrmals.

Diese Anwendung belebt und erfrischt.

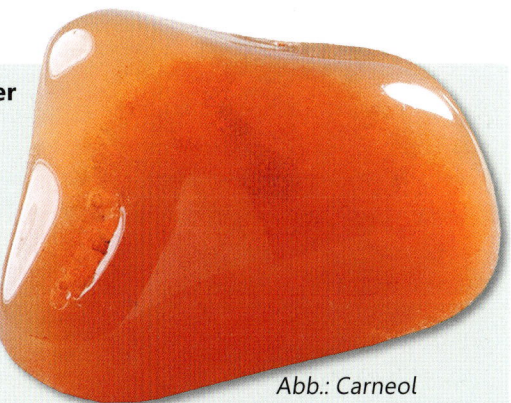
Abb.: Carneol

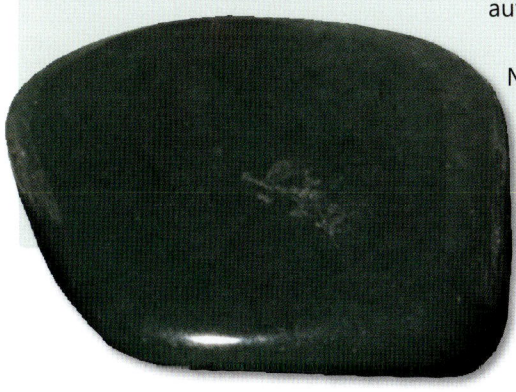
Abb.: Aventurin

Die liegende Acht

Eine besonders angenehme und liebevolle Massage: Derjenige der massiert wird, liegt auf dem Bauch, oben unbekleidet.

Der Griffel oder Stein wird wie ein Stift gehalten. Mit der stumpfen Seite zeichnet man leicht und fließend eine liegende Acht auf den Rücken. Man fängt am Hals an und hört am Steißbein auf. Man setzt nicht ab und bedeckt den ganzen Rücken damit. Die Hand folgt der Energie und lässt sich führen.

Natürlich kann man auch bis zu den Fersen Schleifen ziehen, dann setzt man für das zweite Bein wieder am Steißbein an.

Besonders geeignete Griffel:
Rosenquarz: belebt die Seele
Serpentin: tiefe Entspannung

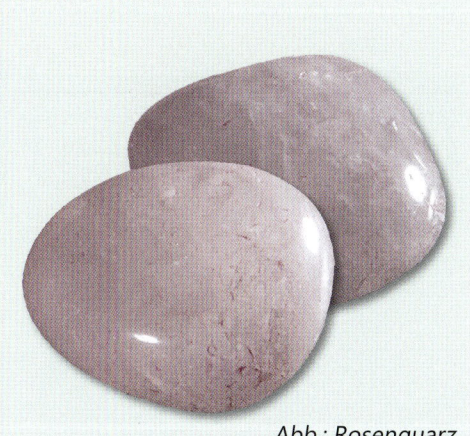
Abb.: Rosenquarz

Bernsteinmassage

Die Bernsteinmassage ist eine ganzheitliche Massage, die den gesamten Körper berücksichtigt.

Man beginnt mit der Bernsteinmassage bei den Füßen und geht schrittweise bis zum Kopf hoch vor. Durch die kreisenden Bewegungen innerhalb der Massage werden Energieblockaden gelöst und eine Tiefenentspannung wird gefördert.

Auf diese Weise wird die völlige Balance des Körpers, Geistes und der Seele hergestellt.

Eine weitere Möglichkeit die Bernsteinmassage durchzuführen ist: Sie nehmen Bernsteinöl, das sie gerne erwärmen können.

Alleine durch die Benutzung des Bernsteinöls werden Sie sehr schnell merken, wie gut es Ihrem Körper tut und wie sehr schnell für eine tiefe Entspannung gesorgt wird.

Mit zwei nebeneinander geführten Bernsteinen können sie das Öl sehr gut einmassieren. Sie werden schnell merken, wie sich Wärme im Körper ausbreitet und im Körper zirkuliert.

Eine weitere Möglichkeit eine Bernsteinmassage durchzuführen ist: Sie gehen so vor wie bei der Massage mit heißen Steinen.

Unterstützend kann man die Bernsteinmassage einsetzen bei Nervosität, Stress, Schlafstörungen, Atembeschwerden, Herz und Nierenproblemen, nach einem Schlaganfall und zur Stimulierung der Nerven.

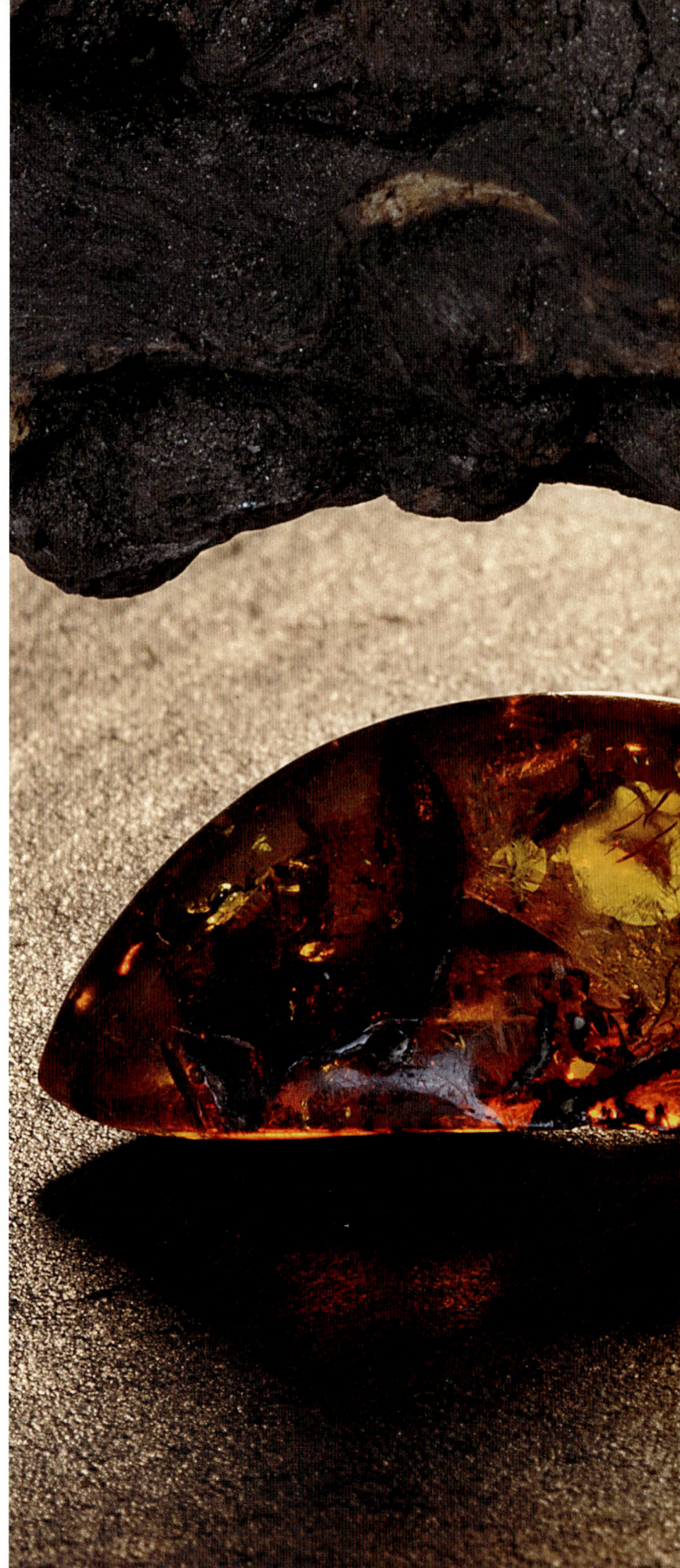

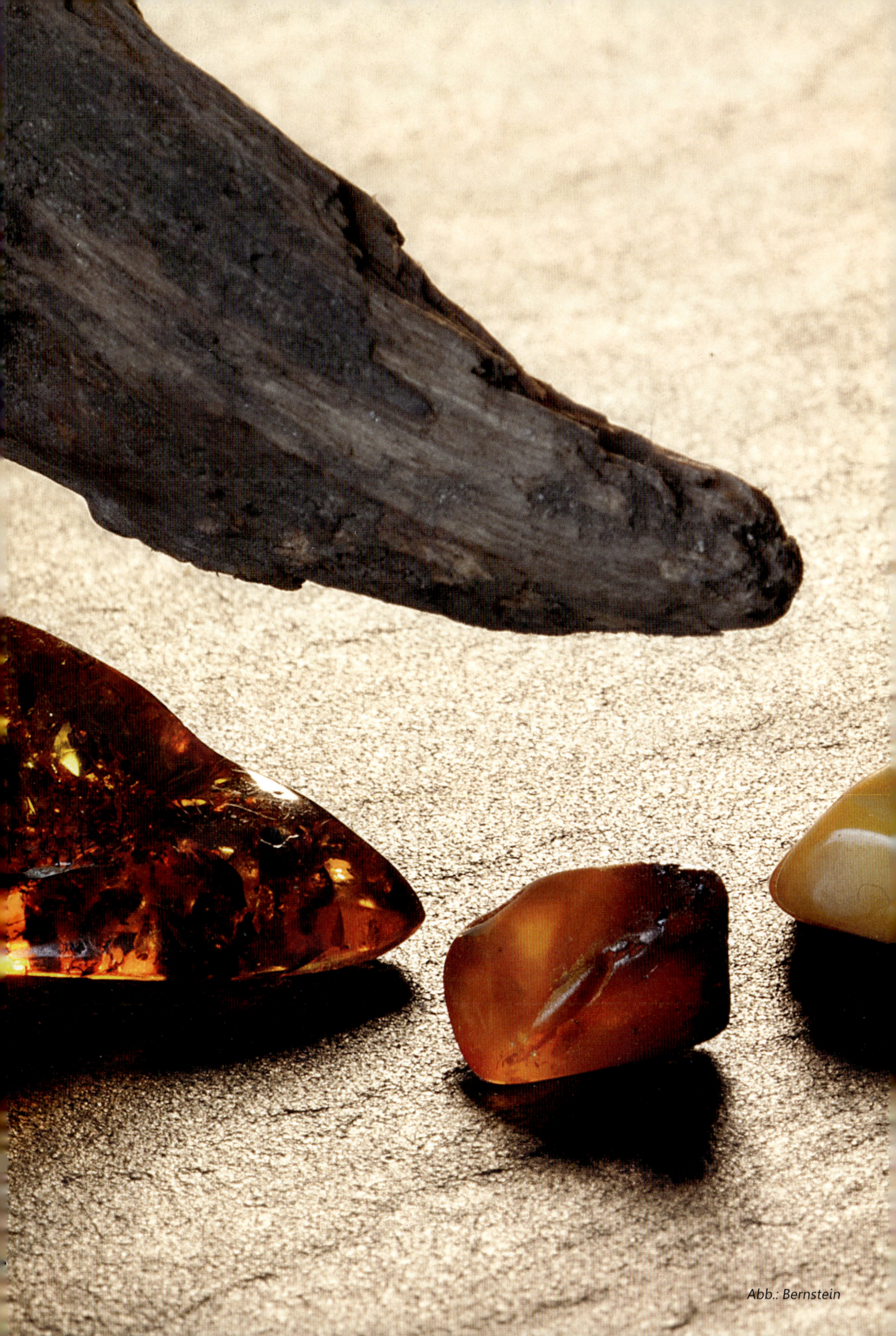

Abb.: Bernstein

Massage mit Kristall- und Kräuterstempel

Die Massage mit Stempeln ist eine uralte Tradition. Klassisch werden hierfür duftende Kräuter oder Steine in ein Seidentuch gefüllt, erwärmt und anschließend zur Massage verwendet.

Diese Therapieform der Kräuterstempelmassage stammt aus Ostasien und hat ihren Ursprung in der indischen Heiltradition.

In der Stempelmassage werden die Vorzüge einer wärmenden Massage mit der anregenden Wirkung von Mikro-Akupressur über die kleinen kantigen Steinchen im Seidenstempel vereint.

Die Kristall-Stempel können zur Teil- wie zur Ganzkörpermassage eingesetzt werden und eignen sich zudem für herrlich entspannende Gesichts- und Fußmassagen.

Die Wirkung lässt sich noch steigern durch die speziell abgestimmten Edelstein-Massageöle.

Angewärmte oder kalte Edelstein-Stempel können zu einer herrlich entspannenden und harmonisierenden Massage verknüpft werden.

Genießen Sie die wohltuende Wirkung echter Steine und hochwertiger, natürlicher Massageöle für Körper und Geist.

Das einmalige Behandlungskonzept garantiert höchsten Wellnesskomfort und maximalen Effekt.

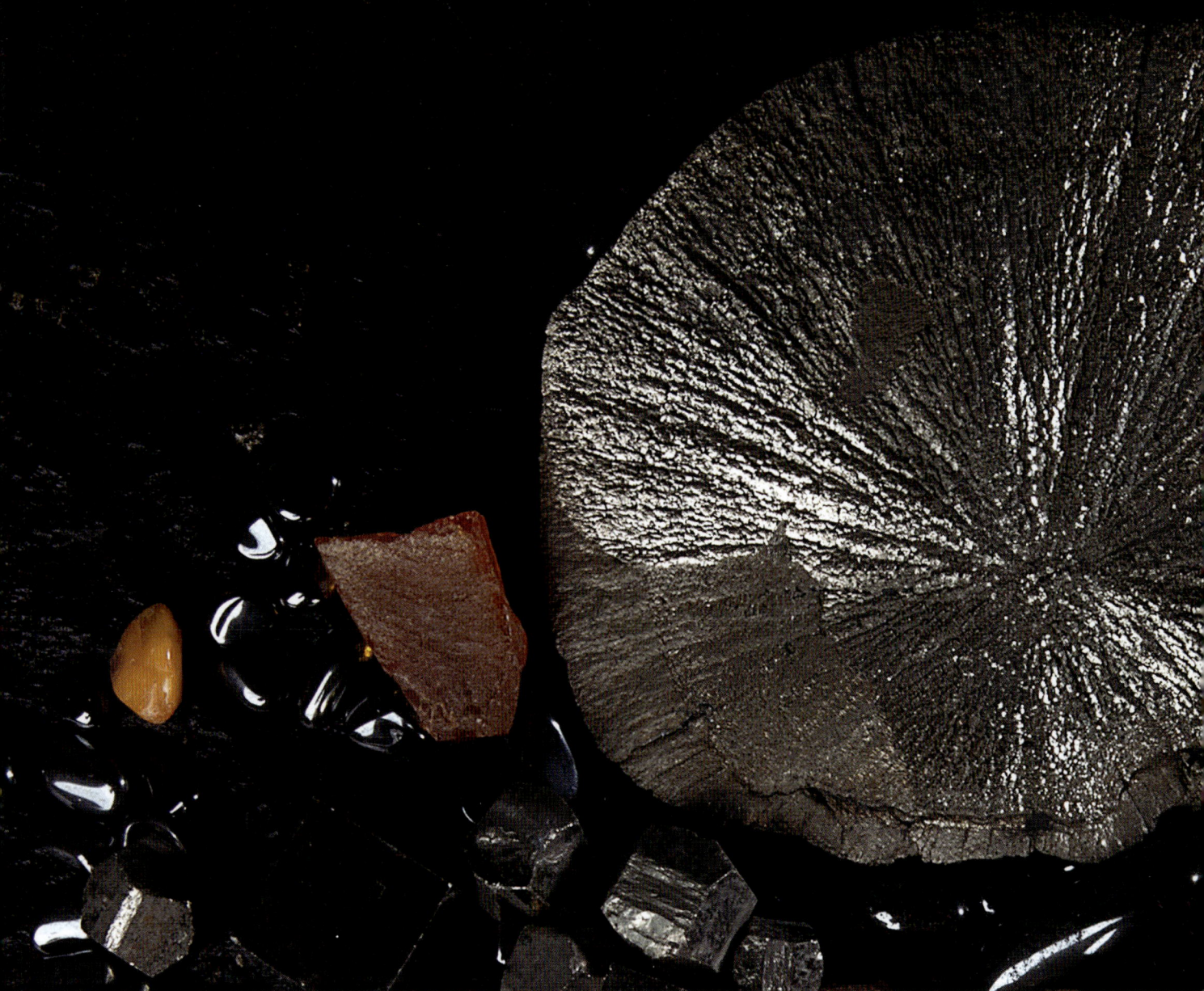

Nachwort

Liebe Leser,

es freut uns sehr, Ihnen diese Informationen weiterzugeben. Probieren Sie ruhig alles aus. Die Edelsteine werden Ihr Leben schnell bereichern und Sie werden merken, wie schön es ist, sich mit der Energie der Steine zu vereinigen. Wir hoffen, Sie werden mit dem Gelesenen viel anfangen können. Energie ist eine sehr interessante Materie und kann beherrscht werden, auch wenn Sie persönlich damit noch nie gearbeitet haben.

Trauen Sie sich an diese Materie! Sie werden schnell erkennen, dass dies funktionieren wird. Die Energielehre ist sehr umfangreich und kann in einem einzigen Buch nicht alle Ihre Fragen beantworten.

Sollten Sie das Bedürfnis haben noch mehr zu lernen, wird es uns freuen, wenn Sie sich für unsere Seminare interessieren würden.

Weitere Informationen bekommen Sie auf den Internetseiten www.vadimtschenze.ch und www.geheimelehren.com

Herzlichst Ihr Klaus Drexel und Vadim Tschenze

Literatur

„Edelstein Geschichten", Drexel Verlag, 2008, Klaus Drexel
„Russisch-tibetische Honigmassage", Videel 2001, Vadim Tschenze
„Das geheime Wissen", Silberschnur 2006, Vadim Tschenze
„Das alte russisches Wissen" , Silberschnur 2009, Vadim Tschenze
„Das Medizinrad in der Praxis", Silberschnur 2010, Vadim Tschenze
„Die russische Kräuter-Heilkunde", Aquamarin Verlag, 2012 Vadim Tschenze
„Goldene Mitte: Verändere Dein Leben", Meditation auf CD
„Wasser aufladen: Heilende Töne für die Seele", CD
„Wohlfühlmassagen", Seminar auf DVD

Index

Symbole

1. Chakra *127*
2. Chakra *127*
3. Auge *22, 47, 66, 76, 79, 99, 116, 117, 127, 131*
3. Chakra *127*
4. Chakra *127*
7 Farben *120*
8. Chakra *112*

A

Achat *12, 13, 15, 113, 116, 118, 120, 121, 129*
Achatgeoden *15*
Achatrose *16*
Achatscheiben *15, 18*
Achatwasser *15*
Ajna*- Chakra *131*
Alkohol *37, 111, 112, 113*
Aloe *124*
Amazonit *118, 130*
Amethyst *9, 12, 13, 21, 22, 111, 112, 117, 118, 131, 132*
Amethyst-Essenz *112*
Amethystscheibe *22*
Ammonit *54*
Anahata*-Chakra *130*
Andalusit *13, 23*
Ängste *24, 69, 70, 77, 79, 99, 116, 118*
Ängsten *29, 84, 112*
Apachentränen *79*
Apophyllit *12, 24, 25*
Aprikosenachat *12, 15*
Aqua-Aura *47*
Aquamarin *13, 26, 27, 45, 113, 132, 140*
Aragonit *12, 28, 116*
Arbeit mit Farben und Licht *7, 134*
Arnika *121*
Astralkörper *126*
Atlantis *69*
Aufladestein *33*
Aura *10, 11, 15, 21, 32, 37, 40, 47, 54, 59, 73, 104, 117, 126*
Auralöcher *47*
Aurum *59*
Auspendeln der Edelsteine *8*
Auswahl der Edelsteine *8*
Aventurin *12, 29, 31, 119, 121, 130, 132, 135*
Azurit *117*

B

Basis-Chakra *129*
Baumquarz *12*
Bergamotte *120*
Bergkristall *9, 12, 21, 32, 33, 45, 54, 79, 109, 113, 116, 117, 118, 119, 121, 131, 132*
Bernstein *12, 36, 37, 38, 57, 113, 118, 121, 130*
Bernsteinmassage *136*
Bernsteinöl *37, 136*
Bestrahlung der Steine mit Farben *134*
Biopolymere *84*
Biotit *113*
Blattgold *121*
Blauer Achat *13*
Blauer Calcit *41*
Blutachat *13, 15*
Blutroter Rubin *93*
Blutstein *60*
Botswana-Achat *12, 13*
Brauncalcit *41*
Buntachat *13, 15*
Buntkupfer *12, 40*
Buntkupferwasser *40*

C

Calcit *12, 41, 42, 130*
Chakra *15, 20, 22, 23, 24, 27, 28, 29, 33, 37, 40, 41, 45, 46, 47, 49, 50, 54, 57, 58, 59, 60, 62, 63, 66, 69, 70, 73, 76, 77, 78, 79, 80, 81, 82, 84, 92, 93, 94, 98, 99, 100, 104, 106, 112, 126, 127, 128, 129, 130, 131, 132*
Chakrasystem *126*
Chakrenfarben *126*
Chalcedon *12, 44, 45, 46, 116, 117, 121*
Chalcedonen Quarze *15*
Chrom *15, 27, 58*
Chromglimmer *29*
Chrysoberyll *112*
Chrysoberyll-Essenz *112*
Chrysopras *13, 46, 120*
Citrin *113, 117, 132*

Citrinocalcit *41*
Coelestin *12, 47*
Creme *111, 112, 116, 124*

D

Deutung der Farbfolien *134*
Diamant *12, 94, 111, 112, 132*
Diamant-Essenz *112*
Diopsid *13, 48, 49*
Druse *109*

E

Edelschungit *10, 12, 94*
Edelsteincreme *124*
Edelsteinmassagen *135*
Edelsteinpulver *120, 121, 124*
Edelstein-Reinigung *109*
Edelstein-Stempel *138*
Edelsteintherapie *131*
Edelstein-Wasser *22, 54, 80*
Eisen *15, 21, 27, 40, 60, 84*
Eisenmeteorit *76*
Eisenoxid *20*
Elementen *10*
Energetischer Schutz *10*
Energieaustausch *8*
Energieaustauschgesetze *126*
Energieblockaden *136*
Energieeinflüssen *10*
Energieerweiterung *127*
Energiefelder *10*
Energie-Frequenzen *10*
Energiesäule der Wirbelsäule *126*
Energie-Schutzkokon *10*
Entladen der Steine *109*
Entscheidungsfähigkeit *29, 73*
Epidot *121*
Erdstrahlung *11*
Erneuerung des Chakrensystems *131*
Essenzen *5, 111, 112, 113, 116*
Essenzen mit Öl und Alkohol *112*
Eukalyptus *120, 121*
„Ewige Jugend" *124*

F

Fenchel *120*
Feueropal *117*
Feuerstein *84*
Fluorit *13, 50, 120*
Fossilien *12, 54*
Fremdenergien *11, 79*
Friedensachat *15*
Fuchsit *29, 58*
Fullerene *94*
Fuß-Chakren *112*

G

Gagat *10, 13, 57*
Gagat-Bernstein-Öl *57*
Geburtsdatum *11, 12, 127*
Geheimnisse *1, 3, 76*
Geist *5, 20, 22, 46, 47, 69, 76, 84, 118, 126, 127, 135, 138*
Geranium *121*
Gesundheit *5*
Glimmer *13, 58*
Glittersteine *10*
Glücksstein *20, 50, 69*
Gold *12, 47, 59, 84*
Goldfluss *113*
Granat *117, 119, 120, 132*
Griffeln *22, 135*
Grüner Aventurin *119*
Grüner Calcit *41, 42*

H

Halschakra *27, 33, 37, 45, 54, 69, 127*
Hals-Chakra *130*
Hämatit *9, 13, 54, 60, 61, 109, 118*
Harmoniesteine *29*
Heliodor *131*
Heliotrop *118*
Herzchakra *24, 29, 46, 49, 73, 76, 77, 78, 92, 126, 127*
Herzzentrum *130*
Howlith *12, 62, 113*

I

Inneres Auge *131*
Intuition *8, 12, 40, 113, 118*
Intuitionsstein *77*

J

Jade *12, 13, 29, 63, 64, 65, 78, 117, 119, 130, 132*
Jadewasser *63*
Jaspis *113, 116, 118, 119, 129, 135*
Jojoba *120, 121*
Jupiter *11, 12, 41, 76, 84, 94, 100, 112*

K

Kaktuskristall *34*
KalkspatCalcit *41*
Kamille *27, 121*
Karfunkel *12, 93, 132*
KarneolCarneol *118, 124, 129*
Kehlkopf-Chakra *112, 130*
Kommunikationszentrum *130*
Kosmetik *111, 112, 116, 124*
Kosmologie-Lehre *10*
Kosmos *8, 32, 76, 94, 126, 127, 130*
Kosmosenergie *126*
Kräuter *120, 124, 138, 140*
Kräuterstempel *138*
Kräuterstempelmassage *138*
Kreuzstein *23, 113*
Kreuzzentrum *129*
Kronenchakra *22, 33, 76, 79, 112, 126, 127*
Kronen-Chakra *131*
Kummer *24, 28, 45*
Kundalini *126, 127*

L

Lapis *117, 131, 132*
Lapislazuli *13, 66, 67, 131, 132*
Larimar *13, 68, 69, 118, 131*
Larimaressenz *69*
Lavendel *121*
Lebensenergie *20, 33, 94, 126, 127, 129*
Lebensfreude *37, 58, 60, 120, 130*
Lebenswege *8*
Lepidolith *58*
Lichtwesenessenzen *116*
Liebesplanet *12*
liegende Acht *109, 135*

M

Magnesit *12, 70, 121*
Magnesitwasser *70*
Malachit *8, 10, 13, 72, 73, 113, 116, 118, 130, 132*
Mandarine *121*
Mangan *15, 92, 98*
Manganocalcit *41*
Manipura*-Chakra *130*
Mars *11, 12, 15, 20, 54, 76, 81, 82, 93, 112*
Marsstein *11*
Massageöl *120, 121*
Meister-Edelsteinessenzen nach Vadims Technik *113*
Merkur *11, 12, 62, 76, 94, 106, 112*
Meteorit *12, 13, 76, 116*
Meteoriten *20, 74, 76*
Milchquarz *12, 92*
Mischfrequenz *8, 11, 15*
Moldavit *13, 76, 116*
Mond *11, 12, 28, 29, 70, 77, 81, 106, 109, 112*
Mondeinfluss *12*
Mondphasen *12, 77*
Mondstein *12, 77, 117, 118, 119*
Moosachat *15*
Muladhara*-Chakra *129*
Muonionalusta-Meteorit *76*
Muschel *82*
Muskeltest *8, 9*
Muskovit *58*
Mutfrequenz *11*
Myrte *121*

N

Nabelchakra *23, 40, 49, 50, 70, 77*
Nabel-Chakra *130*
Naturbernstein *37*
Nelkengewürz *124*
Nephrit *13, 78, 120*
Neptun *11, 13, 46, 49, 63, 73, 78, 82*
Notfalltropfen *112*

O

Obsidian *37, 79, 116*
Öl *29, 37, 57, 69, 111, 112, 113, 116, 117, 118, 119, 120, 121, 124, 136*

Olivenöl 29, 124
Olivin 76
Onyx 10, 13, 80, 118, 129
Orange 113, 121, 129, 134
Orangencalcit 41, 130
Orangensaft 124

P

Pallasit 76
Pendel 8, 9, 132
Peridot 120
Perle 12, 81, 111, 112, 130
Perle-Essenz 112
Perlmutt 12, 13, 81, 82, 83, 113
Phaeton 94
Planeten 5, 8, 10, 11, 14, 15, 20, 22, 41, 76, 93, 94, 112, 126, 127
Planetencode 10, 11, 12
Planetencode-Amulett 11
Planeten des Sonnensystems 11
Planetenimpulse 10, 11, 14
Planetenimpuls-Zuordnung 14
Pluto 11, 13, 15, 20, 50, 57, 104
Pranalit 33
Pyrit 12, 84, 87, 89
Pyritsonnen 84

Q

Quarze 10, 12, 15, 29, 92

R

Rauchquarz 12, 121
Regenbogenfluorit 50, 51
Regenbogenobsidian 79
Rescue-Essenz 112
Rescue-Öl 121
Rhodochrosit 132
Rollmassage 135
Rosacalcit 41, 92, 134
Rose 92, 120, 121
Rosengeranie 120
Rosenquarz 12, 60, 91, 92, 113, 116, 120, 135
Rosmarin 121
Roter Achat 12
Roter Aventurin 31
Roter Jaspis 113, 135
Rubin 12, 93, 111, 112, 116, 120, 121, 132
Rubin-Essenz 112

S

Sahasrara* Chakra 131
Sakralchakra 77
Sakral-Chakra 129
Sakralgegend 78
Sandelholz 120
Saphir 111, 112, 132
Saphir-Essenz 112
Saturn 11, 13, 22, 60, 69, 76, 79, 80, 112
Schamanenöl 121
Schambein 132
Scheitelzentrum 131
Schiva lingam 20
Schneeflockenobsidian 79, 135
Schörl 104, 105
Schriftstein 28
Schungit 10, 12, 94, 95, 97
Schutzfrequenz 11
Schwefel 40, 84
Schwingungen des Steins 9
Seele 5, 8, 9, 12, 13, 20, 21, 29, 33, 46, 50, 57, 58, 77, 78, 79, 82, 92, 118, 135, 136, 140
Seidenstempel 138
Selbstheilungskräfte 33, 68, 69
Selbstvertrauen 27, 37, 45, 84, 94, 117, 120
Sexualchakra 24, 127
Sexualcharka 20
Shampoo 111, 112, 116, 124
Smaragd 12, 111, 112, 132
Smaragde 10
Smaragd-Essenz 112
Sodalith 45, 98, 121, 131
Sodalth 12
Solarplexus 23, 24, 41, 69, 76, 81, 84, 112, 127
Sonne 11, 12, 22, 29, 33, 37, 41, 59, 84, 93, 104, 109, 111, 112, 118, 124
Sonnenstein 118
Spannungen 69, 77
Spannungszustand 9
Spontanität 60
Stein der Weisheit 33
Steine aufladen 109
Steinessenzen 111, 131
Steinöle 5, 120
Steinpulververwendung 124
Steinstempeln 135
Steißbein-Zentrum 129
Stempeln 138
Stirnchakra 22, 40, 47, 50, 57
Stirn-Chakra 112, 131
Streifenachat 15
Stress 9, 44, 49, 112, 121, 135, 136
Sugilith 99
Svadhistana*-Chakra 129
System der Chakren 7, 126

T

Tektit 12, 76
Tierkreiszeichen 10, 11
Tigerauge 117, 118, 130
Tinktur 37, 111, 112, 113
Titan 21, 92
Topas 12, 45, 111, 112
Topas-Essenz 112
Türkis 12, 37, 45, 100, 102, 116, 130, 132
Turmalin 13, 104, 113, 116, 119, 132
Turmaline 10
Turmalinstäbe 104

U

Universums 21, 76
Uranus 11, 13, 15, 20, 27, 58, 66, 99

V

Vanille 120
Venus 11, 12, 15, 24, 40, 41, 45, 47, 92, 98, 112
Venusstein 11
Versteinertes Holz 113
Versteinerungen 54
Vishuddha*-Chakra 130
Visualisierung von Steinen 129

W

Wacholderbeere 120
Wurzelchakra 15, 20, 23, 49, 57, 60, 118, 126, 127
Wurzel-Chakra 112, 129

Z

Zirkon 12, 13, 106, 112, 117
Zirkon-Essenz 112
Zitrone 120

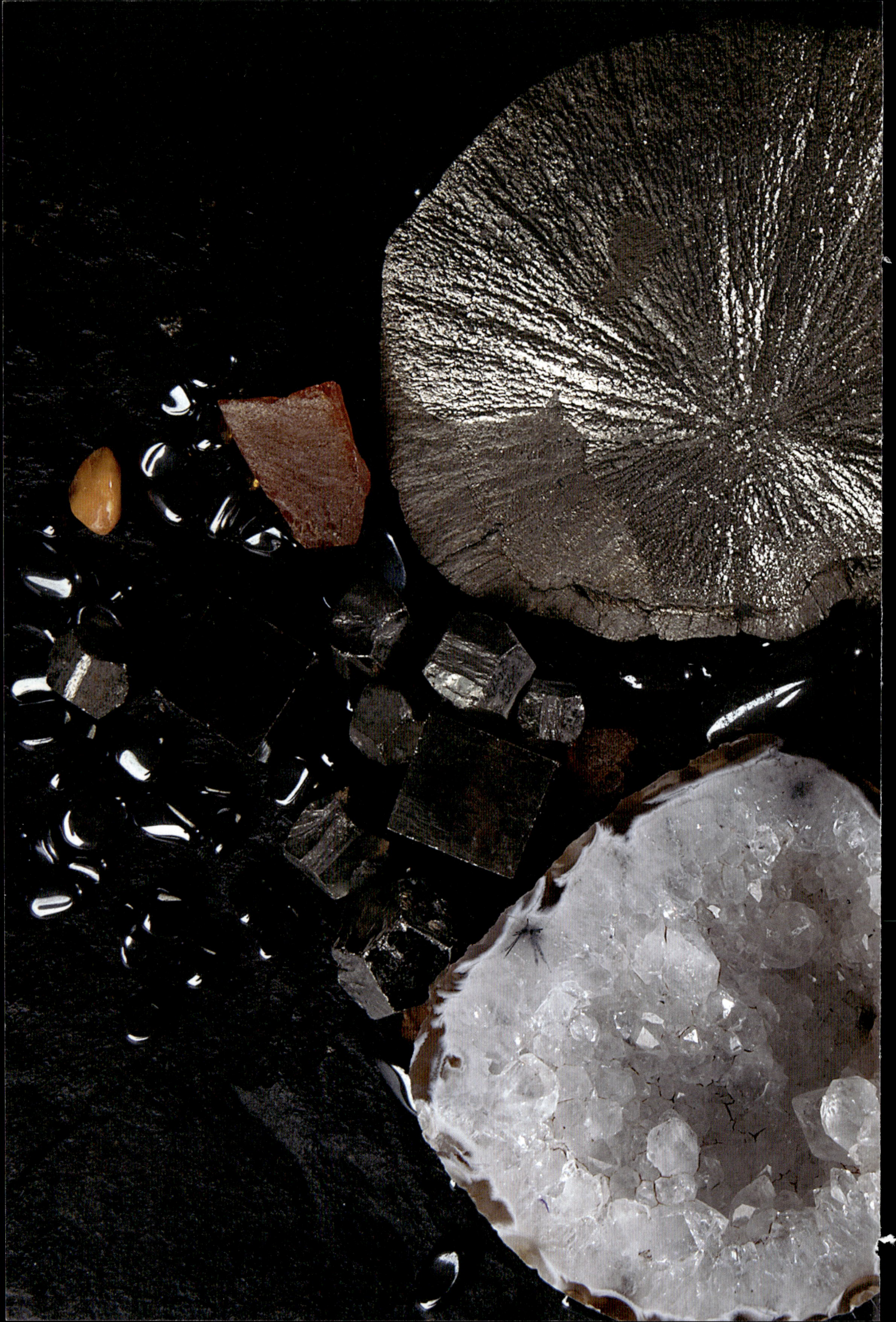